身体と精神

ロマンティック・サイエンスとしての認知神経リハビリテーション

カルロ・ペルフェッティ 著　小池美納 訳　宮本省三・沖田一彦 監訳

協同医書出版社

序　文

　この本に収録されている内容は、日本認知神経リハビリテーション学会[訳註1]の会員のためにイタリアのサントルソ（Santorso）[訳註2]に所在する認知神経リハビリテーション研究センターが開催したコースでの講義の一部を中心として、患者の言語記述をどう解釈するのか、またリハビリテーション訓練室での作業を現実の生活にどうつなげていくのかという問題について考察したものである。

　これらの講義に共通しているのは、認知神経リハビリテーション（認知運動療法）の基礎となる理論であり、それを機能回復にどう応用していくのかという問題である。しかしそれだけではない。

　根本にあるテーマは身体と精神の関係をめぐる問題である。これについては、今では多くの哲学者や神経科学者たちが「身体化された精神（embodied mind）」という考え方を支持している。つまり、行為する主体と現実の相互作用は、その多くが身体の構造に依存しているという点に同意している。したがって身体と精神の問題は現時点ではほぼ解決されたと考えられがちだ。しかしここで注意しなければいけないのは、哲学者が精神との関わりで身体について語る時、そこで言う身体とは、身体の中の一部、つまり脳だということである。本書を読んでもらえばわかると思うが、認知神経理論に基づいたリハビリテーションに携わる私たちは、「身体」というからには身体すべてを指すべきだということを知っている。つまり関節や靭帯や関節など、神経系よりも下位のものと扱われる組織すべてを考慮すべきなのだ。これらの組織も認知や認知過程に多くの貢献をしているのであり、リハビリテーションではそれを看過することはできない。

　またリハビリテーションに携わる私たちは、身体と精神の関係を理解するのに哲学者ほど苦労しない。人間というシステムは、世界を知るために世界との相互作用を行うが、その中において身体と精神は分かちがたいユニットとして働いていることがリハビリテーション訓練室の日常でよくわかるからだ。

　むしろリハビリテーションの立場からすると、「身体化された精神」ではなく、「精

訳註1　日本では2000年に「日本認知運動療法研究会」が発足したが、2001年にイタリアの認知神経リハビリテーションセンター（Centro Studi di Riabilitazione Neurocognitiva）」の創立と活動展開を受け、2011年に「日本認知神経リハビリテーション学会」と改名した。2012年現在、約2,300名の会員が在籍している。

訳註2　イタリア北部のヴィチェンツァ（Vicenza）県にある町。

神化された身体（minded body）」という言葉を使いたくなる。どちらが先かという点を明らかにするためには、「精神化された身体」という言葉を使うことにも意味があるかもしれないからだ。とはいえ、身体と精神は別々のものとして存在するわけではないし、またそのように研究されるべきでないのは明らかだ。

　少なくとも認知運動療法ではそのような立場をとっている。実際に行われる訓練を見れば、セラピストが働きかけているのは患者の身体なのか、患者の精神なのかと分類して考えることは不可能なことがわかるだろう。「身体化された精神」に働きかけているのか、「精神化された身体」に働きかけているのかと分類することも不可能だろう!!

　もちろん身体と精神の関係以外にもたくさんの問題がある。そのうちのいくつかについては、本書に収められた講義の中で認知神経理論からの解釈を提言している。

　講義といっても、教室で行われた本来的な意味での「講義」もあるし、第2部に収録されているように演劇などの形態をとったものもある。毎年行われている日本人のための特別コースの際に、「文化交流の夕べ」と称して劇場での「講義」も行われてきたからだ。

　どちらにせよ根本にあるのは「運動は行為として研究されるべきであり、すべての行為は認知である」という確信である。運動の組織化を改善しようとする試みは、それがどのような方略にあるにせよ、この点を踏まえるべきである。

　この基本原理を、私たちはマトゥラーナ（Humberto Maturana）とバレーラ（Francisco Varela）に学んだ。興味のある読者にはまず『知恵の樹』[訳註3]を読むことを薦めたい。ただし、この作品のテーマを要約すると「認知を知る」ということになるのだろうが、私たちはリハビリテーションの立場から、それを「認知を生きる（vivere la conoscenza）」という考え方に発展させている。

　「認知を生きる」とはサントルソの認知神経リハビリテーションセンターが2001年から始めた研究プロジェクトであり、日本認知神経リハビリテーション学会もその研究に加わった。

　このプロジェクトを進める中で、私たちは、認知の研究は認知科学の研究を介してだけではなく、患者の言葉を介しても行われるべきだと確信するようになった。そうすると、人間の運動に対する認知神経理論からの正しいアプローチをするためには、少なくとも2種類の観察が必要になってくる。一つは外部から行われる分析（第三人称で現象を分析するという視点）、もう一つは患者自身によって行われる分析（第一人称の視点）である。このような視座に立つと、観察者が誰であるかにかかわりなく"自然に存在するもの"として定義されてきたデータが、はたして本当にそうなのかという疑問が出てくる。実はそれらも観察者が構築した要素だからだ。それは外部観察者と

訳註3　Maturana H, Varela F（菅啓次郎・訳）：知恵の樹—生きている世界はどのようにして生まれるのか—. ちくま学芸文庫, 筑摩書房.

して分析を行う場合も、精密な測定機械を使う場合にも、あるいは患者の言語記述を活用する場合も同じである。認知神経理論に基づくリハビリテーションアプローチの意味は（本書を読んでもらえばわかると思うが）、測定値の正確さを求める以上に、2つの視点から得られた分析の間の相関性を見つけていくことにある。

　忘れてはならないのは、すべての運動（訓練も含めて）は、ある特定の認知をもたらす行為であり、一つの生きた経験であるということだ。したがって、リハビリテーションの場合には脳科学のように行為、そしてそれを遂行するために運動する身体の感覚的な側面（「患者がどう感じているのか」）だけに研究を限定するわけにはいかない。認知的な側面（「患者は何を考えているのか」）あるいは情動的な側面（「患者がどのような気持ちを覚えているのか」）にまでその研究の対象を拡大していくことが必要になる。

　本書は2部に分かれている。第1部では日本のセラピストのための特別コースに際してサントルソのセンターで行われた講義が中心となっている。第2部はいくつかのいささか"枠からはずれた"試みを収録しており、サントルソや日本認知神経リハビリテーション学会での講義を聞いていない読者は驚くかもしれない。

　演劇の台本、歌の歌詞、文学作品の分析などが収録されているが、これらもまた、認知運動療法の基礎となる認知神経理論の視座からの作品にほかならない。

　私たちはリハビリテーションとは文化的な行為であり、つまり世界をどう捉えるかというセラピストと患者の視座（これをイデオロギーと表現する者もいる）に大きく依存していると確信している。したがってリハビリテーションを進める際と同じストラテジーを現実世界の解釈、つまりリハビリテーションの対象となる人間の行為だけでなく、人間がつくりだしたさまざまな作品の解釈にも活用できると考える。

　こうした試みが妥当なものであるのか、また人間理解を深めるために有意なものであるのかは、これからのリハビリテーションの展開が教えてくれるだろう。

2011年12月28日
カルロ・ペルフェッティ
Carlo Perfetti

著者／訳者

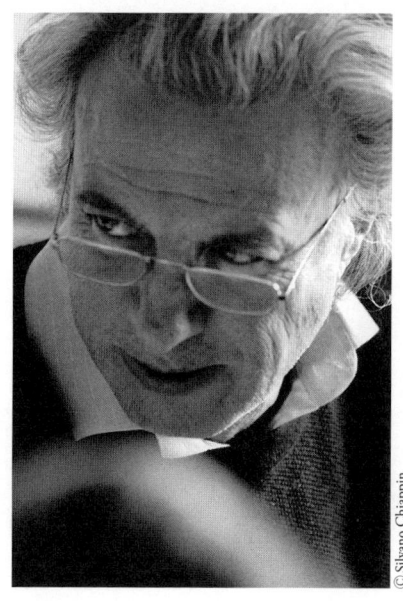

Carlo Perfetti（カルロ・ペルフェッティ）

1940年　イタリアのマッサで生まれる。ピサ大学医学部卒業。神経病、精神病の臨床が専門。神経精神病臨床の教授資格を持つ。

1968年　神経学クリニックでのリハビリテーションに従事する。

1971年　Silvini GFとともに、"cortical facilitation"と呼ばれる新しい方法論を開発。この方法論は、その後、リハビリテーション科学、神経生理学、言語学、バイオエンジニアリングの成果を取り入れながら「認知運動療法」へと展開された。

1974年　ピサ大学が経営するカランブローネ病院リハビリテーション科の責任者となり、トスカーナ州政府の運営する「リハビリテーション・セラピスト養成校」を主催する。

1986年　スキオ病院のリハビリテーション部局の医長となる。

2000年　スキオ近郊のサントルソに開設された臨床・研究施設「認知神経リハビリテーションセンター」の所長となり、以後、イタリア、ドイツ、スペイン、オーストリアなどといったヨーロッパ各国、そしてアジアでは日本および韓国からの研修生を受け入れながら、「認知運動療法」の臨床研究を続けている。

* * * * *

小池美納（こいけ・みな）
1957年。イタリア語の通訳、翻訳家。

宮本省三（みやもと・しょうぞう）
1958年。高知医療学院（学院長）、理学療法士。

沖田一彦（おきた・かずひこ）
1959年。県立広島大学保健福祉学部・大学院（教授）、理学療法士。

序文（カルロ・ペルフェッティ）… iii

著者／訳者プロフィール … vii

[第1部] 講 義

第1章 リハビリテーションのための認識論 ……… 3

第2章 リハビリテーションにおける意識経験 ……… 15

第3章 リハビリテーションにおける言語 ……… 33
〜メタファーと回復のプロセス

第4章 患者と話す ……… 53
〜言語とリハビリテーション

第5章 アレッシアの物語 ……… 83
〜リハビリテーションにおける患者の意識経験の記述

第6章 現実の教授法 ……… 103
〜訓練と現実の行為

[第2部] 経 験

第7章 身体を語る ……… 131

第8章 素晴らしき水車 ……… 141

第9章 見失われた身体の歌 ……… 157

第10章 ピノッキオ：身体と精神 ……… 165
〜『ピノッキオの冒険』の認知神経理論的な視点からの解釈

文献 … 193

訳者らのあとがき —— 果てしなき旅 … 196

Lezioni

第1部

講義

第1章

リハビリテーションのための認識論

Per uno statuto epistemologico della riabilitazione

数年前になるが、サントルソの認知神経リハビリテーション研究センターに何人かの認識論の学者（バルディーニ［Massimo Baldini］、ボンファンティーニ［Massimo Bonfantini］、イアーコノ［Alfonso Iacono］およびピアッツァ［Giovanni Piazza］というそれぞれ立場の異なる認識論学者たち）を招いて数日間臨床を見てもらい、私たちチームの研究の進め方について、認識論的な観点から意見を述べてもらったことがある。この講義はその時の議論を基に組み立てたものだ。認識論学者たちによる提言や批判は、私たちの研究をさらに深めていくために非常に重要なものとなった。

認識論を研究に活用していくことが必要だと考えたのは、リハビリテーションの世界ではおそらく認知神経リハビリテーションが初めてだろう。認識論は、リハビリテーションの知を構築していく可能性や方法を確立していくために必要な科学的な手続きはどうあるべきかを私たちに提示してくれる。

これまでのリハビリテーションでは、自分たちの学問は経験的な実践の蓄積によって構成されるものだと考えられており、基本となる理論を構築するという努力はなされてこなかった。訓練が何かという定義も十分になされてこなかったし、リハビリテーションの知を向上させていくために訓練がどのような意味を持つかについてきちんと把握されていなかったのではないだろうか。

はじめに

　認識論というのは哲学の一部門で、知識を得るための方法についての学問です。ここではリハビリテーションの知識をつくりあげるための方法について考えてみたいと思います。
　リハビリテーションはさまざまな学問分野に関わっています。関係のあり方は学問によって異なります。それを図式化したのが図1です。
　リハビリテーションはほとんどすべての臨床医学、たとえばリウマチ学や眼科学とも関係を持っています。このような学問との関係は「重複」の関係です。共通する研究テーマがあるからです。神経学や整形外科学との関係を考えればよくわかります。
　リハビリテーションは純粋科学、つまり神経生理学や生物学などとも関係しています。しかし、この関係は「重複」の関係ではありません。神経生理学者や生物学者は自然の法則を研究します。リハビリテーションではそれを解釈し、時には変更を加えながら自分の仕事に応用していきます。言うなれば、リハビリテーションが純粋科学から法則を「盗む」という関係になります。
　もう一つ、リハビリテーションと上位学問（superdisciplina）との関係があります。上位学問とは教育学や認識論です。これらの学問はリハビリテーションを上から監督するものです。上位学問は、リハビリテーションの実践が正しく行われるように一連の規範や法則を課してきます。より正確な知識を得るためにはどのような方法論に従えばよいかを提示します。認識論的に正しい形でリハビリテーションの知識を増やしていくにはどうすればよいのかを見ていきましょう。

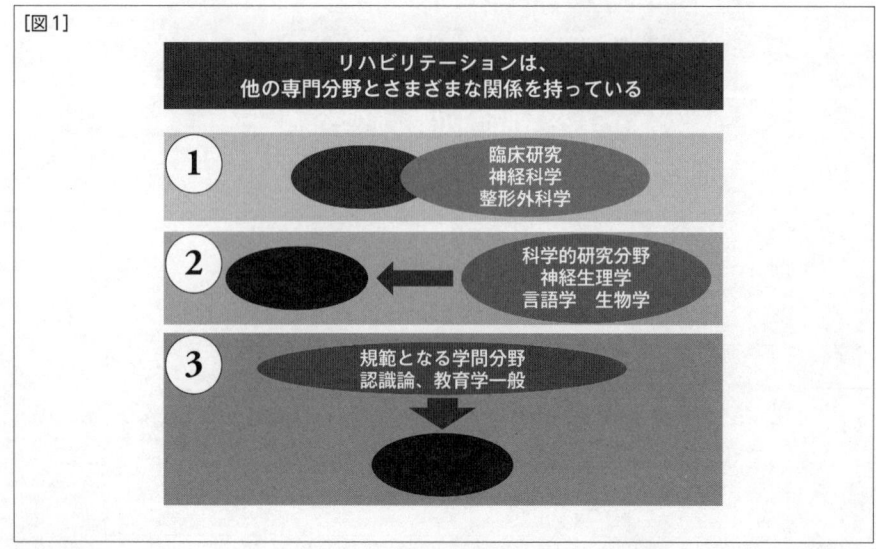

1 問題―仮説―検証

　新しいリハビリテーションの知識はどのようにして生まれるのでしょうか？　私たちはどのようにして新しい知識にたどり着くのでしょうか？　科学哲学者のポパー（Karl Popper）は、科学的知識は3つのステップを経て得られるとしています。ポパーのこの仮説はリハビリテーションにとても大切です。

　ポパーは、科学は問題を認識することで生まれるとしています。これが新しい知識に向けた旅の第一歩になります。問題に対峙したら、その解決案を考案しなければなりません。これが仮説です。これが第2段階になります。当然ながら仮説には批判検証を行い、その有効性を示すことが必要になります。これが第3段階です。

　科学は単なる観察から生まれるのではありません。そこに「問題」を見ることで生まれます。優秀なリハビリテーション専門家ならば、患者を観察することで、そこから問題点を引き出すことができます。

　ところで、「問題」とは何でしょうか？　ポパーは「問題とは裏切られた期待である」としています。私たちは自分の知識に準じ、ある事象が生じることを予想します。たとえば片麻痺患者のXさんに対し、Yという方法論に則った訓練をすれば、分回しせずに歩行ができるようになると期待します。その通りにならない場合は、リハビリテーション専門家の期待は裏切られたことになります。つまり「問題」に直面することになるのです。これでわかるように、「問題」を引き出すためには期待がなければなりませんし、期待を持つためには知識がなければなりません。

　この図式を具体的な形で見てみましょう。例として私たちの経験を紹介します。どのようにして初期の認知運動療法における訓練の一つが誕生したかという話です。40年前、私はボバース・タイプの神経運動学系リハビリテーションを行っていました。ボバース夫人（Berta Bobath）の説く方略に従って、片麻痺患者の歩行、座位から立位への移行、寝返りなどを教育しましたが、手の運動性を取り戻すことはできませんでした。手指の分離運動は錐体路で制御されており、錐体路は一度損傷すると再生されず、また他の運動システムで代替することはできないので、片麻痺患者に手指の分離運動を回復させることはできない。これが生理学的な説明でした。生理学では片麻痺患者が手の運動を回復できないのは事実だとされていました。解決の可能性がないのだから、それを探す必要もないということになります。事実として捉えてしまうと、観察されてもそれは解決が必要な問題とは認識されません。ボバース夫人も片麻痺患者の手指の繊細な運動を回復させることは不可能だとしていました。事実、彼女の考案した訓練には手指の繊細な運動を回復しようという試みは見られません。

　私たちのリハビリテーションは、この「事実」として認められている現象を「問題」として捉えたところから始まったと言えます。私たちは、片麻痺患者は歩

行を学習することができるし体幹の運動も回復するのに、どうして手指を動かすことができないのだろうと考えました。患者が手を動かせないのは自然の摂理のせいではなく、適切な訓練を見つけられない私たちリハビリテーション専門家の責任ではないかと考えました。手の運動が回復できないことを「問題」として捉えたのです。他の人たちが「手は動かない」という事実として見ていた事象を、私たちは「どうして手が動かないのか？」という問題として考えました。

「問題」を見つけたら、その解決法を考えなければなりません。つまり仮説を立てることが必要になります。ただし「問題」はそれを見つけるだけではいけません。「問題」を分析処理するという難しい作業をしなければなりません。認識論者たちの間には、問題は解決するより分析処理するほうが難しいという考え方もあります。実際にはこの2つは並行するものだと思います。

手の運動回復の話に戻りましょう。片麻痺患者の手が運動を回復できない原因を考えてみました。私たちはいくつもの仮説を立てました。そして最終的に適切と思われる仮説を見つけました。「神経運動学系の方法論では、適切な刺激を使っていないから手の繊細な運動が回復できないのではないか？」と考えたのです。神経運動学系の方略の場合、筋の固有受容器への刺激がよく使われます。固有受容器への刺激が手の運動回復のためには不適切なのではないかと考えたのです。

私たちは、手は触覚器官であると考えました。触覚を使って世界を「知る」ための部位だと考えました。ですから手の運動を回復するためには、（固有受容刺激でなく）触覚課題を提示するべきではないかと考えたのです。

仮説を立てたら次にはその仮説が正しいのか、正しくないのかを証明しなければなりません。リハビリテーション専門家が仮説を検証するにはどうしたらいいでしょうか？　皆さんが声をそろえて「訓練を介して検証するのです！」と答えてくれると嬉しいです。訓練は患者の運動を改善するための道具立てですが、それだけではないのです。私たちの仮説を検証するための道具立てでもあり、それはつまり私たちの知見を深めるための道具でもあるのです。

先ほどの例に戻りましょう。問題は「なぜ手が動くようにならないのか？」でした。仮説は「刺激が適切ではないからではないか？　手は触覚器官だということを考慮しなければいけないのではないか？」でした。今考えるとずいぶんシンプルな考え方だと思いますが、これは1968年の話です。

したがって手の運動性を取り戻すためには、触覚認識の課題を与えるべきではないかと考えました。次には訓練を考案して私たちの仮説を検証することが必要になります。そこで私たちが考案したのがタブレットを使った訓練です。この訓練では手を使い一連の触覚情報を構築して課題に答えねばなりません。ボバース夫人の提言とは異なり、固有受容器への刺激を最重要視することはしませんでした。訓練を介して仮説を検証しようという試みはうまくいきました。成果は満足のいくもので、私たちが立てた仮説は少なくとも一部は正しかったことが証明さ

れました。
　以上、認識論の流れに沿い、今でもこのセンターで行っている訓練に私たちがどのように行き着いたのかを説明しました。

　ここで提案です。自分の職場でもう一度自分の行っている訓練についてよく考えてみてください。認識論的な観点からもう一度解釈してみてください。それぞれの訓練が、どのような「問題」を検証しようとしているのかを考えてみてください。そして、どのような問題を展開することでその仮説が生まれてきたのかを考えてみてください。
　たとえば、私たちは「痛み」を研究するにあたっても、こうした方法論によって研究を進めていこうとしています。「痛みは末梢だけの問題なのか？」、「現象なのかプロセスなのか？」という疑問から始めて、それに対する仮説を立てました。「痛みは、脳に達する身体からの情報間に整合性が欠如したことで生じるのではないか？」という仮説です。そしてこの仮説が正しいかどうかを検証するためにいくつかの訓練を考案しました。身体に関する情報性を整合性のあるものにするために有効と考えられる訓練です。痛みに対する効果が得られています。私たちの仮説が正しいかどうかを証明することになります。

　ここで皆さんに研修コースの意味をもう一度考えてほしいと思います。通常セラピストが研修コースに参加すると、そこで一連の訓練を学びます。自分の職場に戻ったら、その訓練を実際に行って患者の改善に努めます。講師の課題は訓練のやり方を教えることです。
　しかし今日からはその考え方を変えてください。私たちは患者をよくするための手段（訓練）の使い方だけを教えているのではないのです。私たちは、仮説を検証するための手段を皆さんに提供しているのです。これからは、すべての訓練を検証の道具としても考えてください。講師が説明する仮説の有効性を判断する道具だとして考えてください。
　私たちは、訓練を教えるだけではなく、私たちがどのようにして知見を展開してきたのかというプロセスを説明しています。一つの問題を分析していくことで訓練にたどり着けるのです。問題を分析してどのような仮説を立てたのかを説明しなければならないと思っています。よって仮説を説明してから訓練を紹介します。訓練は私たちの仮説を試すための道具でもあるのです。私たちが伝えたいのは次のメッセージです。
　「私たちはこのような仮説を立て、その仮説を検証するためにこのような訓練を考案しました。私たちにはこの仮説は有効であると思われます。皆さんも私たちの仮説が正しいのか間違っているのか試してみませんか？　まず私たちが提唱する訓練を使うことから始めてください。もちろん他の訓練を使ってもかまいません。私たちの仮説が多くの人たちによって厳しく試されれば試されるほど、その仮説が有効かどうかわかるのですから」。

2 | 認識論の「スローガン」

　ここで少し趣向を変えて、いくつかの「スローガン」を紹介しましょう。科学的な手法ではないことは承知していますが、問題点を意識してもらうためには悪くない方法だと思うからです。これから紹介するいくつかのフレーズは主にポパーの著作、あるいはイタリアのポパー研究者の著作の中から私が拾ってきたものです。フレーズの中にはいささか滑稽に見えるものもあります。短い言葉の中に概念を詰め込もうとすると、どうしてもそうなってしまうのでしょう。『毛沢東語録』もそうですよね。それでも、リハビリテーションの進歩のためには認識論を基礎にすることが必要なことが理解してもらえるのではないかと思います。

「哲学は驚きから生まれる」

　このフレーズはよくおぼえていてください。この講義のはじめに、私たちの知識を豊かにするためにはどうすればよいのかという話をし、現代の偉大な認識学者ポパーの考え方を紹介しました。しかし、実はこの問題にはギリシアの哲学者アリストテレス（Aristoteles：紀元前384-322）がすでに答えています。彼は、「哲学は驚きから生まれる」と唱えました。これを「科学は驚きから生まれる」と言い換えてもよいでしょう。それをさらに「リハビリテーションは驚きから生まれる」と言い換えても、皆さんは賛成してくれると思います。

　驚きとはなんでしょうか？　予測していなかったことが起きた時、あるいは何かが予測しないかたちで起きるたびに私たちは驚きます。驚きとは、目の前で起きている現象に疑問を感じることです。驚きとは、達成されたことに満足するのではなく、「これ以上の成果をどうして得られなかったのか？」と自問することです。自分が優秀なリハビリテーション専門家かどうかを判断するために、次の質問を自分に向けてください：

　「訓練室で仕事をしている時に、どれだけ自分は驚きを見つけられているか？」

　「訓練がうまくいかなかった時に、驚きを持ち続けることができているか？」

　「訓練がうまくいかなかった時に、それを事実として受け入れてしまうのではなく、自分の責任を見つめ、どこが間違ったのかを探り、新しい仮説を立てているか？」

　もし驚きを持つことができないのなら、新しいことは何一つ考案できません。新しい知識を得るためにはいつも誰か（ボバースやカバット[Herman Kabat]やペルフェッティ[Carlo Perfetti]）に頼ることになってしまいます。それではいけないのです。ある分野に関わる人間は、自分がその分野の知見の進歩に貢献できるように努めねばならないのです。これまで私たちは皆さんにいくつかの訓練を紹介しましたが、訓練は仮説を試すための道具でもあるとも説明しました。どのようにしてそのような訓練の考案にたどり着いたのかを説明しました。皆さんにもそうやって新しい訓練を考案してほしいのです。

　東洋の賢人の言葉に「人民には魚を与えるのではなく、魚を釣る方法を教えな

ければならない」というのがあります[訳註1]。これをリハビリテーションに当てはめて言い換えると「学生にはできあがった知識を教えるのではなく、どのようにして知識をつくっていくのかを教えるべきだ」、「訓練を教えるのではなく、訓練を考案する方法を教えなければならない」ということになります。

次のフレーズはこれです。

> 「事実は無言である。その物語を語ることのできる誰かがいなければ、その事実が口を開くことはない」

片麻痺患者の手が精緻な運動性を取り戻せないというのは長年一つの事実でした。事実は口を開きません。手の精緻な運動性が回復しないという事実は、私たちが「どうして手は運動を取り戻せないのか？」、「これでよいのか？ リハビリテーションを行う私たちの能力が足りないのではないか？」を理解しようとすることで語り始めました。どうしてこのような「事実」が起きるのかを理解しようとした時に、その「事実」は語り始めたのです。

問題（解決策を見つける必要があるもの）があるところに事実（必然）を見てしまうのは、通常は私たちの無知のせいです。

もう一つポパーの言葉を引用します。

> 「問題とは、私たちの持つ知識との衝突である」

私たちは勉強や仕事の経験を通じて培ってきた知識を持っています。手の運動性の例で言うと、当時は神経運動学系の知識や理論があったわけです。手が動かないという事実は、その知識（固有受容性の情報に働きかけることで手の運動性が回復できる）と衝突するものでした。

ポパーは次のようにも言っています。

> 「問題とは裏切られた期待である」

この言葉も一つ前の言葉も、問題意識を持つためには、知識や予測が必要であることを示しています。自分の中にきちんと構築された知識を持っていなければ問題を捉えることはできません。

バラバラの知識に頼っていたり、実践した経験の寄せ集めだけで治療をしようとしたりするだけでは、整合性のある「期待」を設定することができません。そうすると、問題が見えませんから問題の分析に進まないのです。これが大部分のリハビリテーション専門家が問題を捉えることができなかった理由です。組み立てられた知識がないからです。期待を設定することができないからです。驚くことができないからです。いつも「事実」の前で立ち止まってしまうのです。治療がうまくいかなかった時の言い訳を思い出してみましょう。「患者が運動できな

訳註1　中国の老子（紀元前6世紀）の言葉「授人以魚 不如授人以漁」。お腹をすかせた子どもには「魚を与えるのではなく、魚の釣り方を教えよ」という意味。

いのは錐体路に損傷を負っているからだ」、「前頭葉に損傷があるので運動を学習することができないのだ」。こうした「事実」がある以上、それに対する解決策を見つける必要はないということになってしまいます。問題を見ずにそれを必然的な事実と見てしまうというのは、研究や勉強を避ける仕組みにほかなりません。私たちの無知や怠慢をさらけ出す仕組みにほかならないのです。

「問題は無知と知識の間の緊張から生まれる」

私たちは確かに多くのことを知っています。しかし同時に私たちはたくさんのことを知りません。重要なのは「知らないこと」を意識することです。それに気がつくと、私たちの知識は危機に陥ります。その中から問題が生じてくるのです。問題を分析しなければならなくなります。解決のための仮説を提示しなければなりません。仮説が正しいか間違っているかを検証するための方法を考案しなければなりません。

このように考えると、観察の仕方も変わってくるはずです。多くのリハビリテーション専門家は「先入観のない脳」で観察を行うべきだと主張します。伝統的なリハビリテーションでは、正しく有意な観察を行うためには、既存のアイデアや概念を念頭から取り払うべきだとします。まるでそのようなことが可能なように言われます。

そこで次のフレーズを紹介しましょう。

「先入観のない脳は空っぽの脳だ」

実際には、先入観を持たないことが重要なのではありません。自分が先入観を持っていること、その先入観がどのようなものであるかを知っていることが重要なのです。

私たちは認知神経理論的な視点で観察をします。ある一定の立場からの観察をするわけです。患者を観察する時に、自分の脳を洗脳することはできません。自分がどのような教育を受け、どのような知識を持っているかを自覚することが大切です。自分の脳に溜め込んできた原理が間違っている可能性があることを知っておくことが重要なのです。

これに関連して、もう一つのフレーズを紹介します。

「問題の洗い出しと分析を促進するようなものでなければ、観察には価値がない」

観察は「過ち」の追求でなければなりません。観察は、私たちの知識の「穴（欠けている部分）」を見つけるためのものなのです。だから治療の全行程を通じて患者の観察を綿密に行うことがとても重要ですし、それについて同僚と討議することが特に大切です。私たちのセンターでは、回診の時に問題が洗い出されてくることがよくあります。担当セラピストが患者の訓練室での様子を観察して報告し、同時に同僚たちに他の見方や意見はないかと質問します。同僚たちに問題を探す手伝いをしてもらっている、自分の知識の足りないところを指摘してもらっ

ているわけです。

　担当セラピストは患者に対してやれるだけのことをしたと考えがちです。しかし私たちの訓練室では、「本当にやれることは全部やったと確信できますか？」と聞かれます。そう言われて「問題」が浮上してくるのです。

　しかし、問題の存在を意識するだけではもちろん十分ではありません。問題を分析していかなければ解決のための仮説を立てることはできません。そのような意味で問題を分析し展開していくというのはとても重要な局面です。それについてのフレーズを紹介しましょう。

「提示されていない問題には答えることができない」

　問いかけがなければ、答えを探すことも見つけることもできません。
　しかし次のフレーズも考慮してください。

「質問が曖昧であれば、それに対する答えも曖昧なものとなる」

　問題をきちんと展開できなければ、明確な問いかけをすることはできません。問いかけが明確ならば明確な答え、つまり仮説を立てることが可能になります。
　問題を見つけるためには、問いかけをしなければなりません。しかし疑問を持つためには予測や期待がなければなりません。つまり知識を持つことが必要です。知識がきちんと構築されていればいるほど、疑問点を明確に分析できるようになりますし、そこから導き出せる答えも明確なものになるのです。
　もう一つフレーズを見てみましょう。

「仮説は疑問である」

　「リハビリテーションの仮説はどこから生まれるのか？」を考えてみましょう。回診が終わると私たちは集まって議論をします。回診の間に出てきた質問や意見や異論などがここでもう一度見直され、新たな問題を洗い出し、それに対する解決のための仮説を立てていきます。この場での仮説は、多くの場合まだ疑問形であり、その後文献で調べていくことが必要になります。
　仮説そして討論ということに関して、紹介したいフレーズがあります。

「よいアイデアは、破棄されたアイデアで豊かな土壌に生まれる」

　イタリアの認識論者バルディーニ（Massimo Baldini）の言葉です。最初に頭に浮かぶアイデアが最も優れたアイデアというわけではありません。だから私たちも回診の後に集まって再び議論するのです。よい仮説というのは、たくさんの仮説を議論し可能性のないものを排除していくという過程を経て出てきます。たくさんの仮説が破棄されて初めて出てくるのです。一つの仮説を破棄するためには、つまりそれが正しくないことを証明するためには、大いに勉強し検討しなければなりません。その中で新しい知識を得ていくことができるのです。
　もう一つバルディーニのフレーズです。

「科学の宝くじをあてるためには、くじをたくさん買う必要がある」

時々アイデアを出したり、たまに一つ仮説を立てたりするだけでは駄目だということです。たくさんの仮説を立てていく勇気を持つことが大切です。それらの仮説を真剣に試していってください。また最初に立てた仮説が正しくなかったとしても、それで諦めないでください。

研究の進め方の第3段階は、仮説を批判するという作業です。問題から仮説、そして批判と流れていきます。ある仮説を完成したら、次はそれを批判にさらさなければなりません。その仮説が正しいかどうかを証明するための方法を見つけなければなりません。

リハビリテーションでは、仮説を立てたら、どの訓練でその仮説の有効性を検証するかを考えなければなりません。こうした検証作業は決して簡単なものでも、自動的なものでもありません。

ここでやはりバルディーニのフレーズを紹介しましょう。

「自然に対して質問を向けると、いつも「はい（Si）」か「いいえ（No）」で答えが返ってくるわけではない。多くの場合は割り切れない「はいいえ（Ni＝SiとNoの合成語）」という答えが返ってくる」

ある特定の機能の回復を促そうとして行う私たちの研究や作業は、自然つまり生物学に対して質問を向けることにほかなりません。たとえば、触覚課題を使う手の訓練で手指の運動回復をめざすということは、自然に対してある問いを発し、答えをもらおうとしているということなのです。訓練をしながら、自然に対して「この患者の中枢神経系が触覚情報や運動覚情報を構築して図形の認識をするように組織化すれば、自然回復だけに頼るよりも障害の克服が容易になるのだろうか？　固有受容性の情報を使う時よりもニューロンがうまく組織化するだろうか？」という質問を向けていることなのです。

ところが私たちが訓練を介して問いかける質問に対して、自然は「はい（Si）」あるいは「いいえ（No）」とはっきり答えるわけではありません。あまり答えがはっきりしないことが多いのです。「はい（Si）」と「いいえ（No）」の中間の「はいいえ」と答えてくる場合もあるのです。ですから私たちが、自分の問いかけのどの部分が肯定され、どの部分が否定されているのかを考えなければなりません。

問題から仮説、そして検証という手続きで進んでいく途中で、間違いを犯す可能性はあります。しかし認識論者たちは間違いを恐れてはいけないと言っています。重要なのは間違いを避けることではありません。それは不可能です。そうではなく、できるだけ早く間違いを見つけ出し、すばやくそれを修正していくことです。新しい知識を生み出そうとする時には、過ちを犯す可能性があるということを常に念頭においておくことが必要です。優秀な科学者とは間違いを探そうとする科学者です。間違いを避けようとして新しい知識を築くことを諦めてしまったり、小さな成功に満足してしまったりするのでは科学者とは言えません。間違

いを見つけ出すことで科学は進歩できるのです。そして、これはリハビリテーションにおいても同じです。

間違いを犯さないのは、問題を見つけ出すことのできない人間、仮説を立てたことのない人間です。

この点についてポパーの次のフレーズを肝に銘じてください。

「アインシュタインとアメーバの違いは、間違いを犯した時の態度にある」

アメーバは間違いに気がつくと怒ります。不快になります。しかしアインシュタイン（Albert Einstein）のような科学者は、間違いに気がつくとむしろ喜びます。つまり頭の中から間違った考えを一つ除去できたからです。

最後に、発想力の概念について触れたいと思います。リハビリテーションではもっと発想力の必要性について認識すべきです。残念ながら医学やリハビリテーション医療の教育の場では、そこで教える医学が絶対的な医学であると学生に信じ込ませます。医学校を出た医師はそこで教わったこと、本に書いてあることが学べていれば優秀な医師になれると考えがちです。将来の医師やリハビリテーション専門家に、自分たちの仕事は医学やリハビリテーションの進歩に貢献していくことでもあることを誰も説明してくれません。セラピスト養成校から出てくる若者たちは、学校で学んだことが絶対的かつ完全なリハビリテーションの知識だと信じています。いろいろなコースに参加して、あちらこちらで目新しい訓練を教えてもらい、それで知識を増やしていると考えるのがせいぜいです。自分たちの仕事は、患者をよくすることであると同時に新しいリハビリテーションの知に貢献することであるとは誰も教えてくれなかったからです。しかしこの2つは密接に関連し合っています。

発想力についてですが、リハビリテーションの仕事ではどこでどのように発想力が現れてくるでしょうか？　実は、この点について私たちはポパーに同意できません。ポパーは発想力が必要とされる場面を仮説の構築場面に限っています。ポパーは、研究者は仮説を立てる時には自由に発想力を発揮してよいとしています。その後で仮説は厳密な検証にさらされるわけですから。しかしポパーは、問題特定化の場面や問題の分析場面、あるいは仮説の検証場面では、発想力は必要ないとしていました。これに対して私たちは、リハビリテーションの知見を向上させるための手続きのどの場面においても発想力が必要であると考えます。問題を発見しそれを分析していく場面では発想力は欠かせません。仮説を検証するための方法を探す場面でも発想力が必要です。

手の運動性を回復するために触覚情報の重要性という仮説を立て、タブレットを使う訓練を考案してその仮説を検証したという話をしました。このような訓練はそれまで存在していませんでしたから、考案するには発想力が必要でした。

成果を評価する場面でも発想力が必要です。先ほどの「自然は必ずしも"はい（Si）"や"いいえ（No）"で答えない」というフレーズを思い出してください。訓練を提示して出てくるデータの中には対立するように見えるものも多くありま

す。そうしたデータの中から意味を見つけていくためには発想力が必要だということがよくわかるはずです。

　残念ながら学校では発想力の重要性を否定する傾向にあります。発想力は「偉い学者」や「天才」の特権であるかのように教えます。私たちは発想力とは特別なものではないと信じています。発想力は晴れ着ではなく、訓練室で毎日身にまとう白衣なのです。

　発想力はその性格上、規則性によって導かれるものではありません。よって教えることはできません。しかし刺激することはできます。学生が間違いを怖がらず革新的な解決方法を探していけるような教育をする必要があります。学生には、自分に提示されたことをまず疑ってみることを教えなければなりません。真実として教えられている事柄も実は暫定的な解決法に過ぎず、できるだけ早く新しい真実や新しい仮説（それもまた暫定的なのですが）を探していくことが私たちの務めであることを教えていく必要があります。

　新しいリハビリテーション専門家を育てていこうとする学校では特にこのことが重要です。発想力は仕事における自己疎外に対する解毒剤だからです。特にリハビリテーションにおいてはそうです。発想力を持たないリハビリテーションは、患者の脳に対する、また私たち自身の脳に対する屈辱的なルーティーン・ワークになってしまうからです。

(2007年、サントルソ)

第2章

リハビリテーションにおける意識経験
Esperienza cosciente

　サントルソにある認知神経リハビリテーション研究センターでは、定期的にさまざまな研究プロジェクトを立ち上げている。一つのテーマを選び、ある程度満足のいく成果が得られるまでの期間、そのテーマに取り組んでいくのだ。そうしたプロジェクトの先鞭を切ったのが「認知を生きる」と名づけられたプロジェクトで、2001年に開始された。目的は、マトゥラーナ、バレーラ、モリン（Edgar Morin）といった偉大な研究者たちが提言した「認知を知る」という研究を深めようとすることにあった。

　サントルソの研究グループは、認知を単に神経器官や神経生理学的機構の活性化として捉えていたのではリハビリテーションとして十分ではないと考えた。意識と志向性を持った主体が、現実の中で遂行する活動として認知を捉えていくことが重要なのではないかと考えたのだ。すると行為する主体（自分の身体を介して現実を認知しようとする主体）と、その主体が行為する状況・認知を必要とさせる文脈との間にどのような関係があるかを研究していくことが必要となる。

　このような原理に立つと、患者の観察の仕方を大きく変えることを余儀なくされる。一人称での観察が重要な価値を持つことになるからだ。

はじめに

　近年、意識および意識経験に関するさまざまなテーマについての研究への関心が高まってきています。それには多くの理由がありますが、そのうちのいくつかは認知神経リハビリテーション（認知運動療法）にも密接に関わるものです。
　脳科学におけるニューロイメージングを基本とした研究手段の発展により、それまでは「心的」とされてきた脳活動を具体的に調べることができるようになりました。その結果として意識は人文科学者だけの研究対象ではなくなり、神経科学の一部からも関心を持たれるようになってきました。ちょうど運動イメージの研究と同じような経緯が、意識の研究についても生じているのです。
　大部分の研究者がめざしているのは意識を持った機械をつくることです。その目的は、現在のロボットよりも効率的に人間の代わりをさせようということです。事実、すでにロボットはある種の思考能力を備えられるようになってきています。機能主義を前面に押し出した研究が優勢なのは、研究に資金を出している社会システムの関心がそちらの方にあるからです。
　しかし、いわゆるオフィシャルな科学だけが唯一の科学ではありませんし、最も有用な科学であるとは限らないのです。オフィシャルな科学に対する不信から、数量化できないがために心的あるいは主観的として、オフィシャルな科学からは省みられてこなかった研究分野への関心が高まってきました。現在では、何らかのかたちで人間の思考を取り上げる学問では、意識の研究を参照することが必須となってきています。
　リハビリテーション専門家がリハビリテーション治療における意識の役割に関心を持った場合、まず課題となるのは、このテーマについて書かれた文献に目を通すことです。この最初の課題が実は大変難しいのです。なぜなら文献の数と種類が多いからです。さまざまな視点や理論が提唱されており、文献を分析して、どのような視点や理論があるのかを整理していくのすらなかなか大変です。
　意識の研究者たちのお気に入りの「娯楽」が、それぞれの研究者たちをどう位置づけるかという「マップ」づくりにあるのはそのよい証拠でしょう。さまざまなマップがつくられてきましたが、どのようなパラメーターを選択してマップをつくったかに応じてそれらはずいぶん異なったものとなります。ですからあるマップではまったく対極に位置している研究者が、他のパラメーターを使ったマップではすぐ近くに配置されていたりすることになります。生物学者のつくったマップ（Varela, 1997）と、哲学者のつくったマップ（Di Francesco, 2000）、さらに心理学者のつくったマップ（Atkinson, 2000）を比較分析してみるのも面白いでしょう（図1）。
　多くの仮説や用語や議論の渦巻く大海に乗り出したリハビリテーション専門家は、何をどうしたらよいのかわからなくなります。少なくとも従来のリハビリテーション治療では心的プロセスの研究は避けられがちでしたから、こうした難解なテーマに馴染みがないのもその一因になっているのでしょう。そこで意識につ

第2章 リハビリテーションにおける意識経験　　17

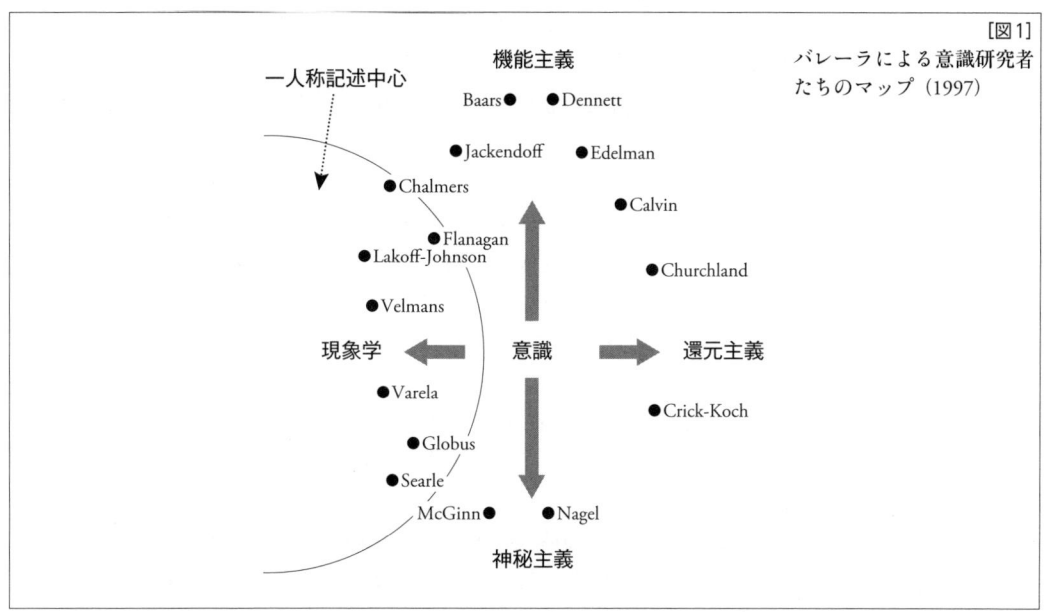

[図1]
バレーラによる意識研究者たちのマップ（1997）

いての文献を読んでいこうとするリハビリテーション専門家にぜひ薦めたいことがあります。最初は導入的な論文から読んでいくことになりますが、読む前から自分が何に対して答えを求めているのかという「質問」を準備しておいたほうがよいということです。そうしないと、論文の中から、リハビリテーション訓練室での実践に結びつけていくような本当に興味ある内容を見つけることはできません。以下に箇条書きにする項目を念頭においておくことが必要でしょう。

☞ **機能回復を研究する者にとっては、すべての学問研究分野が同じ価値を持つものではない。**

　論文を読む時にまず最初に問いかけなくてはならないのは、「誰」がその意識の研究をしているのかということです。執筆者がどの研究分野に属するのかということです。というのは、その研究者Xが意識の研究などという難しい企てに取り組んだ理由がそこでわかるはずだからです。研究の進め方や設定の仕方は、当然ながらその研究成果をどう活用したいかということと無関係ではありえません。リハビリテーション専門家は読んだ文献の内容を自分の仕事とすり合わせていかなければならない以上、読んでいる研究が何を目的としているのかが、リハビリテーション専門家の関心を大きく左右します。

　意識やそれに関連するプロセスの研究といっても、それが思考する機械の製造を目的としたものなのか（ManzottiとTagliasco, 2001）、純粋に思弁的な動機で研究する人間の観察なのか（Chalmers, 1999）、精神病の患者の治療のために意識の問題に取り組んでいるのか（Binswanger, 1964）、あるいは神経科

学者が分析したものなのか（Varela, 1996）によって、そこから得られる情報は異なったものになってきます。

　そうした差異の結果として、著者により（同じ研究分野に属する場合でも）意識の定義が異なってきます。

　したがって、著者が意識をどのように定義しているかを理解することがまず肝腎です。ただしすべての著者が定義を必要と考えているわけではありません。すでにこの用語の定義は了解済みとされている場合もあります。定義も研究者によって大変バラエティーに富んでいます。非常に広い意味で捉えた定義（Searle, 1998）から非常に狭い意味で捉えた定義（Di Francesco, 2000）まで、いろいろなものがあるのです。

　危険な逸脱を避けるためには、リハビリテーションという仕事の中で患者の意識の分析をどう活用していくのかをしっかりとおさえておくことが必要です。

　また、意識についての研究がどのような領域に細分化されているのか、それぞれがどのような特徴を持ち、どのような分析方法がとられているのかという問題があります。たとえばチャルマーズ（Chalmers, 1999）は「簡単な問題」と「難しい問題」に分けています。あるいはディ・フランチェスコ（Di Francesco）は「認知的な意識」と「現象学的な意識」という分類をしています。

☞ **それぞれの著者がどのような研究手段を薦めているかを明らかにすることも重要である。**

　自然科学に特有の研究手段のみを使って意識の研究をしようとする考え方もありますし、情報工学の研究手段を使って研究しようとする考え方もあります。ある一つの研究方法で満足のいく知識を得ることができるとする考え方もありますし、さらに統合的な手続きを提唱する考え方もあります。

　ここでもリハビリテーション専門家は、リハビリテーション訓練室で患者と接触しながら行う自分の仕事のあり方を忘れてはいけません。そして最終的には「二人の人間の間での相互的な活動としての訓練」の構築が目的であることを忘れてはいけないのです。

　これ以降の「論議1〜4」として掲げてあるものは、リハビリテーション専門家が意識の問題に携わる研究者の文献を勉強していく時の基礎づくりの試みとして、またそうした勉強がリハビリテーション治療の進歩に貢献できるかを実践の場（リハビリテーション訓練室）で検証していくための基礎づくりの試みとして解釈してほしいと思います。リハビリテーションの知をさらに完全なものにしていくためにはどうしたらよいのかという手探りの試みなのです。

　つまり論議として提示しているのは、まさに議論が必要だからです。現在のリハビリテーションがおかれている難しい状況の中では、すべての関係者が議論に参加し貢献していくことが必要とされています。

1 ［第1の論議］意識経験の定義と意味

　今回の研究プロジェクトでは、意識経験の研究で取り組む問題点を、リハビリテーション治療に関わる部分にのみ限定するべきでしょう。第1の論議では、次の2つの問題点に絞るのがよいと思われます。

- リハビリテーションの観点から「意識経験」をどう定義することができるか？
- 損傷からの回復のための研究およびリハビリテーション治療の実践にとって、「意識経験」はどのような意味を持つのか？

　最初の問題点である意識経験の定義については、リハビリテーション治療の実践にとってはディ・フランチェスコらが提案している仮説が重要に思えます（Di Francesco, 2002; Taylor, 2001；Nagel, 1999）。彼らは意識的な経験を「ある特定の視点から導かれた経験（Taylorはこれをperspectivalnessと呼んでいる；2001）」と定義し、その特徴は自己の視点と合致する特定の観点（パースペクティブ）が存在することだとしています。そして現象学的意識を「ある視点、ある観点を持つ人間の一人称的な主観的経験」と定義しています（Di Francesco, 2000）。意識に導かれた経験は、絶対的な視点（ヴィジョン）とはなりえません。つまりすべての人間にとって同じような価値を持つわけではないし、どのような視点から見ても同等な物理的現実として現れるわけでもないのです。相対的なある一つの視点により導かれたある特別な観点なのであり、あくまで私的で個人的なものなのです。

　自分に利用可能なすべての視点の中からある一つの観点を選択しているということになるでしょう。したがって意識経験というのは、単に「主体が見た現実」なのではなく（これは通常の意識プロセスでも同じである）、「主体のある特定の視点から見た現実」なのです。ある意味で特権的な視点、「自己」と定義される視点から見た現実なのです。

　こうした考え方はリハビリテーションにとっても示唆に富んだものですし、リハビリテーション治療の実践の場面でこれを生かしていく可能性も考えられます。事実、これらの研究者は誰もが「自己」と「身体」の間の関係を認めていますが、それこそリハビリテーションの実際的な関心の中心となるものだからです。

　しかしこの仮説にはリスクもあります。意識を定義できないために「自己」を引き合いに出して説明し、実のところはさらに定義しにくい実体である「自己」を、まるでその存在も特徴も自明のものとしてしまうリスクです。ですから、研究の中でまず「自己」とは何かをきちんと定義することが重要となります。ここで私たちが考えているのは、いまや多くの研究者が説く「身体化された自己」という概念です。この概念は機能回復プロセスや認知神経リハビリテーションにとっても重要な概念であると言えます。

　意識あるいはもっと広く精神というものが「身体化（embodiment）」された実

体である、つまり身体と密接に依存関係にあるとする仮説が多く提唱されています。

バレーラ（Varela, 1997）は「身体化は認知科学の未来の柱の一つとなるものである」と述べています。近年における認知科学の主要な発見の一つは、精神あるいは心的能力が完全に「身体化」され世界に挿入されていない限り、それは精神あるいは心的能力として成り立たないという理解がなされたことです。バレーラは、精神とは「直裁的に再生され続けるものであり、能動的に運動し世界と対峙していく身体とかたく結びついている」と主張しています。つまり、中枢神経系で組織化される表象、そしてそれらの関係の中からつくりだされる自己は常に身体との関係で変化し続けるということです。

この「身体化された自己」の機構は、主体が自分の身体に対して持つ複数の脳の表象モダリティ間でつくりだされる関係の総体にあたるものと理解できます。主体は自分の身体についての一連の表象を有しており、その表象それぞれが多種の知覚モダリティに対応しているのではないかと考えられます。体性感覚による表象、視覚表象、言語表象、メタファー表象、聴覚表象、前庭覚表象などです。これらの表象が互いに関係し合い、解釈された情報あるいは記憶された情報と関係し合って「身体化された自己」を構築していると考えられます。そして、その「身体化された自己」を基礎として、私たちは世界と「志向性を持った関係」を構築しているのではないでしょうか。

ある意識経験を組み立てるには複数の脳領域がある一定のかたちで組織化されるわけですが、その時に組織化される脳領域は、意識の制御なしで遂行された類似の活動の時に組織化される脳領域とは少なくとも一部異なることが示されています（Johnson, 2002; Ruby, 2001; Naito, 2002）。

中枢神経系のさまざまな大脳皮質領域に身体のさまざまな表象がそれぞれに存在していること（おそらくその機能的特性に応じて）はおそらく疑いないでしょうが、それらが課題や問題状況に応じて行動を組織化するためにどのように関係づけられていくのかはまだよくわかっていません。

文脈（シークエンス）に沿って活性化されていくという仮説（伝統的なコネクショニズムのヴィジョン）を始めとしていくつかの考え方が提示されていますが、それらのどれが最も中枢神経系の現実に対応するのかを確認していくことが必要でしょう。たとえば、もう一つの仮説としては中枢神経系の階層性（ヒエラルキー）の概念があり、それぞれの表象は上位の統合領域に集められるという考え方があります（これはTaylorの仮説である。Taylorは「身体化された自己」はどこにあるのかを突き止めようとした。彼は頭頂葉下部にあるとし、この領域と身体表象に関わる複数の領域間に結合があるという神経生理学研究をその根拠としている）。もう一つの仮説は、その状況のニーズに応じた重要度に応じて複数の領域が同時的に活性化することによって「自己」と規定されるような構造ができあがるとする考え方です。この仮説がいつかの点で最も示唆に富むと思われます。この場合、文脈（シークエンス）や上位の統合中枢（ヒエラルキー）に沿った組織化を想定する必要がないからです（Baars, 2002）。

いずれの仮説においても、その組織化が課題や問題状況に応じて非常に可変性に富んだものであるという点に関しては意見が一致しています。自己という構造の中で、それぞれの「身体表象」が持つ重要性は異なっているし（意識の身体化を基礎として）、それぞれの身体表象の間には競合関係もあると考えられるからです（Baars, 2002; Taylor, 2001）。

　「身体化された自己」はいつも同じなのではありません。その結果として、現実に対する観点も自己がどのような構造をとったかによって変化するはずです。

　人間にこうした多大な可変性が持たされているのは、ある特定の状況である特定の問題に対峙した時に、世界との最も適切な相互作用を行うために有意な関係を組み立てる必要があるからです。すると、ある特定のかたちで組織化された「身体化された自己」が、その時点でのニーズに応じて外部世界および内部世界を解釈できるようにしているのが意識経験だと考えられないでしょうか。

　次に、第2の問題点である「リハビリテーションにおける意識の意味」について考察してみましょう。外部世界との志向性を持った意識的な関係は、こうしたダイナミックで可変性に富んだ「身体化された自己」の構造を基礎として構築されていくと想定できます。そして志向性を持った意識的な関係が構築されることで、世界に意味が付与できるようになります。つまり、認知運動療法の訓練で提示される「認知問題」に対して意味を付与することができるのです。従来の理学療法で行われているような運動療法では、患者への課題は認知問題というかたちでは提示されておらず、このような状況を生じさせることはできません。

　認知運動療法では世界に意味を付与することが要求されているわけですが、その基礎となるのは自らを変化させ、その結果として変化を受けるという脳活動です。そしてこの脳活動にとっての基礎になるのが、ニーズに応じてそのつどに組織化が行われるということなのだと考えられます。とすると、この論議で提示される研究は、脳の「志向的な関係性」を構築する能力について研究するというかたちで具体化できるのではないでしょうか。

　病理にもよりますが、患者は通常は意識的な活動を組み立てる能力自体は失わないと考えられます。しかし、脳損傷により中枢神経系の組織化能力が損なわれることで脳活動が変質してしまっています。患者は自己やその作用を失ったわけではありません。したがって意識、つまり意識経験を活性化する能力を失うわけではありません。しかし、ある特定の心的内容ある特定の表象を意識化する能力が損なわれてしまっているのです。

　認知神経リハビリテーション（認知運動療法）にとって意識経験は研究の対象であり、研究を導くツールでもあります。認知神経リハビリテーションでは、意識経験は次のようなものであると捉えることができるでしょう。

- 志向性を持った関係を構築する脳活動
- 身体化した自己が行うもの
- 身体化した自己は、ある特定の状況において、つまりある特定の問題を解決しようとして構造化される

これらの3つの要素が病的な状況の中でどのように変質しているのでしょうか。またリハビリテーションの仕事にとって、そうした変質がどのような意味を持つのかを調べていくのがリハビリテーション専門家の課題となります。

2 ［第2の論議］意識経験の一人称記述と三人称記述

意識の研究に取り組んだ学者たちの誰もが、自分たちの仮説を検証していくための研究方法を提示する必要性を認識しているわけではありません。結論に至るまでの過程として現実の観察をどのように行ったのか、それから得られたデータはどのようなものかを示すためにあまり時間とスペースを割いていないケースもあります。

そこで挑発的な提案になるかもしれませんが、それぞれの研究者について、意識というテーマについて何ページを割いているのか、またその研究で採用したモダリティについては何ページを割いているのかを分析してはどうでしょうか。

「神経科学」の世界では、10年前とは事情が大きく異なり、意識の研究が重要だということはほぼ当然と考えられています。しかしながら、研究のモダリティを明確に規定する必要性についてはあまり言及されないのです。神経科学者たちは研究の必要性については気がついたのですが、その研究を行うための適切な手段を使いたがっていないように思えます。それはこうした手段が従来自分たちが使ってきた研究手段の範疇に入らないものだからです。

意識の研究モダリティを定義していくことも、私たちの研究プロジェクトの課題の一つです。確かに非常に複雑な課題ではあるのですが、それが解決できるかにすべての作業の成功がかかっているといっても過言ではないのです。

意識経験の研究が革新的であると考えられる理由のまさに一つは、今まで科学的でないとして排除されてきた手段を使おうとする点にあります。意識経験の研究には、主体の言語を参考にすることが基本になると考えられます。しかし主体の言語は数量化できないものであり、そのため今まではオフィシャルな科学ではまじめに扱われてこなかったのです。

たとえばサールは意識とは生物学的な現象であるが「内的な、第一人称の、質的な現象」だとしています (Searle, 1998)。すると意識の研究のために活用されるべき手段は、この3つの特性にアクセスできるものでなければなりません。意識は、「内的な、第一人称の、質的な現象」の観察を可能にするような手段を使わなければ研究することができないのです。マンゾッティ (Manzotti) とタリアスコ (Tagliasco) は、意識の基礎には、彼らが「onfene」訳註 という造語で示した複合的な存在、あるいはブレンターノ (Brentano) の言う「志向性を持った関係」があるとしています。これらの研究者はそれぞれ受けた教育もキャリアも異なるのです

訳註　onfine とは、ontologia (存在論)、fenomenologia (現象学)、epistemologia (認識論) の頭文字をとった造語。

が、「志向性を持った関係」の特徴を捉えることのできる研究手段を活用することが必要だと主張する点では一致しています。そしてその方法は意識する主体の言語記述の収集以外には考えられません。

　リハビリテーションのための病態研究や解釈については、従来のリハビリテーションでは「客観的」な要素の収集に基づいた観察で十分であるとされてきました。こうしたデータは視覚による観察や、あるいは精緻な機器を使って収集されます。このような「第三人称」の視点からの観察が、一般的に「客観的な科学」とされるものの基礎となってきました。つまり外部観察者によって研究されるものが客観的な科学の保証とされ、たとえ観察者側に限界があったとしても、このような「客観的な観察」が内観的な報告よりも純粋に科学的だと考えられてきたのです（Overgaard, 2001）。

　しかし、回復のプロセスについてさらなる知識を得るために意識の研究が重要だと考えるのならば、「第一人称」の分析を無視することはできません。そして第一人称の分析には患者自身の言語が不可欠となるのです。

　意識の研究を進めるためには、研究対象となるテーマの主観的な側面を調査することがどうしても必要になります。そのような調査の重要な対象となるのが第一人称の視点であり、主観的な経験です（VarelaとShearle, 1999）。その時の調査手段となるのが、患者の言語であり主観的な経験記述の収集なのです。もちろん、このような調査では（少なくとも回復プロセスについての研究においては）、第三人称の視点から行われる分析も欠くことはできません。患者の言語記述を介して得たデータと、自分が観察して得たデータあるいは機器を使って観察されたデータとを比較し組み合わせて活用していくことが必要になります。つまりバレーラやサールが主張しているように、この2つの種類のデータを結び合わせ、「生きた経験あるいは外部的なメカニズムのどちらかを優先するのではなく、それらを統合した視点に向けて」いくことが必要なのです。したがってリハビリテーション専門家は、どのような運動パフォーマンスを観察対象としている場合でも、第一人称のデータと第三人称のデータの相関や結びつきを見つけていけるようでなければならないのです。

　これを正しく行うためには、患者の言語記述が明確な方法論に沿って集められ、リハビリテーションへの活用という目的に適した手続きのもとで行われること、また第三人称の観察との相関づけが行われることが必要になります。

　したがってリハビリテーション専門家の課題は、重要だと考えられるテーマ（運動する身体、相互作用、訓練など）に関する患者の記述を収集するだけにとどまりません。これらの言語記述を厳密かつ組織立ったかたちで収集し、リハビリテーション治療における問題の理解に有益なデータに変えていけるような方法論をつくりだしていくことも課題となるのです。

　そこで最初の作業となるのは、患者の言語記述が重要な貢献となると思われるテーマを明確にすることです。外部観察で収集されたデータやそれまでの治療によって推定されてきたデータを補完するものとして、患者の記述が重要となるテーマをまず明確にしなければなりません。つまり、どのテーマについて患者の記

述を収集していくのかを注意深く選択することが必要になるのです。

　テーマは、治療の過程でリハビリテーション専門家が自分の知識に照らし合わせて重要と考えた事項が基本となるでしょう。ある姿位で静止した時の身体についての意識経験というように、ある程度漠然とした質問から、ある特定の関節を動かそうとした時の意識経験というような部分的な経験についての質問、あるいは歩行や立位のように複雑な活動を活性化した時の経験についての質問などが考えられます。

　選んだテーマについて患者に言語記述してもらう場合、患者が「第一人称」で自由に語る記述は単純な内観であり、これはもちろん記述収集の手始めにはなるとしても、それだけでは十分ではないと多くの研究者が考えています。患者に自由に「第一人称」で記述してもらったものを収集しただけでは、情報量も乏しくがっかりさせられることが多いと、リハビリテーションの実践の場では誰もが経験しているでしょう。ほとんどの場合は、そのままでは回復プロセスについての私たちの知識を深めていくためには活用できません。そこで多くの研究者が、患者の記述を活用可能なものにするために、内観的な記述の収集を手続きを踏んで行うことを提案しています。たとえば、バレーラの「神経現象学（1997）」もこうした提案の一つです。

　いずれにせよ「第一人称」の記述を患者の「自発性」のみに任せてはいけません。それにはいくつか理由があります。まず簡単に想像できることですが、患者の話すことと患者が実際に知覚したことが厳密に対応していない場合もあるはずです。つまり患者の生きた経験が、記述された経験と重ね合わせることができない場合もあります。リハビリテーション専門家はまずこの点に大いに注意しなければならないと思います。生きた経験と記述された経験が一致しないという問題は、リハビリテーション治療にとっては看過できない問題です。「ない／ある」だけの分析でなく、運動覚情報、触覚情報、摩擦情報などについて患者の記述を求めていくことにリハビリテーション治療の意味を見出す作業そのものが難しくなるからです。事実、これについては「メタ認知」という言葉を用い、意識の問題ではなく意識についての議論の問題なのだとする研究者もいます。

　また、「異種感覚情報経路（チャンネル）」の影響という無視できない重要な問題があります。すべての情報モダリティは、中枢神経系にそれぞれ特異的な情報を届けているのであり、どんなに洗練された言語を使ったとしても、他の感覚情報を介して伝達される情報と完全に等しくなるように情報を転換することはできないということです。

　さらに、たとえそれが意識的な経験でも、意識レベルで完全に認識されているわけではないということも考慮すべきでしょう。つまり意識化できる経験のかなりの部分が、意識プロセスで処理できるものであっても、はっきりとは意識されているわけではないのです。

　これらの理由から、第一人称の自発的な記述は「正確な」記述とは言えないし、経験を完全に記述したものにはなりえないのです。

　したがって、第2の人間が介入する必要性を考えるべきでしょう。つまりセラ

ピストが患者の言語記述を導き、実際の経験から意識化された経験へと、そして言語を介して表現される経験へと段階的に進んでいけるようにする必要があるのではないでしょうか。

　セラピストが「仲介者」の役割を果たすという可能性を考えてはどうでしょう。内容（たとえば知覚モダリティ、記述対象とする関節）や使用する用語（たとえば曖昧な表現ではなくメタファーや類似や言い換え）を明確にしていくためにはセラピストが仲介者の役割を果たすことが有効と思われます。

　第二人称での分析という作業が実行可能ならば、こうした介入方法が方法論的に有効であることを保証するために、仲介作業を正しく遂行するための条件を明確にしておくことが重要になります。第二人称の分析が患者の第一人称の分析の重複となってもいけないし、不正な使用になってはならないのです。

　慎重なリハビリテーション専門家ならば、有意な観察とは自分の知識に相反するもの、少なくともすぐにはそぐわないものであることを知っているはずです。有効性の検証が要求されるようなものこそ有意味な観察なのです。まさにこうした理由から、自分の知識と整合性のある解釈につながる言語記述を患者に誘導するようなことがあってはならないのです。

　リハビリテーション専門家は自分の知識と整合性のあるかたちで選択した方法に従って仲介作業を行わなければなりません。そうすれば、あらかじめ設定した目的に合わせて、たくさんの要素の中から「データ」に変換の可能性のある要素を収集していくことができるはずです。問題の展開に活用できるデータ抽出までにたどり着けるはずなのです。

3 ［第3の論題］意識経験の分析と手続き

　神経科学が意識、あるいは「精神」に関わる諸現象を研究の対象として認めるようになったのは最近のことです。こうした動向はリハビリテーションの世界にも影響を及ぼしています。患者が想っていることに関しては"確実な"データ、つまり数量化できるデータがないことが、主観的な現象と言われるものが理論的関心あるいは実践的な関心から排除される理由となってきました。

　意識現象をつかさどる生物学的構造を調べようとしてきた研究者たちが、中枢神経系や末梢神経系への損傷がどのような問題をひき起こすかについて、今までまじめに取り上げてこなかったのはなぜなのでしょうか？　また回復プロセスにおける意識の問題にまったく関心を示してこなかったのはなぜなのだろうかを考えてみる必要があるでしょう。

　この種の問題にある程度の関心を向けてきた研究分野と言えば神経心理学だけでした。しかし神経心理学で対象としてきたのは、意識経験の関与が"粗雑"とされる病態（昏睡、半側空間無視、病態失認など）の分析に限られていました。症状の有無あるいは意識や自覚の有無と中枢神経系の特定領域との間に相関関係があるかを明らかにしようとしてきましたが、質的な観点から病態を適切に研究する

ことはなかったのです。

　今まで評価されてきたデータは、数量化可能な行動についての評価に限られていたのです。質的な問題への関心が欠如していた理由は、質的な特性の観察に近づくにつれ、患者の言語を参照することが重要になり、その結果として数量化が難しくなってくるからだと思われます。

　そこでリハビリテーション専門家が厳密な態度でこの問題に取り組むのであれば、それはつまり重要でありながらも今まで看過されてきた分野に関わるということであり、大きな意味を持つことになります。

　腕の重さは損傷前と変わっていないのに、腕を"重い"と感じている患者がいます。あるいは麻痺した腕が健側と同じように運動していると感じる患者がいます。こうした患者には"意識に原因のある"変質が生じていることは間違いありません。

　神経学者はおそらく上記の2つの状況を「病態失認という単純な病態」に属すると判断するでしょうが、リハビリテーションの立場からするとこれらの状況は、理論的な面からしても実践的な面からしても非常に重要な要素を含んでいると言えます。

　ある意識経験についての患者の言語記述を、訓練室でリハビリテーション専門家が対峙する問題の理解を深めるために有意味なものにしていく取り組みが必要なのです。

　意識経験についての患者の言語記述は数量化までに簡略化することはできません。しかし、病理をより正確に解釈するために活用することができるでしょうし、より綿密な治療法略を組み立てていくために有益なものとなれるはずです。

　こうした患者の記述を実践活用するにあたっては、バレーラとサールの次の指摘を心に留めておくべきでしょう。彼らは「現象学的なデータは、第三人称的な視点から引き出すことはできない」、そして「現象学的データは、物理的なデータだけを基に導かれた観察から得られるデータに代替できるものではない」としています（VarelaとShearle, 1999）。重要なのは、第三人称で収集したデータを、患者の言語記述に由来するデータと統合することです。

　ここで考えなければならないのは作業の進め方です。どのような分析手続きを行えば、主体的で私的で質的な現象の「純粋な」言語記述を機能回復という目的に向けて、再現性のあるかたちで活用できる要素に転換していけるのかを考える必要があるのです。

　そうするとこの時点でのリハビリテーション専門家の課題は、記述の処理手続きを整えることであろうと思われます。本来の意味でのデータ、つまり「現実の状況から調査される問題点を明白にすることを目的として抽出された要素（Calabro, 1978）」を得るための処理手続きを整えることが必要になります。

　言語記述の収集（論題2）に続く最初の段階は、どのようなリハビリテーションの問題に、患者の記述が重要な貢献ができるかを確定していくことでしょう。

　病態の分析や、治療経験によって病態がどう変化したかという分析、またセラピストが想定した変化の分析などを始めとして、患者の記述がその理解のために

有意味と考えられる問題を確定していかねばなりません。簡単に言うと「この言語記述はどのような問題、あるいは問題のどのような側面にとって重要なのだろうか？」を考える必要があるのです。それはつまり「患者の言語記述から引き出せる現象学的データが問題の分析に貢献できるのは、観察した要素のうちどれか？」を考えることです。

　問題を確定したら、記述の中からその問題と関係があると考えられる要素を見つけます。

　次の段階では、記述された要素の中から、あらかじめ選んでおいた問題の分析に関連づけられそうなものを見つけていかなければなりません。この段階の終了時には、患者の言語記述のテキスト（論題2）だけでなく、患者が産生した言語要素のリスト（一つの言葉、一つの文章、間だったりすることもある）を手にすることになります。リハビリテーション専門家はこうした言語要素を整理し、それを解釈して問題分析へとつなげていかなければならないのです。実のところ、この手続きは注意深いリハビリテーション専門家が「客観的な」データの収集を行う際にとる手続きとあまり変わりません。たとえば患者の歩行を分析しようとする場合、セラピストはまず患者に歩くように要求します。次に、分析しているパフォーマンスの遂行に重要ないくつかのパラメーター（たとえば速度・方向・身体の複数部位や状況—たとえば荷重—に対する注意の向け方）を見ていきます。分析を終えてリハビリテーション専門家が手にするのは、目で見える要素（通常「客観的」と言われるもの）に基づく記述です。記述は記録（ビデオ映像、動作解析装置の出力結果など）というかたちの場合もあるし、セラピストの言語記述の場合もあります。どちらの場合も第三人称の視点での観察ですが、ここで留意しなければならないのは、これらもやはり観察者の知識や期待によって選択され、あるいは方向づけられたものだということです。つまり「純粋な」観察ではないのです。「第三人称の」観察の場合も、リハビリテーション専門家の課題は記述を分析し、どこに変質が生じているのかを見つけ、変質した機能の再構築を図り、自分の知識に照らしながら機能の回復をできるだけうまくプログラムしていくことにあります。

　次の段階では、問題に合わせて収拾され整理された要素を、リハビリテーションの観点から解釈していかなければなりません。

　この段階では、比較という作業が有効なことが多いでしょう。患者がその状況で思ったと主張していることを、他の場面での経験と比較してもらうことができます。たとえば次のような経験の間の差異を見つけてもらうことが有益であることがあるのです。

- 患側の経験の記述と、健側での似たような状況での経験の記述の比較
- 訓練によって達成された改善の前と後での同じ状況の経験の比較

　また別のケースとしては、セラピストが患者の言語記述を健常者の言語記述、あるいは他の病理の患者の言語記述と比較することが有意な場合もあります。また患者の言語記述とセラピストの観察との差異、つまり第二人称の記述と第三人

称の記述にズレがある場合も、それもまた興味深い要素となります。

この論議で提案している試みの中核は、言語記述とリハビリテーション専門家の知識の相関づけの作業です。これまで述べてきた作業をすることで、患者の言語記述から得られたものを、自分の知識の内容（神経生理学、神経心理学、リハビリテーションなど）とすり合わせることができます。

収集し処理された現象学的データに意味を与えるためには、それを自分が持っている知識に移し替えていかなければなりません。つまりそれらの間に存在する相関性を見つけていけるようでなければならないし、また、どこに相関性がないかを見つけていけるようでなければならないのです。

こうした作業を行うことにより相関性について仮説を立てることができるでしょう。次には、適切な訓練を提示していくことで、その仮説を検証していくことになります。

訓練を介した検証を通じて、記述の解釈や相関づけ作業が有効であったか、少なくとも筋の通ったものであったかがわかってくるのです。

4 ［第4の論議］意識経験と機能回復

ここまでの論議の内容は、機能回復を引き出すプロセスをさらに理解するために重要です。こうした取り組みを行うことで、リハビリテーションの世界に見直しや再考の機運を生むこともできるでしょうし、その結果として今まで以上に効果的な作業方法や研究方法の採用へと進むことができるかもしれません。

古い手法への批評はすでにかなり前からなされてきています。しかし、古い手法の見直しは痛みを伴うものです。科学的な観点からは克服されてはいても、リハビリテーションの歴史に深く根づいたものであるだけに、なかなか捨て去ることができないからです。

どのような学問でも、完成度を高め方法論的にも厳密なレベルに進化していくためには、その歴史のある時点で、それまでは学問の基礎的要素とされてきたいくつかの理論的・実践的要素から脱却していかねばならないことがあります。リハビリテーションの場合は、進歩がリハビリテーションという学問の内部的要素からというよりも、関連するさまざまな科学部門での進歩や変化によりもたらされる場合が多いのです。そのような科学では、数年前まで有効だと認識されていた事項が根拠のないものだったと証明されることも少なくありません。

私たちが参考にしていかねばならない基礎科学の進歩により、過去にもてはやされた作業や思考方法が、理論的にも実践的にもあまり有効でないことが明らかにされてきています。

回復プロセスを研究するのであれば、近年のこうした研究について考察し議論しなければならないのは当然ですし、それに対してどのような立場をとるのかを決断しなければならないのです。

☞ 神経生理学研究

近年の神経生理学研究による一連のデータから、かつては基本的とされていた知見が疑問に付されるようになってきています。たとえば、単一筋の収縮の意味の捉え方もそうです。そのような存在は中枢神経系には痕跡がありません。筋収縮が筋ごとに大脳皮質に投射領域を持つのではないのです。他の例としては、「心的（メンタリスト）」とされ今まで省みられてこなかった運動イメージなどの概念が重視されるようになり、空間表象の作成、あるいは組織化の概念などもクローズアップされてきたことが挙げられます。また神経生理学の研究のおかげで、リハビリテーションの歩みを止めてきた感覚と運動、随意運動と姿勢、認知と行為といった二律背反の考え方が克服されてきました。

☞ ニューロイメージングによる研究

テクノロジーの進歩により、物理的な内容・心的な内容を持つ課題遂行中の特定の神経部位の活性化を分析できるようになりました。まだ完全に満足のいく精度ではありませんが、これによって学習・表象・意識など今までは抽象的とされてきた概念にも科学者が取り組むようになったのです。

☞ 中枢神経系の可塑性に関わる研究

近年になり神経生物学は、中枢神経系や末梢神経系にかなりの可塑性があることを明らかにしてきました。神経系はさまざまな経験にさらされることで変化するという能力を備えています。このような可塑的変化を活性化していくためには、刺激よりも認知過程の活性化が必要とされます（Recanzone, 2000）。一方、末梢への単純な刺激や粗雑な筋収縮の活性化ではほとんど影響を及ぼすことはできません。同様の考察は神経発生の問題についても言えます。神経発生については数十年前にアルトマン（Altman, 1962）が成人でも起こることを推定していましたが（Gouldが1999に引用）、最近多くの研究者により確認されています（Gould, 1999）。

最近の研究（Gross, 2000参照）によれば、未分化細胞が特定の機能を持つ神経中枢機構の中でその役割を有効に果たしていけるようになるためには経験が関与していると考えられています。訓練の遂行も患者にとっての経験である以上、訓練もそれに貢献できるのではないかと想定できます。

☞ 神経科学と哲学

この2つの研究分野の連携は、今や何らかのかたちで人間の活動を研究するすべての研究者が求めているものであり、リハビリテーション専門家もその中に入ります。

理論面だけでなく、リハビリテーション訓練室での実践面においても大いに得ることがあると考えられるため（運動イメージを始めとする、訓練のための新しいツール開発の可能性）、回復について研究する私たちもこうした対話に

積極的に参画していくべきでしょう。

この4つの研究の成果をどう評価するかは、機能回復に携わるリハビリテーション専門家の中でもその立場によってかなり異なってきます。それぞれの知識体系に応じて、理論面あるいは実践面からこれらの研究成果に対して与える重要度が異なっているからです。

しかしここで考察すべきは、これら4つの研究が、中枢性あるいは末梢性の損傷後に変質した行動の改善可能性に関して、一連の問題を突きつけていることです。それらは、機能回復に関わる現象を研究する人間なら、その理論的立場がどうであれ看過できない問題です。

したがってこれらの研究に照らして、リハビリテーションでは（拠りどころとする理論が何であっても）次に列挙する一連の問いに対する答え見つけないわけにはいかないでしょう。

☞「末梢」レベルのみに対する訓練に現実的な有効性があるのかという問題

多くの神経生物学の研究データが（上記「中枢神経系の可塑性に関わる研究」参照）回復のために重要と考えられる神経の可塑的変化が現実的に可能であることを示しています。したがって、患者の行うさまざまな経験、中でも特に「訓練により患者にもたらされる経験」が神経の可塑的変化にとってどういう意味を持つのかを明らかにしていくことが重要です。これらの経験が中枢神経系の再編成にとって無視できない意味を持つのであれば、経験という観点からはあまり意味のない刺激が回復のために役割を果たせるのかどうか再考すべきでしょう。

神経科学の力を借りて、損傷を受けた神経機構の役割は何なのかを少なくとも理解しようとしたうえで、訓練を組み立てていくべきでしょう。それを理解したうえで、整合性のある経験を訓練の場でプログラムしていくことが必要です。つまり損傷を受けた神経機構の介入が適切に設定された訓練経験を提示していくことが必要になるのです。

☞身体と現実の相互作用の問題

これは、損傷で変質した機能の回復に取り組むすべての研究者について回る問題です。変質した機能が何であれ、その回復には人間の身体と世界との相互作用が関与してきます。というのも、人間の活動は世界に対して、あるいは世界に在る物体に対して向けられるからです。

身体と現実の関係が訓練の一部であるべきですし、訓練室での治療のモダリティの中に最初から織り込まれているべきだとする主張がある一方で、それを次の段階のものとしてプログラムし、他の関係者に任せてしまう場合もあります。

リハビリテーション治療ではこのテーマに向き合うことは避けられません。前述の問題点と同様、治療の進め方は、この問題をどう捉えるかに大き

く影響されるからです。中枢神経系と外部世界（そして世界に存在する物体）との関係をどう解釈するかによって治療という行動は変化するはずです。中枢神経系は外部世界を映す鏡であり、物体の物理性を「客観的」に表象をしているとする考える方もありますし、脳が物体を産出しているとする考え方もあります。あるいは、これらの考え方の"中間"をとって（Varela他, 1996）脳が外部世界との関係を構築する中で物体が構築され、それと同時に脳も変化するという考え方もあります。脳と外部世界との関係をどう解釈するかによって、当然ながらリハビリテーション治療は変化するはずなのです。

☞ 物理的［肉体的］なものと心的［精神的］なものの関係についての問題

認知神経リハビリテーションの概念の根底にあるのは、何かしらのかたちで心的プロセスを巻き込む活動を喚起することで、人間システムの肉体的／生物学的構造に影響を与えていくという可能性です。実践面では、その程度の差こそあれ、すべてのリハビリテーション専門家がこのような可能性を認めています。心的要素の重要性を否定する者はいないのです。おおまかに「意志」や「動機」という解釈で考える者もいますし、それをもう少し細やかに定義しようとする者もいます。いずれにせよ、物理的なものと心的なものがどのように「相互作用」するのかという問題を適切なかたちで議論していくことが必要です。簡略化された「意志」や「筋収縮」という意味であっても、ともかくこの2つの要素の相互作用であることに変わりはないからです。

この相互作用については、哲学の分野からも神経科学の分野からもいくつかの仮説が提案されていますが、それぞれの仮説にはかなりの差異があります。治療方略や訓練をつくりあげていくうえで重要なテーマである以上、機能回復について研究する私たちも仮説を立てられねばならないはずです。

たとえば「意志（随意）」というカテゴリーについて考察してみましょう。この概念は運動を2つの種類に分けるためにも活用され（随意運動と姿勢、随意筋と姿勢筋という2つのカテゴリー、また四肢と体幹の2つの種類の運動部位に分けることの正当化）、それぞれの運動に対して異なる種類の訓練が提示されてきました。しかし哲学および神経生理学の研究を見ると、治療訓練を組み立てるためには「意志」という概念をもう少し正確に定義することが不可欠に思われます。

そこで、「志向性」という概念で考えてみたらどうでしょうか。志向性の概念の中では、運動の意図が身体／精神からなるユニットに即して捉えられています。こうすることで、回復プロセスの研究の中に、心的象徴、予測、中枢神経系によるモデルの構築などの重要な要素を位置づけることが可能になるでしょう。そうすれば運動の企画から筋収縮までどう推移していくかのモダリティの分析も可能になるはずです（今までは、心的要素としては「意思」だけが取りざたされ、意思から行為が現れるまでの間にある部分に注意が向けられてこなかった）。

☞患者の言語記述から収集した要素（現象学的データ）の重要性の問題

　視覚的な観察や機器での測定によって得られたデータのみが現実的で有意なデータである考え、そうしたデータだけで患者を評価して病態を解釈し訓練を提示していくということがリハビリテーションにとって果たしてどれだけ有効なのかを考えてみる必要があります。

　これまで挙げてきた問題点に答えを見つけていくことが重要であるとするのならば、患者の言語記述を参照することが病理の解釈や治療方略の改善のために有効となりうる可能性を認めないわけにはいかないはずです。もちろん、患者の言語記述を参照する際には慎重を期し、また記述の収集にあたっては適切な手法を使うことが必要です。

回復プロセスについての研究の将来、実践の場におけるその有効性、科学界からの敬意の獲得は、回復プロセスに携わる研究者たちがどれだけ現状における問題点に取り組んでいけるのかという能力にかかっているといってよいでしょう。

(Perfetti C: Il riabilitatore e lo studio della esperienza cosciente.Riabilitazione cognitiva 4: 187-192, 2003（2003年度・認知運動療法マスターコース講義資料）)

第3章

リハビリテーションにおける言語
Metafora

メタファーと回復のプロセス

　メタファー（metaphor）はリハビリテーションにおける言語の研究の中でも、最も興味深いテーマの一つとなった。この講義では、認知神経理論の立場からメタファーの活用をどう解釈していくかという試みを紹介している。つまりどうすれば患者のメタファーを解釈して訓練の構築に役立てていくことができるのかを考察している。この目的のためには、神経科学の研究についての深い知識と、それらが患者の病理の理解にどう応用できるかについての知識を持つことが必要になる。
　認知神経リハビリテーションでは、理論の場でも実践の場でも、患者による自分自身・自分の身体・自分の行為についての言語記述を重視してきた。そのため患者との対話の進め方についてさらに深い研究が必要になってきている。
　読者には、他のリハビリテーション方略では言語がどのように扱われてきたかと比較しながら読んでほしい。神経運動系のリハビリテーションではどの種の言語が使われてきたのか、あるいは作業療法の過程でどのような言語が使われているかについて考えてほしい。

1 リハビリテーションにおける言語の重要性

　今日はリハビリテーションにおける言語というテーマで話しますが、特に患者の言語を中心にしたいと思います。これはリハビリテーションでは比較的新しいテーマと言えるでしょう。従来のリハビリテーションでは患者の言葉にあまり注意が払われてきませんでした。

　しかし認知神経リハビリテーションでは「言語」を常に重視してきました。治療システムの中で物理的な刺激だけに限らない関係性を構築していくためには、言語の貢献が重要だと考えるからです。

　私たちは「認知を生きる」というプロジェクトを立ちあげて以来、患者の経験を探ることが大切だと考えてきました。それならば、患者が自分の身体・病理・訓練・現実との相互作用などについて記述する言語の丁寧な分析が重要なのは明らかです。

　近年になり神経学の分野でも「経験」についての多くの研究がなされています。というのも、経験が直接に中枢神経系の可塑性に働きかけると考えられているからです。たとえば神経生理学者のレカンツォーネ（Recanzone）やグールド（Gould）の論文は、いまや古典と言ってもよいでしょう。

　訓練を介して患者の中枢神経系に期待される改善をもたらしていくためには、セラピストが患者の経験を導いていくことが必要であり、このようなセラピストのガイドが重要なツールとなるはずです。そのためにはリハビリテーションにおいては従来のデータのみだけでなく、経験に関するデータも分析することが必要になってきます。そのようなデータを分析し活用することで、患者の病理の理解を深め、患者の中枢神経系により多くの改善をもたらしていくことができるのではないでしょうか。

　ここで問題になるのが、経験という主観的で私的な現象、そして数量化が不可能な現象をどのように研究すればよいのかという方法論の問題です。患者の経験をなるべく正確に知っていくためにはどうしたらよいのでしょうか？

　この問題に対峙するための唯一の方法は言語を活用することです。言語を通じてでなければ、経験の重要性やその変化を理解することはできません。したがってリハビリテーション専門家には、患者の言語の解釈をする能力も身につけていくことが必要になります。ところがこのような能力は今まであまり省みられてきませんでした。認知神経リハビリテーションでも反省すべき点です。

2 言語の種類

　言語にはたくさんの種類があります。従来の科学、またその一部としてのリハビリテーションは、言語のある一部だけに注意を向けてきました。「客観的言語」と言われるものです。これは、現実をできるだけ客観的に記述しようとするもの

です。言語には3つの種類があると言われています。「客観的言語」と「主観的言語」、そして近年になり第3の言語として「経験の言語」が注目されています。

まず客観的言語から見ていきましょう。客観的言語では、言語は外部世界の客観性と対応関係にあるとされます。つまり、客観的言語は現実を記録し伝えることを課題とする言語です。経験を伝えることはその課題ではありません。客観的言語というのは「モノ」の言語です。現実の忠実な再現をめざすのが客観的言語です。たとえば私が「ネコが椅子の上にいる」と言ったとしましょう。ここで私が表現しているのはある動物（ネコ）ともう一つの物体（椅子）の関係であり、ここには主観的あるいは私的な要素はありません。誰でも私が言っていることが現実に対応していることを確認できます。

モノの間の客観的な関係を表現することこそが、言語の基本的な役割であると主張する考え方があります。これを主張する研究者たちにとっては、言語を分析する唯一の目的は、客観的な現実世界との対応を見つけるということになります。リハビリテーションの世界においても、今までのところ唯一正式に受け入れられてきた言語というのは、この客観的言語です。

2番目の言語として主観的言語があります。主観的言語は、現実とはまったく関係がないこともありえます。話し手のイメージや空想だけを反映した言語です。イタリアには未来派と言われる現代詩の流れがあるのですが、この詩人たちの言語が主観的言語の代表と言えるでしょう。当然ながら、意思疎通を図ることはこの言語の主要目的ではありません。

第3の言語として経験の言語があります。これは、客観的であると同時に主観的な言語です。現実から始まる言語ですが、現実を忠実に映す鏡であることを目的としてはいません。つまり現実を記述するにあたり、記述する主体がそれをどう感じたのか、どう体験したのかを記述するのが経験の言語です。

認知神経リハビリテーションではこのような言語が重要だと考えます。患者の病態評価の場面あるいは訓練の場面で、経験の言語を活用していかなければなりません。経験の言語を使うことで、患者の経験という窓を開くことができるでしょう。

経験の言語の例として、痛みについて語る患者の次の言葉を分析してみてください。

「脳から始まる痛みなのです。まるで毛布のように私の腕全体を包みこんでしまいます。とても重くて、振り払うことができません」。

このような言語と客観的な言語（たとえば「この本は200頁ある」）、あるいは完全に主観的な表現（たとえば「ズムズム、タンバン（zum zum, tang bang）」[訳註1]）との間にどのような違いがあるかを考えてみてください。

訳註1 　すぐ前に説明されている戦前のイタリア未来派詩人の言葉の使用の例。それ自体は何も指示していない（意味のない）言葉・音・造語を使う特徴がある。マリネッティ（Filippo Tommaso Marinetti: 1876-1944）がその代表。

3 | メタファーの意味とその解釈

「認知を生きる」というプロジェクトを立ち上げて以来、私たちは経験の言語を重視してきました。患者の経験の言語を探る中で出会い、患者の経験を理解するために重要だと考えたのが「メタファー（metaphor）」です。

メタファーとは、ある意味を持つ一つの言葉を、それと類似の関係を持つ別の言葉に置き換えるという修辞法です。

学生にメタファーを説明する時、私はいつもダンテ（Dante Alighieri: 1265-1321）の『神曲』を例に挙げて説明します。ダンテの『神曲』はイタリア文学の古典なので、イタリア人なら誰でも知っています。特に冒頭部分は多くの人が暗誦できます。しかしほとんどの人は、この部分がメタファーに富む文章であり、これらのメタファーを解釈しなければ正しく意味を理解できないことを意識していません。それはちょうど、患者の記述を聞いてそれが何を意味するかわかったつもりになっているセラピストと同じです。患者の記述にはメタファーがたくさん使われており、それを解釈しなければ、それらの言葉からリハビリテーションにとって重要な意味を正しく読み取ることはできません。

ダンテの『神曲』は、「人生の歩みの半ばで私は暗い森に迷い込んだ」で始まります。この短い文章の中に多くのメタファーが使われていることがわかります。まず「人生の歩みの半ばで」という言葉があります。ここにまず「人生は旅のようなもの」というメタファーが使われています。自分の人生を語るのに、旅の概念を使っているわけです。「旅」のメタファーはいろいろなところで使われます。患者の回復も一つの「旅」として捉えることができると思います。「人生」、「回復」、「愛」といったものにしばしば「旅」というメタファーが使われますが、それはなぜでしょうか？

この3つの状況には類似点がいくつかあります。その一つは、始まりがあって終わりがあるということです。もう一つの共通点は、複数の行程を経ていくということです。ところどころに困難が待ち受けているというのも共通点かもしれません。事実ダンテは、「人生の道の半ばで」の後に「暗い森の中に迷い込んだ」と続けます。ここでは少なくとも2つのメタファーが使われています。まず「森」という言葉です。ダンテがなぜ「森」という言葉を選んだのかを考えてみなければなりません（私たちが患者の記述を分析する時にも、選択の理由を考えていくことが必要です）。森には植物が密生していて、はっきりとした道もありません。「森の中に迷い込んだ」においてダンテが表現したいのは、脱出するのが難しい状況にあるということです。さらに「暗い」という形容詞も使われて、脱出が困難だということが強調されています。「暗い」という言葉もメタファーに対応します。「知るということは見るということに等しい」というメタファーです。「暗い森」では見ることができません。つまり「知ることができない」、「わからない」ということです。知に向けての道をたどることができないので、自分の知を向上させていけなくなっているというのが文章の意味です。人生のある時点において、正し

い知につながる道が選択できなくなっていると言っているのです。

　文学作品を読んでいる時にメタファーを解釈することが重要なように、「腕が重い」、「指を動かそうとすると混乱してしまう」、「短剣で刺されたような痛み」というような患者のさまざまな言語記述を前にしたセラピストも、それらを解釈していくことが必要になります。セラピストが患者のメタファーを解釈しようと努力しなければ、たとえば「重い」、「混乱」、「短剣」という言葉の意味を理解しようとしなければ、患者の記述を回復のために活用していくことはできません。今回は、患者のメタファーをどのように解釈していくのかを考えていきます。

4 メタファーの機能

　メタファーは「ある意味を持つ一つの言葉を、それと類似の関係を持つ別の言葉に置き換える修辞法」と定義されます。そしてメタファーの意味は、最初の言葉と言い換えた言葉の間に類似点があることから生じます。「旅」と「人生」には類似点があります。「見る」ということと「知る・わかる」ということの間には類似性があります。2つの言葉の間に類似の関係があるということから、メタファーの解釈の可能性が生じます。よって、まず類似の関係はどこにあるのかを見つけるのが最初の作業になります。

　しかし、いろいろな類似性があることを考慮しなければなりません。いくつかの例を見てみましょう。

　「テーブルの脚」というメタファーがあります。私たちはこのようなメタファーを日常的に使っています。これは人間の身体を基にしてつくられたメタファーです。どこに類似点があるのでしょうか？　機能的な類似性です。テーブルの脚がテーブルを支えていると同じように、女性の脚も何かを支えています（図1）。

　もう一つ例を見てみましょう。「瓶の首」という表現です（図2）。ここでも人間

[図1]

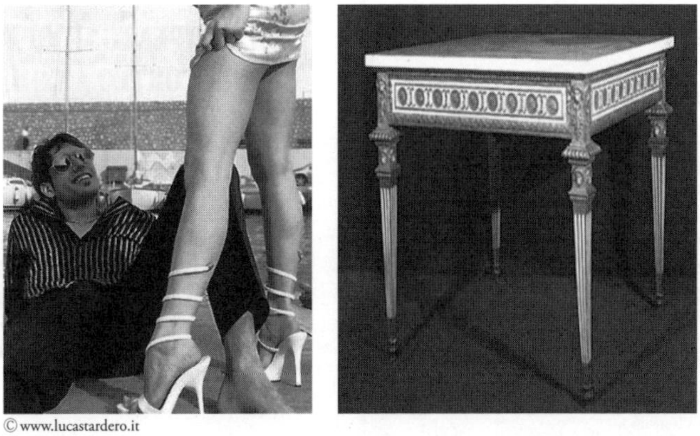

の身体が使われています。しかしこの場合の類似点は機能的なものではなく、形状の類似性です。人間の体幹が首の部分で狭くなっているのと同じように、瓶のこの部分が狭くなっているからです。

つまりメタファーというのは文学者だけが使用するわけではなく、私たちも日常の生活で使っているのです。格言や言い回し、小話などには頻繁にメタファーが使われています。これは雑誌で見つけた風刺漫画です（図3）。イタリア語には「嘘は脚が短い」という格言があります。脚が短いので、歩いてもなかなか遠くまで行けません。嘘はすぐにばれるという意味です。この漫画でからかわれているのはイタリアの元首相のベルルスコーニ（Silvio Berlusconi）ですが、彼は「脚が短い」。つまり背が低くて、身長が低いのを隠すために踵が底上げされた靴を履いています。さて類似点はどこにあるのでしょうか？　ご存知のようにベルルスコーニはよく嘘をつきます。そこで「首相」と「嘘」を置き換えたメタファーが使われているのです。もちろんこれは、ベルルスコーニを批判する左派の風刺画です。

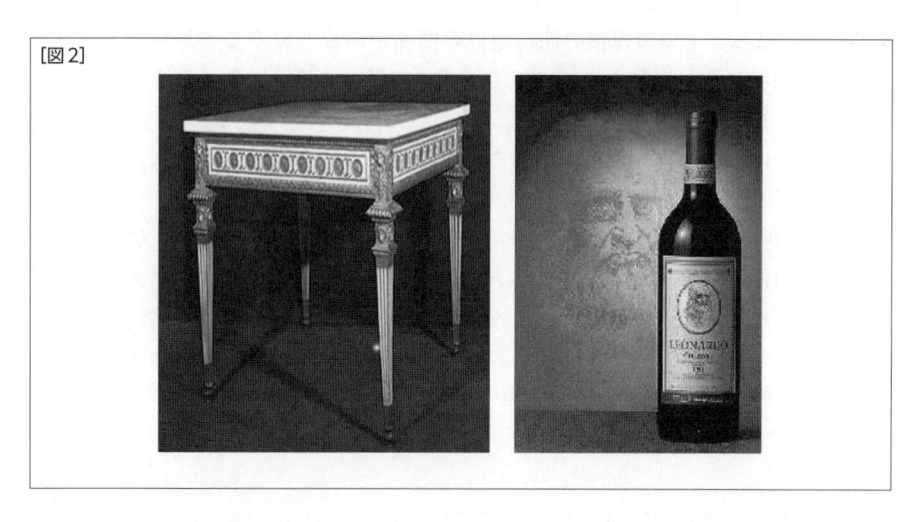

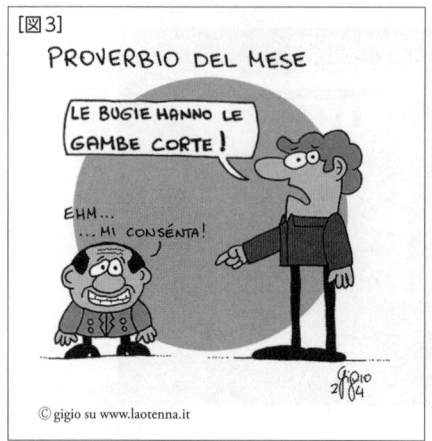

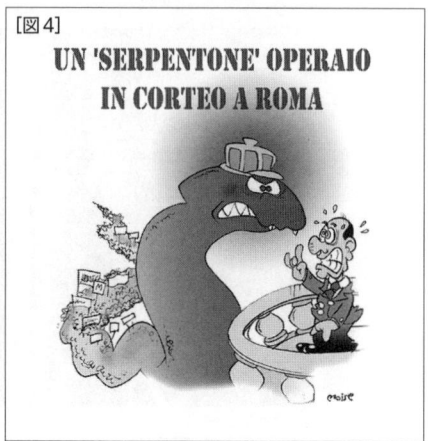

[図2]

LEONARDO

[図3]

PROVERBIO DEL MESE
LE BUGIE HANNO LE GAMBE CORTE!
EHM...
...MI CONSÉNTA!

© gigio su www.laotenna.it

[図4]

UN 'SERPENTONE' OPERAIO
IN CORTEO A ROMA

こちらの風刺漫画（図4）では、絵を使ってメタファーを文字通りに解釈しています。風刺漫画で扱われているのはローマで労働者たちが政府に対して行った大規模なデモ行進です。イタリア語ではデモ隊の長い行列を表現するのに「大蛇」という表現を使います。共通点としてはクネクネと長いということですね。風刺画の作者は大蛇というメタファー、つまり経験の言語を客観的言語に変換させて、読者の笑いを誘おうとしています。労働者のデモ行進を首相に襲いかかる大蛇として描いているのです。このように、メタファーは日常的に誰でも使用しているものであり、ダンテのような偉大な詩人の占有物ではないのです。

5 臨床現場におけるメタファーの解釈

メタファーが成立するのは、2つの物事の間に何かしらからの類似性が存在する時です。たとえば患者に「肩を動かす時にどのような感じがしますか？」と聞いたとしましょう。「肩は錆びたコーヒーの（手動の）豆挽きのような感覚だ」という患者がいます。これこそメタファーなのです[註1]。そこで「錆びたコーヒー豆挽き」と「運動する肩」の類似性はどこにあるのか、なぜ患者がこのメタファーを使ったのかを考えてみなければなりません。

しかしその前に、私たちの生活におけるメタファーの有効性は何かを考えてみることが必要です。レイコフ（George Lakoff）とジョンソン（Mark Johnson）は、「メタファーの本質は、ある事柄を他の事柄を通して、理解し経験することだ」と言っています。リハビリテーションの立場からして興味深いのは、レイコフとジョンソンがメタファーを定義するのに「経験」に言及していることです。

患者の経験に対する知識を深めるためには、たとえば患者の患側の肩の運動経験を知るためには、患者がそれをどのように話すかを分析することが重要です。そしてその場合はメタファーが使われることがほとんどなので、それをどう解釈するかを考えていかなければなりません。肩の運動についての自分の経験を話してもらうわけですから、患者は客観的記述ができません。主観的記述をしたら、誰からも理解されないでしょう。そこでレイコフとジョンソンが「経験の言語」と呼ぶ言語記述を使わなければなりません。そして経験の言語においては伝達手段としてメタファーが重要な位置を占めています。患者のメタファーを理解するためには、「運動する肩」と「コーヒー豆挽き器」に何が共通しているのだろうと考えるよりも、患者がそのどこに共通性を認めているのかを考える必要があります。簡単に答えが見つかる場合もありますし、患者にさらなる質問を重ねていかないとわからない場合もあります。またリハビリテーションの目的からすると、どこが類似しているかを理解するだけで十分な場合もありますし、メタファー活用の背後にある「認知的相関」[訳註2]も明らかにしていくことが有益な場合もあり

註1　厳密に言えば、これはメタファー（隠喩）ではなく直喩である（レイコフとジョンソンを参照）。

ます。

　ここで重要なのは、近年になりレイコフを始めとする研究者たちが、メタファーというのは単なる言語的な問題ではなく、認知的な問題でもあることを明らかにしてきていることです。メタファーは近年まで純粋に言語的な形態であり、文学者が活用する言語だと思われていました。しかしレイコフとジョンソンは、メタファーは普通の人間が使う認知過程の一つであり、メタファーはそういうものとして研究されねばならないことを示してきました。

　このような観点から、レイコフは、メタファーは経験を伝達したり理解するために重要であるばかりでなく、経験を組織するために重要であることを示しました。

　例を引いてもう少し説明しましょう。「学会は戦いである」というメタファーについて考察してみましょう。これは私たちにもよく思い当たる状況です。ボバース派やカバット派やボイタ派なども集まる学会を運営することになったとしましょう。「学会は戦いである」というメタファーをもとに私たちの経験を組織化した場合、私たちは戦いに挑むような心構えで学会に参加することになります。私たちの知識を豊かにし、自分たちの誤謬を修正するために科学的な会合に参加するのではなく、戦いに臨むかのように自分の過去そして未来の経験を組織化してしまいます。そうするとボバース派やカバット派は私たちの敵ということになります。彼らの主張や発言を研究に有効な示唆とするのではなく、すべて私たちに対する攻撃のように捉えてしまいます。したがって私たちの発言も、それに対する応酬というかたちになります。

　レイコフは、このように私たちの経験はメタファーによってあらかじめ規定されてしまうことがあると指摘しています。そこでレイコフは、メタファーをちょっと変えてみてはどうかと提案しています。「学会はダンス・パーティーだ」というメタファーに変えたらどうかというのです。このメタファーを採用することによって、私たちの経験が変わるはずです。戦いではなく、ダンスの持つ属性を学会という状況に当てはめていくことになります。このメタファーを使うと、ボバース派やカバット派やボイタ派は敵ではなく、ダンスのパートナーになります。そしてこの場合、ボバース派やカバット派やボイタ派と協調して一緒に美しいダンスが踊れたら、それが学会の成功ということになります。そうすると私の発言もまた、相手を困らせる質問をすることではなく、相手の得意なところをうまく引き出すための発言となるはずです。このようにメタファーは経験を導く一つのガイドとなるのです。

　このようなことを、患者の経験についても有益に利用できないだろうかと考えました。「肩が錆びたコーヒー豆挽きのようだ」という患者の場合、肩についての

訳註2　レイコフはメタファーの機能の核心を、「ある概念領域を他の概念領域へと写像（mapping）する能力」と説明している。要するに、人間は複数の概念間に一定の法則で対応する「概念メタファー（conceptual metaphor）」を獲得するからこそ、メタファーを使ったり理解したりできるという考え方である。ここではそのような能力を「認知的相関（correlati cognitivi）」と表現している。

第3章　リハビリテーションにおける言語

彼の経験は「錆びたコーヒー豆挽き」の属性に沿うものになっています。このメタファーを変えることができたらどうなるでしょうか？　彼が自分の肩は「錆びたコーヒー豆挽き」ではなく「きちんと油のさしてある新しいコーヒー豆挽き」であり、「滑らかにコーヒーの豆を挽くことができる」と思うことができたら、彼の経験は変化するのではないでしょうか？　すると彼の行動にも変化がもたらされるのではないでしょうか？　最初のメタファーから2番目のメタファーに変われば、肩から脳に送られる「メッセージ」の脳での処理の仕方も変わってくるのではないでしょうか？

「腕が重い。重くてまるで腕の上に重い板を乗せているかのようだ」と言う患者がいます。実際に腕を持ち上げる運動をする時には、まるで重い板を持ち上げるかのように力を入れて動かします。その患者に、腕の上にあるのは板ではなくて軽い紙だというように、メタファーを置き換えさせることができれば、彼の運動行動も変化するのではないでしょうか？

レイコフの仮説を疑問視する研究者もいますが、行為主体の記憶の中に一定数の「認知的相関」が存在するから、あるメタファーが活用されるということは否定できません。そのような認知的相関が行動の組織化に重要な意味を持っている可能性があります。ですから、リハビリテーション専門家には認知的相関についての知識も必要となります。

例として、ある腰痛患者の例を見てみましょう。この患者は痛みを「短剣で刺されたような」と表現します。自分が感じている痛みが、短剣で刺されたら感じるものと似ていると、セラピストが短剣で刺された痛みの特徴をわかるだろうと想定して（!?）言っているのです。しかし「痛み＝短剣」というメタファーを使った記述から、患者が痛みというものをどう捉えているのか、痛みに苦しむ自分の身体の意味をどう捉えているのかという、もっと重要な要素が伝えられています。痛みを短剣と記述することは、患者が痛みは外部（短剣）からもたらされる何かとして捉えていることを意味します。外からもたらされるものである以上、それを除くためには、物理的に遠ざけるほかありません。

また患者の記述の中では、身体は受身の立場です。短剣に刺されたということは、痛みという症状の発生やその除去に自分は関係がないという立場をとっているように思えます。このように、短剣のメタファーを使うということから一連の認知的相関（中には文化イデオロギー的な性格のものもあります）が推定できますが、そのような認知的相関に基づいて患者は、改善のための唯一の方法は薬や手術やその他の物理的な治療だというように考えてしまうわけです。

言うまでもないことですが、このような患者の見解は、痛みを情報の不整合の結果としてみる認知神経リハビリテーションの立場と相反するものです。認知運動療法では、身体からの情報という問題を意識することで痛みを克服できると考えているからです。

メタファーの活用と結びついている認知的相関が重要であることからも、患者が自分の病理を理解してもらうために行う記述や、そこで活用するメタファーをどう解釈するのか、解釈のストラテジーを見つけていくことがいかに大切かがわ

かります。

　前述のメタファーの例をもう一度取り上げてみましょう。セラピストが「肩をどのように感じますか？」と質問し、患者は「私の肩は錆びたコーヒー豆挽きのようだ」と答えます。まず、なぜ患者がその経験を記述するためにこのメタファーを使用したのかを考えてみることがとても大切です。患者が自分の身体で感じたことをメタファーで表現しようとするのは、ある状況下で自分の感じたものを完全に伝えるということがとても難しいからです（不可能なこともよくあります）。それは健常者でも同じです。身体感覚もそうですが味覚や嗅覚も同じです。視覚の場合でも同じです。たとえば、飲んでいるワインの味を表現してください、あるいはこのテーブルにおいてある花はどんな香りがしますかと聞かれたとしましょう。そのような感覚を正確に表現するのは非常に困難で、ほとんど不可能かもしれません。色彩に関しても同じです。花を手で隠して、さてこの花の色を表現してくださいと言われたら困るのではないでしょうか。

　このような場合に、私たちはメタファーを使用せざるをえません。「〜のような」という表現がよく使われます。聞いている人にもわかってもらえるような他の感覚に頼ることになります。同じことが、自分の身体で感じていることを言語化するように要求された時にも起こります。なぜ難しいのでしょうか？

　認知神経理論では、身体全体を情報の受容表面と捉えています。この理論では、身体も蝸牛や網膜と同じように情報の受容器官であると強調してきました。身体表面も他の器官同様、現実との対話がその課題です（この場合は体性感覚的な対話、他の場合は聴覚を使った対話、あるいは味覚を使った対話ということになります）。これらの情報の受容器官で知覚された情報は、それぞれ大脳皮質の特定領域に投射されます。網膜は主に後頭葉に投射していますし、蝸牛は側頭葉にという具合です。

　これと同じように、身体表面からの情報は頭頂葉に投射されます。これらの受容表面で知覚された感覚は、言葉で表すのが非常に難しいという点でも共通しているのです。ですから「身体で感じたことを言葉にしてください」と言われると、健常者でもかなり困るはずです。たとえば、髪をとかしている時に肩で何を感じるかを言語化しろと言われても、難しいと感じるはずです。バラの香りやワインの味を表現してくださいと言われた時と同じように困るでしょう。よって、私たちが患者に「外界との相互作用によって何を感じていましたか？」、「動いた時に何を感じましたか？」という質問すると、患者はどうしてもメタファーを使わなければなりません。自分の経験の中から類似したものを探してきて使用するわけです。そのメタファーを私たちは解釈しなければなりません。

　解釈するにあたりまず考えてみなければならないのは、患者がどのような類似性に着目してメタファーを使っているのかということです。その場合の類似性は絶対的なものではなく、患者の経験において患者が類似していると考えているものです。そして次には、なぜそのメタファーを使うのか、どうしてそのような類似性を活用しようとするのかを考えてみることが必要です。

　そして当然ながら、患者が本当に感じていることと、彼が使った類似性との間

にどのような関係があるのかを考えてみることが必要です。そして最後に、患者の病理や患者の中枢神経系の状態と何らかの関係があるのかも考えることが必要です。

さらにもう一つ考えなければならないことがあります。「このメタファーの"認知的相関"を記憶の中に有している患者はどのように行動するのか？」ということです。すでに指摘したように、メタファーは通常新しい経験の組織化にも影響を与えるからです。

片麻痺患者がよく使う表現に、「私の脳は指令を出しているのに、身体が言うことを聞かない」という表現があります。この単純に思える表現の中に、どのようなメタファーが使われているかを考えてみてください。まずこの患者にとって「身体は機械である」ことは明らかです。するとこの機械を働かすのに重要なのはその機械的構造であり、その他の要素、たとえば筋収縮の選択、運動プログラム、感覚の分析などは運動主体の動こうという「意図」によって活性化される脳の仕事ということになります。「脳が命令を出しているのに身体が言うことを聞かない」というメタファーから、その人の捉える心と身体の関係が見えてきます。似たようなメタファーを聞くことはよくあります。さきほど引用した「錆びたコーヒー豆挽きのような肩」もそうです。この場合も、身体が機械として捉えられています。複数のパーツが組み立てられてできた機械／身体に、脳が命令を出しているという考え方です。

メタファーと経験は双方向で影響し合っています。つまり、経験がメタファーを変えるように、メタファーも経験を変えるということです。同じように、中枢神経系の組織化との関係も双方向性の関係です。メタファーと経験が中枢神経系の組織化を変化させるのと同様に、メタファーと経験も中枢神経系の組織化によって変化します。メタファーを解釈することで、この3つの要素の間にどのような関係があるのかを理解する助けとなるかもしれません。

そこで次の3点に答えを見つけることが、私たちの現在の課題となります。

- どのようにして患者のメタファーを解釈するか？
- そのメタファーが変質した経験と関係していることがわかった場合、次にどうするか？
- どのようにしてそのメタファーを変えるか？

最後が最も難しい課題でしょう。自分の身体を言語記述するのに機械というメタファーを使う患者は、かならず間違いを犯しているはずですし、それがその患者の病理のベース、あるいはそれを乗り越えられない理由のベースになっている可能性があります。セラピストに不適切なメタファーを改善することはできるのでしょうか？

6 メタファーと治療方略

　ここからは、患者の言葉を解釈して評価や治療方略に活用するために私たちが使ってきたストラテジーについて議論していきます。

　患者に自分の身体や病理について語ってもらうだけでは不十分です。患者の中には詩的な表現や感動的な表現をする人もいますが、それを文学的な視点から分析しても駄目なのです。苦しんでいる人の話を聞いてその人の気持ちに寄り添うだけでも駄目です。なぜなら私たちの任務は、患者の言葉を解釈して訓練に活かすことだからです。

　具体例を挙げて説明を続けます。セラピストのR.C.[註2]は、右半球に血管性の損傷を負った患者C.B.の治療を担当していました。セラピストは数日前から、体幹の制御を患者に教えようとしていて、そのために適切な訓練を見つけようとしていました。さまざまな試みをしますが、よい結果が得られません。それで、まっすぐで対称な座位を維持できないということを患者自身がどう感じているのか質問することにしました。そこでまず、「まっすぐに座ろうとする時、あなたはどんな気分がしますか？」という質問をしました。すると患者はすぐに、「まるで壁に額を掛けようとしているような気分です」と答えました。

　患者が使った言葉そのものには何の意味もありません。セラピストは、リハビリテーションにとって何か意味のある情報を得るためにこの言葉を解釈するという、難しい作業をしなければなりません。

　今日の講義で説明してきたいくつかのポイントが、質問をしていくうえでのガイドになるかもしれません。

① メタファーで置き換えられている2つの事柄にはどのような類似点があるのか？：「体幹をまっすぐに制御して座る」ということと「壁に額を掛ける」ということのどこに共通点があるのでしょうか？
② どうして患者はこのメタファーを使うのか？：この2つの活動は、普通は比較する対象にはなりません。
③ 患者の中でどのような心的作業あるいは認知的相関が活性化されたのか？：そのような認知的相関が働いたことでこの2つの行為の間の相似が引き出され、セラピストの質問に答えるためにこのメタファーを使ったと考えられるからです。
④ セラピストはどのようにしてこのメタファーに意味を与え、体幹の運動制御を修正するための訓練を組み立てていくことができるのか？

　それでは順を追って私たちの作業仮説を見ていきましょう。メタファーを解釈するということは、セラピストの質問に対して患者がそう答えるに至ったステッ

註2　ロサンナ・コーゴ（Rosanna Cogo）が雑誌『Riabilitazione cognitiva』に発表した事例を引用させてもらう。

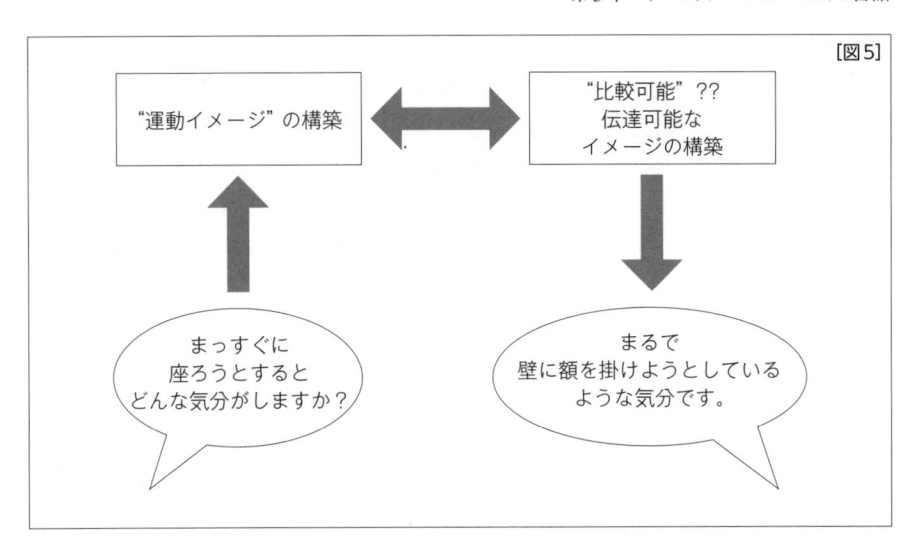

[図5]

"運動イメージ"の構築 ←→ "比較可能"??
伝達可能な
イメージの構築

まっすぐに座ろうとするとどんな気分がしますか？

まるで壁に額を掛けようとしているような気分です。

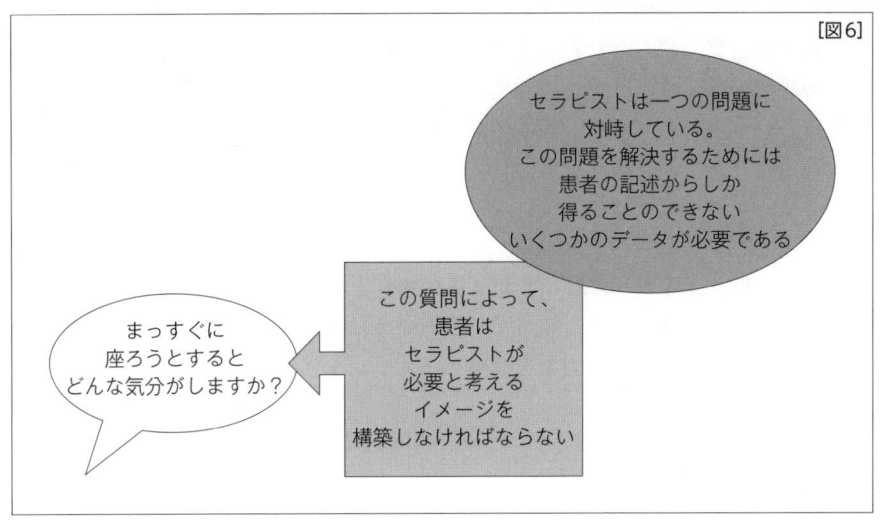

[図6]

セラピストは一つの問題に対峙している。この問題を解決するためには患者の記述からしか得ることのできないいくつかのデータが必要である

この質問によって、患者はセラピストが必要と考えるイメージを構築しなければならない

まっすぐに座ろうとするとどんな気分がしますか？

プを理解しようとすることです。まず**図5**を見てください。かなり概念的な図ではありますが、質問から答えに至るステップの背後でどのような心的作業がなされているかを表しています。左下がセラピストの質問です。そして上の四角に記されているのが患者の脳内で行われていると考えられる心的作業です。そして、その結果として右下の吹き出しにある表現が出てきます。

この図をもとに、患者が回答するために行ったいくつかの中間ステップを見ていくことにしましょう。

第1のステップです（**図6**）。セラピストはある問題に直面しています。座位での体幹制御という問題です。セラピストは、この問題を解決するためには患者の言語記述が役に立つのではないかと考えました。患者自身が正しい座位を維持しようとする経験をどのように生きているのかという記述が役に立つのではないか

と考えたのです。それは患者に質問しなければわかりません。そこでまず一つ質問をします。この質問によって、患者はセラピストが知りたい部分についてのイメージを構築しなければならなくなります。

　患者に質問をする時には、「何を患者に話させたいのか」を明確に自分の中に持っていることが重要です。漠然とした質問、包括的すぎる質問では、やはり漠然とした答えしか返ってこず、それをリハビリテーションに活用することはできません。

　セラピストは質問をして、患者がある運動イメージ、表象を想起するようにしかけていくわけですが、そこで患者が想起する表象は、セラピストが「治療のために知ることが有益と考える状況」の表象でなければなりません。

　第2のステップです。患者は質問された経験の表象を構築します（図7）。しかし表象するだけではなく、それをセラピストに伝えなければなりません。できるだけ明確にその表象を言語化しなければなりません。この場合患者は、まっすぐ座るという表象、訓練でまっすぐに座ろうとした時に何を感じていたかということを自分の言葉で語らなければなりません。

　この課題の難しさは、体性感覚情報によるイメージを言語で表現しなければいけないという点にあります。講義の前半で説明した問題にぶつかることになります。花の香りやワインの味を言語化するのが難しいという話をしましたが、それと同じことです。このような難しい局面におかれた時、患者はどうするでしょうか。

　第3のステップです（図8）。患者は体性感覚を使って知覚したものを言語に翻訳できないので、まっすぐに座っているというイメージと類似しており、かつ言語化しやすく伝達しやすい表象を構築します。

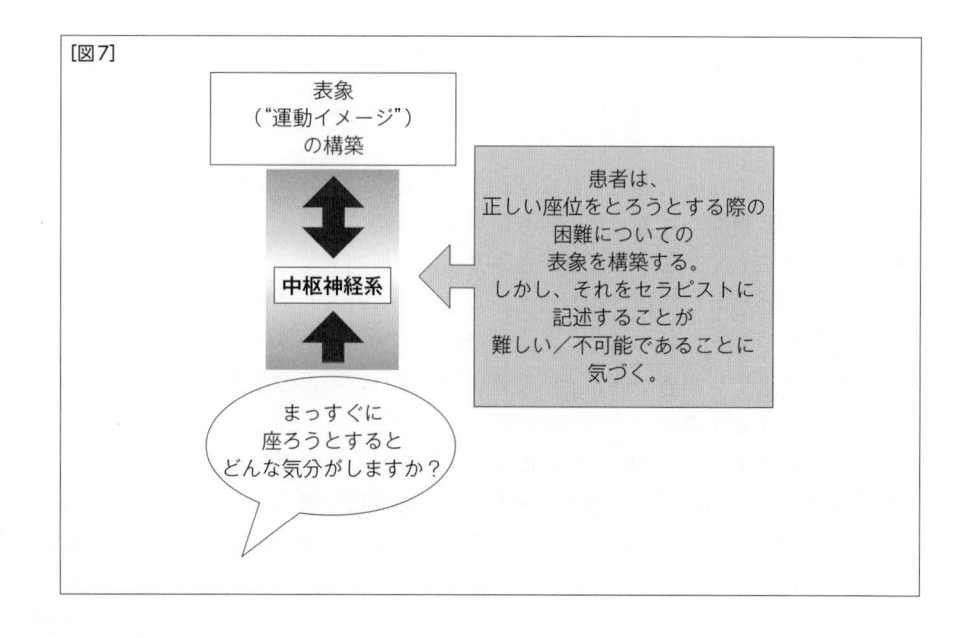

[図7]

表象（"運動イメージ"）の構築　⇅　中枢神経系

患者は、正しい座位をとろうとする際の困難についての表象を構築する。しかし、それをセラピストに記述することが難しい／不可能であることに気づく。

まっすぐに座ろうとするとどんな気分がしますか？

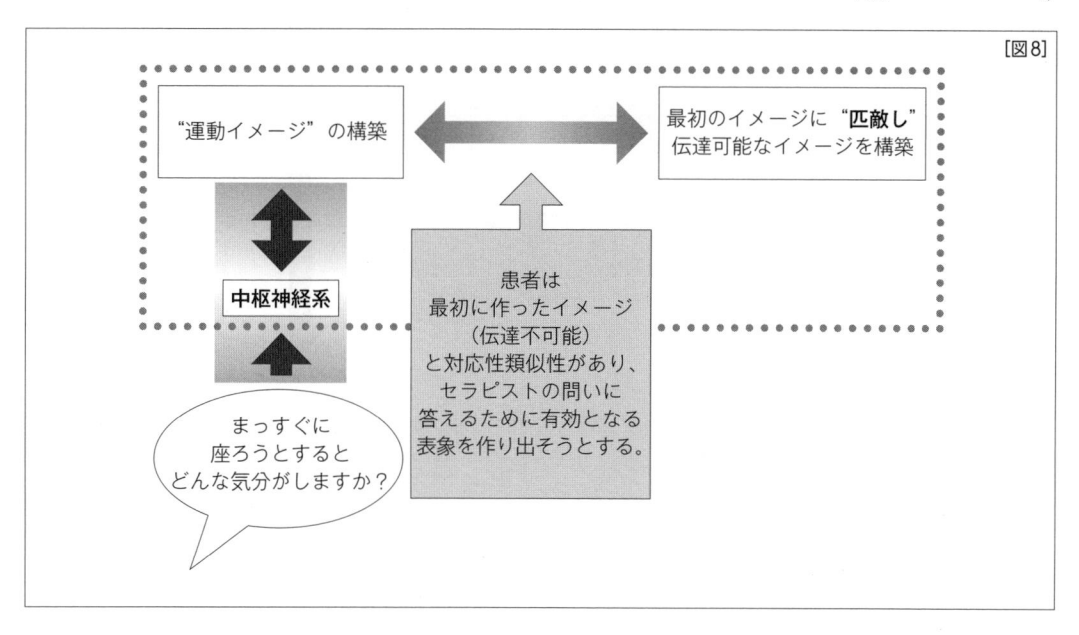

第3章　リハビリテーションにおける言語　47

[図8]

"運動イメージ"の構築 ⟷ 最初のイメージに"匹敵し"伝達可能なイメージを構築

中枢神経系

患者は最初に作ったイメージ（伝達不可能）と対応性類似性があり、セラピストの問いに答えるために有効となる表象を作り出そうとする。

まっすぐに座ろうとするとどんな気分がしますか？

　患者は身体の表象を組み立てることはできたのですが、それをそのまま言葉でセラピストに伝えることができません。そこで、それに似ていて、セラピストが理解できる言葉に翻訳できそうなもう一つのイメージを探します。そこで思い当たったのが、「壁に絵を掛ける」という行為の表象です。これなら言語化できるし、自分にとっては「座位を制御する」という表象とかなり似ていると考えました。そこで、これをセラピストに伝えます。

　患者がこのような心的作業を行ったのは1番目のイメージと2番目のイメージが類似していると考えるからです。しかしその類似点は患者にとって明らかなものであっても、セラピストにはあまり明白ではありませんし、よく理解できません。そこでセラピストはさらなる作業を行うか、あるいは患者にさらに質問を重ねていくことが必要になります。

　患者は、「まっすぐ対称性を保って座ろうとすること」の経験を「壁に絵を掛ける」というメタファーを使って記述しますが、そのままでは新しく有効な治療方略を提示するための役には立ちません。

　ここまでのステップを図で見てみましょう（図9）。セラピストが質問をします。患者は最初のイメージを構築しますが、それは簡単に言語化できません。そこで最初のイメージに近く、言語化しやすいもう一つのイメージを探します。そして患者はそのイメージをセラピストに記述します。

　ここでセラピストの課題となるのは、2つの表象のどこが対応しているのかについての仮説を立てることです（図10）。ここでセラピストが考えなければならないのは「どうして患者はこのメタファーを選択したのか？」、「まっすぐ座っていることの難しさと、絵を壁にかける難しさとの間のどこに類似性を見ているのだろうか？」という点です。しかし、これはまだ始まりに過ぎません。というの

[図9]
- "運動イメージ"の構築 ⇄ 最初のイメージに"匹敵し"伝達可能なイメージを構築
- 中枢神経系
- 患者は2番目のイメージ（伝達が最初のイメージより容易）を語る。
- まっすぐに座ろうとするとどんな気分がしますか？
- まるで壁に額を掛けようとしているような気分です。

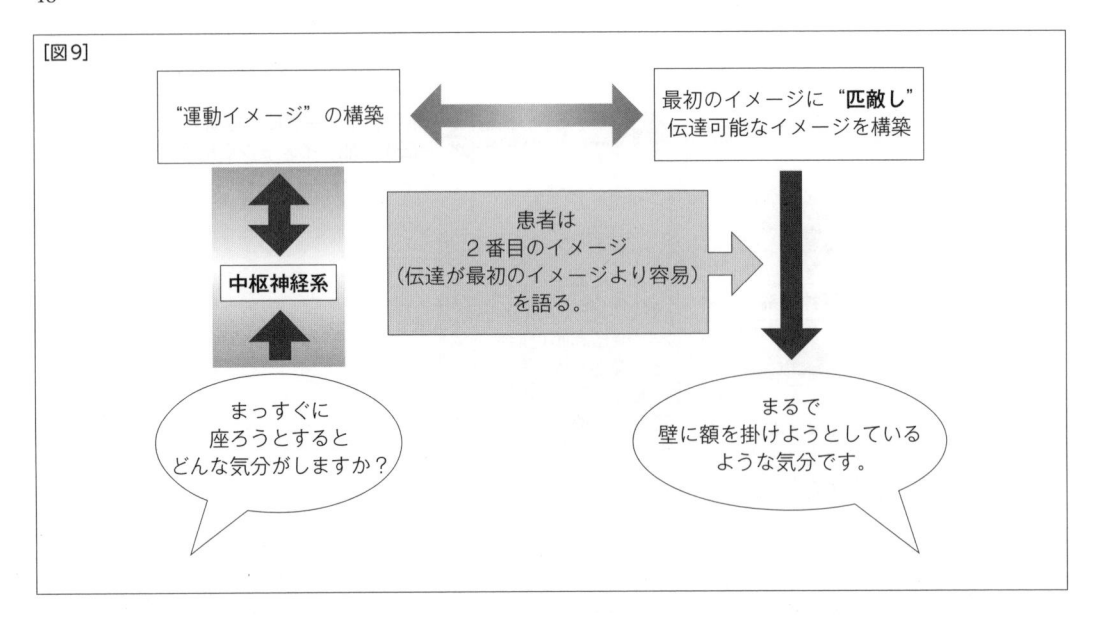

[図10]
- "運動イメージ"の構築 ⇄ 最初のイメージに"匹敵し"伝達可能なイメージを構築
- 中枢神経系
- セラピストは、2つのイメージの間の対応性についての仮説を立てる。
- まっすぐに座ろうとするとどんな気分がしますか？
- まるで壁に額を掛けようとしているような気分です。

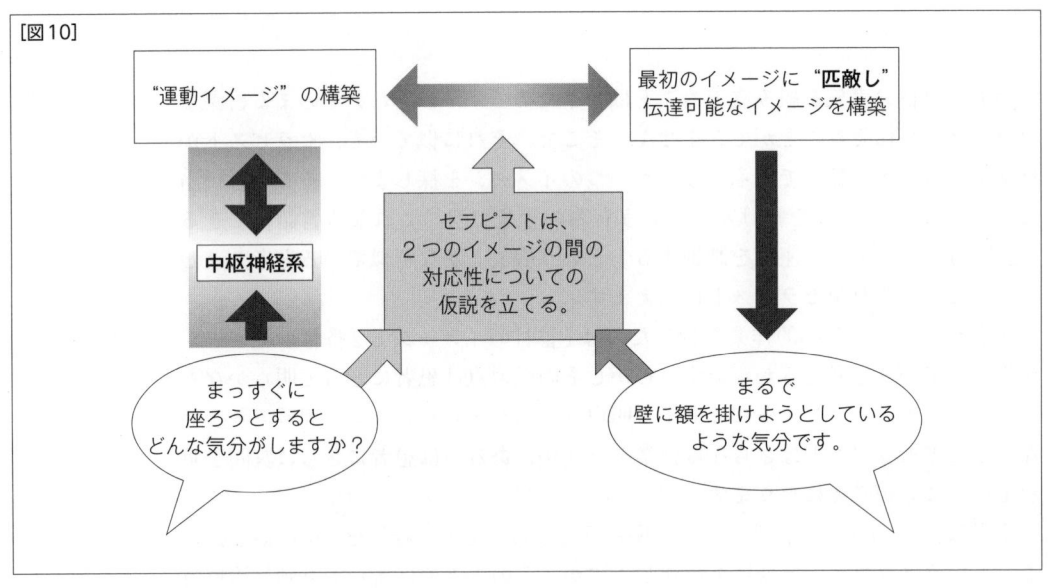

は、セラピストがさらに新しい質問を患者にしていかなければならないことも多いからです。セラピストはさらなる説明を求める質問、1番目のイメージと2番目のイメージとの類似点が自分にも伝わるように求める質問をすることもできます。

　この場合もセラピストはもう一つの質問をしました。第1のイメージと第2のイメージの間の類似点を理解するための質問です。すると患者は次のように答えました。「絵を壁に掛ける時にはまっすぐに掛けようとします。そのためには基準となるまっすぐな壁か、妻の指示が必要です」と答えました。

この説明が何を意味するのか考えてみてください。患者が選んだ2つの状況の類似点には、リハビリテーションを進めていくうえでどんな意味を見出すことができるのでしょう？　絵がまっすぐ掛かっているかを確認するために視覚的な基準となるまっすぐな壁が必要だと言っているのです。自分で見ることができないのなら、奥さんに見てもらって指示してもらうことが必要だと言っています。

この答えをセラピストがどう解釈していくかを見てみましょう。

セラピストはこの2つの状況のどこが対応しているかについて仮説を立てることができます。「まっすぐに座ること」と「絵を掛ける時のまっすぐな壁の必要性」に見られる共通点はなんでしょうか？「まっすぐ座ることの難しさ」と、「誰かに見てもらって指示してもらうことの必要性」の間にどういった共通点があるのでしょうか？

これらの回答をもとに、ある姿位を知覚したり維持したりする能力が損傷によってどう変質しているのか推定していきます。そしてこの仮説をもとに、新しい訓練を提示していかなければなりません。

そこで今度はセラピストがどのように作業を進めたかを順を追って見ていきましょう（図11）。まずセラピストが最初に思いついたのは、患者は身体の正中線の認識に問題があるのではないかということでした。

正中線の概念は身体の対称性にとって非常に重要であり、多くのイタリア人の研究者が正中線の研究をしています。すべての生物は正中線を持っています。人間の場合は、身体の前後中心を約5cm幅で通っています。抽象的な概念に思え

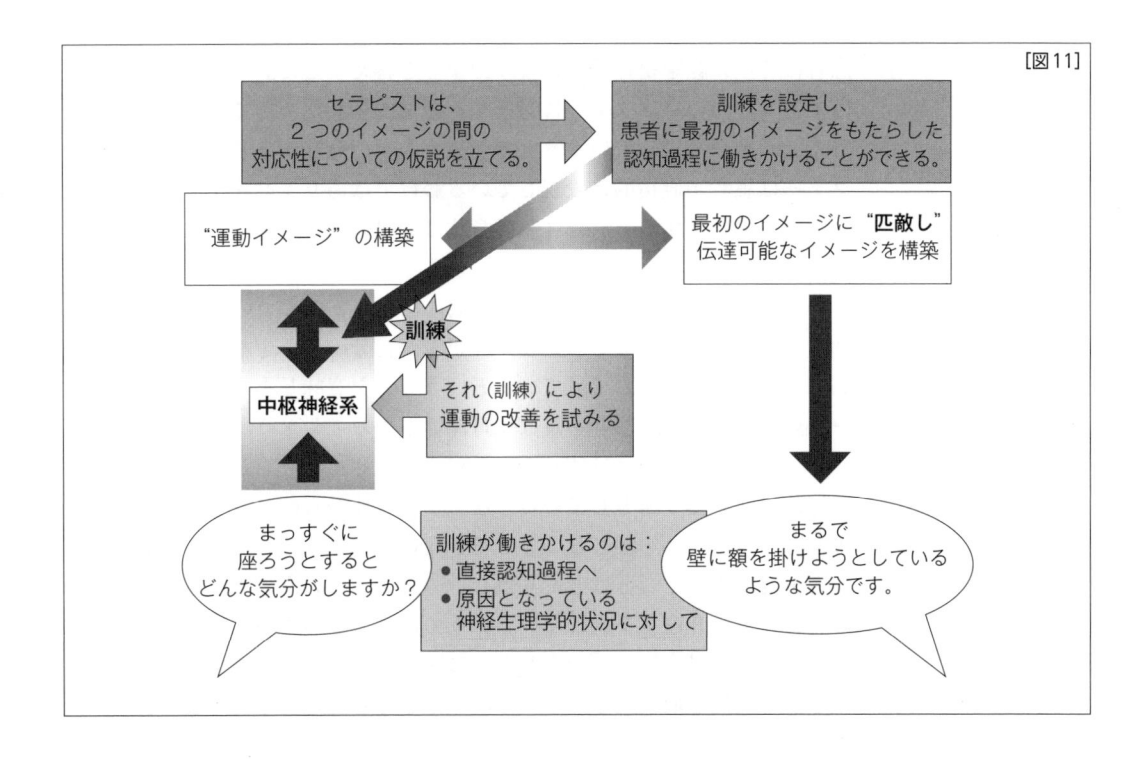

[図11]

- セラピストは、2つのイメージの間の対応性についての仮説を立てる。
- 訓練を設定し、患者に最初のイメージをもたらした認知過程に働きかけることができる。
- "運動イメージ"の構築
- 最初のイメージに"匹敵し"伝達可能なイメージを構築
- 訓練
- 中枢神経系
- それ（訓練）により運動の改善を試みる
- まっすぐに座ろうとするとどんな気分がしますか？
- 訓練が働きかけるのは：
  ● 直接認知過程へ
  ● 原因となっている神経生理学的状況に対して
- まるで壁に額を掛けようとしているような気分です。

かもしれませんが、多くの生理学者が正中線を具体的なものとして捉えています。イタリアの生理学者マンゾーニ（Manzoni）とコンティ（Conti）は、正中線は大脳皮質の感覚野に特異的な投射をしていることを示しました。また脳梁を介して両側の投射域が結びついているのも特徴です。つまり正中線は体性情報による知覚に準拠した神経生理学的な存在なのです。自己の身体の一部（特に腱、筋、靱帯、神経終末が豊か）の感覚を、身体の他の感覚よりも多く活用する能力が正中線の基本になっています。これらのデータはセラピストの仮説にとって重要な意味を持っています。

　セラピストは、患者が外部の壁（あるいは妻の指示）を基準として垂直性を確認することが必要だと言っているのは、つまり患者が「体性感覚に準拠しようとしてもうまく感じることができないし、垂直性や対称性の制御のために中枢神経系に備わっている仕組みを活用することができない。だから外部の情報に準拠することが必要になる。視覚を使って（体性感覚ではできないので）自分でどうにかするか、妻に指示してもらう。それはちょうど壁に絵を掛けようとしている時に私がやるのと同じことだ」と言おうとしているのではないかと判断します。

　そこでセラピストは正中線に働きかける訓練を行うことにしました。自分の身体についての体性感覚の認識を中心にすえた訓練です。しかし新しい訓練の企画に移る前に、セラピストは、患者が使ったメタファーの「認知的相関」についても考えてみることが必要です。メタファーで置き換えられている状況の間に存在する類似点の意味は理解することができましたが、さらに患者の言葉を分析し、その言葉の意味の理解を深め、メタファーの解釈をさらに正確なものにしていくことが必要なのです。

1. 患者は「壁に絵を掛ける時のようです」と答えました。ここでセラピストは、もう一つのメタファーに対応する認知的相関があることに気がつきました。訓練を構成していくうえで無視できない意味があります。このメタファーは患者が直接的に表現しているわけではありませんが、ある類似性を示唆しています。それは「私の身体は額縁の絵に似ている」ということです。
   この第2のメタファーは、患者の意識には届いていないのですが、彼の認知システムの中に存在しています。患者が自分の身体を額縁に入った絵として、つまりモノとして見ているということを意味します。このメタファーは患者の回復に悪影響を及ぼす可能性もあるでしょう。モノは情報を送ってくれません。モノは感じることができません。もし患者がこのような認知的相関を拠り所としているのならば、身体からのメッセージを理解しようとするニーズを感じることはできないでしょう。しかしこのような考え方を変えていくことはとても難しいのです。というのも、運動する自分の身体にあまり注意を向けないというのは誰にもありがちな習慣ですし、右半球損傷の場合はこの能力がさらに障害を受けるからです。よって、このような機能を取り戻そうとする訓練はとても困難なものになりますが、

それを集中的に行う必要があります。

2. 「身体はモノに似ている」というメタファーが回復にとって害になると考えられるもう一つの理由は、モノ（額縁に入った絵）は、それを動かそうとする人に、視覚情報以外の情報は送らないという事実です。

　この患者の言葉を注意深く分析してみると、この2番目のメタファーと並んでもう一つの類似点が見えてきます。それは「額縁の位置の垂直性と対称性のチェックをする時に視覚情報を頼るが、自分の身体の場合もそれと同じだ」ということです。

　このメタファーは患者が直接的に表現しているわけではありませんが、彼の認知体系の中には存在しているのであり、それは「知ることは見ることだ」と言い換えてよいでしょう。これは非常によく使われているメタファーで、講義の前半で例に挙げたようにダンテの『神曲』の中でも使われています。

　この2番目のメタファーも病的なメタファーです。患者が自分の身体を額縁のように考えているのならば、それについて知るためには視覚情報しかないことになってしまいます。自分の身体に対しても、額縁に対する時と同じようなストラテジーを使うことになるでしょうし、そうなると主に体性感覚情報を基礎とする身体の垂直性と対称性の制御を獲得することは難しくなります。

3. 額縁のメタファーの認知的相関を探していくと、もう一つの要素が見つかります。それはモノである額縁は、動かされるものであり、自らは運動しないということです。自身の運動性がないので他の人に動かしてもらわなければなりません。この相関は、患者C.B.の再教育をさらに難しいものにしています。患者が、体幹は他の身体部位の運動の結果として動くと考えているのならば、体幹の細分化に注意を向けるようなことはしないでしょう。しかし体幹の細分化は外部世界に対する身体の調整のためだけでなく、垂直性や対称性を維持するためにもとても重要なのです。

　額縁に入った絵、つまりモノは物理的なユニットであり分割されません。しかし身体は細分化ができるのです。

　患者が額縁のメタファーやその認知的相関を活用し続けて、それによって現実における自分の身体を組織化し続けるのであれば、完全に回復を取り戻すことは不可能です。

　ここで私たちが考えなければならないのは、メタファーに直接働きかけ、患者の精神から現実に対する間違ったビジョンを取り除くよう試みる必要があるのかないのかという問題です。

　損傷の結果として失った能力の回復に向けた訓練と併せ、自分の身体に対する間違った見方を取り除くための「教育的」な行為も提示すべきなのかもしれませ

ん。しかしこの種の行為を実行するのはとても難しいことです。というのも、自分の身体に対する間違った見方というのは、患者の文化に属するものでもあり、単なる病理による影響ではないからです。しかし、私たちはこの種の問題についても仮説を提言していくことを、認知神経リハビリテーションの課題の一つだと考えています。

(2006年、サントルソ)

第4章

患者と話す
Parlare col malato

言語とリハビリテーション

「患者と話す」もまた数年前に立ち上げた研究プロジェクトである。このプロジェクトでは、回復にとって有意となるような「患者との対話」の可能性を探るものである。患者「に」話すのではなく、患者「と」話すことが肝要だ。セラピストは患者とのやりとりによって、自分の思考を変化させていく心構えでなければならない。このような視点は、現在の主流である考え方、つまり回復を達成するために有効な知識を持つのは医療関係者（医師やセラピスト）側だけだという考え方に一石を投じるものである。

収録された講義はこのプロジェクトを紹介するものである。プロジェクトの最終目的は、患者もまた自分の記述を介して、リハビリテーションの知の構築に積極的に関与していける可能性を探ることにある。

またこのプロジェクトを進めるうちに、それと並行して行うべきもう一つのプロジェクトも見えてきた。医師やセラピストだけでなく、患者の回復に関与するすべての人々（看護師、家族など）が、言語の重要性を意識して自分の役割を果たしていけるようにするべきではないかという提案である。

1 新しいプロジェクト

　私たちは最近、手の運動回復について再び研究を進めていますが、その関心が言語にまで拡張されたのはいわば必然です。手の運動（さらには身体運動）と言語の間には共通点があるからです。どちらも周りの環境（さまざまな物体や人間からなっています）に働きかける手段です。特に言語は、それらの手段を産出する人間というシステムの組織化に変化をもたらすことができます。

　手の運動は、私たちが世界との相互作用を行ううえでとても重要です。人間というシステムが適応性を発揮するために必要な変化をもたらすことができるからです。言語も同じような働きを持っています。人間は言語という手段も使って世界との関係を構築し、世界に働きかけ、またそれによって自分に変化をもたらすことができるのです。そこで今回は、人間というシステムが自分を変化させるために、どのように言語を使っているかを分析していきます。また、自分を変化させるもう一つの手段である「運動」と「言語」の間にはどのような関係があるのかを見ていきたいと思います。

　研究を進めるにあたり、**研究の道筋**を定めたいと思います。その研究プロジェクトは「**患者と話す**」と名づけました。まずプロジェクトのテーマを決め、どのような目的に向かって研究を進めるのかを決めていきたいと思います。

　このプロジェクトを私たちがどのように展開したいと考えているのか、今回はそれを説明しましょう。私たちはまだこの研究を始めたばかりです。ですから、すでに研究した成果をここで皆さんに発表しようというものではありません。研究の指針を紹介するので、皆さんも自分たちで勉強してください。

　プロジェクト「患者と話す」では、患者の回復をさらに効率的に達成していくことを目的として、リハビリテーションにおける言語の活用の可能性を研究していきたいと思います。ここで注意してほしいのは、「患者に話す」のではなく「患者と話す」ということです。「に」ではなく「と」であることが重要です。通常、医師や伝統的なリハビリテーションを行うセラピストは患者に話します。患者に指示を与えたり、助言したりするのに言語を使いますが、患者がどのように自分の経験を記述するかにはあまり注意を払いません。患者の話す内容によって自分たちの行動や思考、そして治療が変化する可能性があるなどとは考えません。医師やセラピストは患者に話すのであって、患者と話をしているわけではないのです。

2 「認知を生きる」を経て

　今回の研究プロジェクトは、実は8年前に始まったもう一つのプロジェクト「認知を生きる」に端を発するものです。当時の私たちは、回復についてさらに深く研究するためには何をすればいいのかと考えていました。そこで私たちは、い

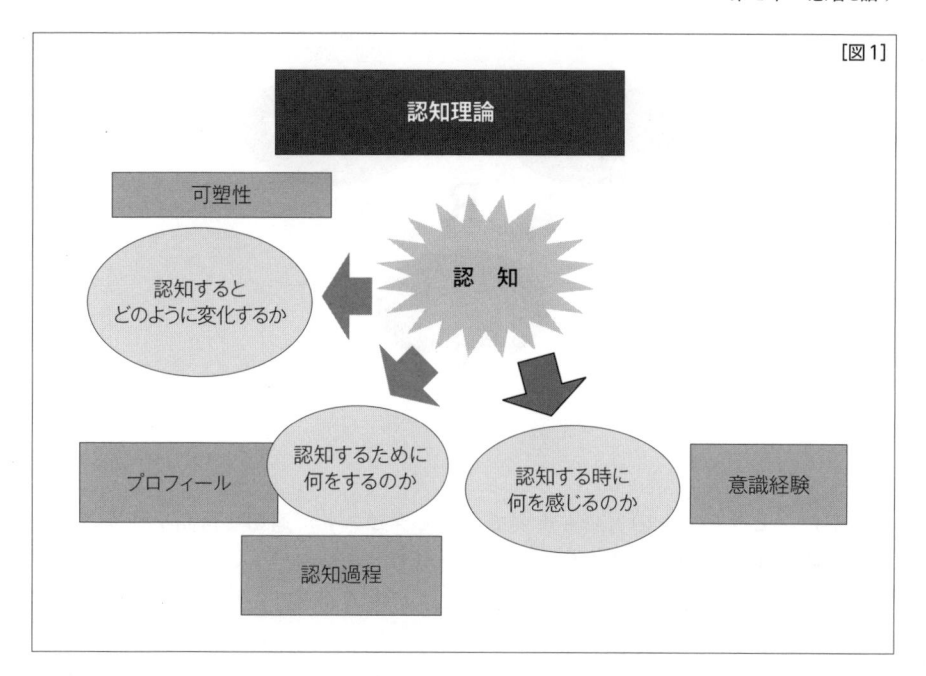

[図1]

認知理論

可塑性

認知するとどのように変化するか

認知

プロフィール

認知するために何をするのか

認知する時に何を感じるのか

意識経験

認知過程

ま考えると安直すぎるように思えますが、次のように考えました。もし筋力増強がリハビリテーションであると考えているならば、筋に関して知識を深めていくのが研究の方向でしょう。もし神経運動学系のリハビリテーション専門家であれば、反射についての知識を深めていくことになるでしょう。しかし、私たちのリハビリテーションの根底にあるのは、認知あるいは認知過程を活性化すれば人間のシステムに改善をもたらすことができるだろうという考え方です。そこで認知についての知識を深めていくためにはどうすればよいかと考えました。

「認知を生きる」の研究プロジェクトでは3つの指針を想定しました（図1）。

まず第1点は「**認知する時に脳はどのように変化するのか、脳で何が起きるのか**」という問題です。人間が認知を行った時、脳にどのような変化が生じるのかについて理解することです。これは主に神経生物学者たちの研究フィールドになります。神経生物学者の基礎研究を参考にして、私たちも中枢神経系の可塑性について勉強してきました。シナプス発生や神経発生について勉強しました。このような中で、人間が世界との相互関係を構築し、感じ、考えることと可塑性の間には関係があることが見え始めてきました。皆さんもぜひこのような基礎研究、特にグールド（Gould）の論文を読んでみてください。グールドは経験が中枢神経系に変化をもたらすと主張しています。そして今回のテーマである言語は、私たちが経験を組織化し、経験を導いていくための重要な手段なのです。

認知をさらに理解するために研究すべき第2のポイントは、「**認知をするために主体は何をするのか**」ということです。私たちは認知するために一連の認知過程を活性化させます。ここでは生理学や心理学、神経心理学の基礎研究を勉強しました。そしてこれを研究していく中でも、やはり私たちは言語の重要性を認識

[図2]

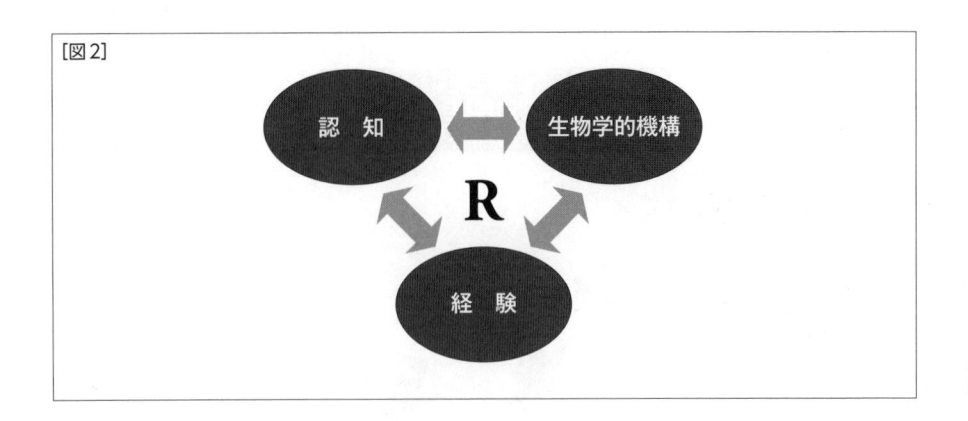

認　知 ⇔ 生物学的機構
↕　　R　　↕
経　験

しました。セラピストの言語も重要です。セラピストが適切な言語を使うことにより、めざす認知過程を活性化させることができるからです。また患者の言語も重要です。なかでもヴィゴツキー（Vygotsky）が内言語と呼んでいる種類の言語が重要です。

　第3の研究指針が、言語の研究と一番大きく関わってくる部分です。リハビリテーションでは「**認知をする時に何を感じるのか**」を知ることも重要だと考えました。すべての訓練課題、つまりすべての認知行為は患者にとって経験であると考えられます。「認知する時、脳は何をしているのか」、「認知する時、脳で何が起きるのか」と並び、「認知するという行為が人間というシステムにとって何を意味するのか」ということも重要だと考えたのです。

　このような研究の中で、私たちは経験の概念、特に意識経験の概念について考えてきました。そして私たちは、リハビリテーション（図中のR）は3つの要素から構築される関係の中心にあると考えるようになりました（図2）。

　要素の一つは「認知＝知るという行為」です。もう一つの要素は「生物学的構造」です。3つ目の要素が「経験」です。3つの要素が両方向の矢印で関係づけられているのは、これらの要素がお互いに影響し合うものだからです。知るという行為の中で行為主体はある経験をし、それが脳の生物的構造に変化をもたらすことになります。そして脳の生物的構造が変化することで、認知の仕方にも変化が生じてくるからです。

　意識的な経験をするということは、ある一つの状況に対峙した時に、何を感覚的レベルで感じ、何を認知的レベルで考え、何を情動的レベルで感じるかを自覚するということです。そこで「患者と話す」という新しいプロジェクトを立ち上げることになったのです。

3 │「患者と話す」というプロジェクト

　患者の経験について知るためには、その情報を得るためにはどうすればいいのでしょう？　唯一の方法は（少なくとも訓練室においては）患者と話すこと、そして患者の記述を注意深く分析することです。

　経験というものをあえて図式化すると、3つの種類に分けることができます。まず感覚的な経験があります。これはある状況におかれた主体が何を感じるか（何を感じると話すか）です。触覚認識の訓練の例で考えてみましょう。セラピストが患者に「何を感じますか？」と聞くと、それに対して患者はたとえば「人指し指の下にザラザラした感覚があります」と答えます。患者は自分の記述を介して、セラピストに感覚的な経験を伝えているのです。

　これと同じ訓練をしている時に、セラピストは別のタイプの質問をすることもできます。たとえば「あなたが感じたザラザラしたものは、先ほど感じてもらった紙ヤスリよりもザラザラしていますか、していませんか？」と聞いたとします。ここで私が患者に求めているのは、認知的な経験についての情報です。患者は何を感じたかだけではなく、2つの物体の表面性状の表面の粗さについて比較するという行為の経験について情報を求められているのです。この種の経験について知るためには、言語の活用が欠かせません。

　感覚的経験、認知的経験と並んで、現象学的経験と言われるものも存在します。これは患者がある行為を行った時に情動レベルで何を感じるかという経験です。先ほどの触覚認識の訓練で、たとえば「ザラザラした表面の上で指を滑らせた時、どんな気持ちがしましたか？」という質問ができます。治療方略を組み立てていく中で、訓練を遂行した時に感覚レベルで何を感じたかだけでなく、患者が情動レベルでどんな感じを持ったかを知ることも重要です。「肩を動かそうとするたびに万力で押さえつけられているような感じがする」、「手の運動を考えただけで混乱してしまう」などと言う患者がいませんか？　このようなケースにおいても、患者の経験を知り、それをリハビリテーションの中に生かしていくためには患者と話す能力を身につける必要があります。

　患者はこのような時、しばしばメタファーを使います。これは喩えを使った表現ですから、リハビリテーションに活用するためには解釈が必要になります（第3章参照）。治療にとって重要な情報を得ていくためには、どうしても言語に頼らなければなりません。セラピストの言語と患者の言語の両方が必要です。しかし、そのような言語の使い方は目的に沿ったものでなければなりません。セラピストには言語を活用する能力が必要とされます。しかし、残念ながら多くの医師やセラピストはそのような能力を持っていません。だからこそ「患者と話す」という研究プロジェクトが役に立つのではないかと考えました。セラピストが患者と話すという能力をもって初めて、患者の経験を知り、患者の経験を訓練に活用していくことができると私たちは信じています。

4 患者との言語的やりとりの分析

現在の文化的潮流の中、医療の分野でも、臨床での言語の重要性を強調する人たちが多く出てきています。患者との有効な言語的なやりとりをつくりだしていこうとする試みにどのようなものがあるかをまとめてみました（図3）。

a. 「とにかく話せばいい」とでも言えるアプローチがまずあります。どんな医師でも患者と話はします。しかし何を話すかが問題です。多くの人たちが、患者と話す目的は患者にリラックスしてもらうためだと考えています。だから、サッカーの試合や女性や車（少なくともイタリアではこの3つがもっともポピュラーな話題です）について話すことがよいと考えているのです。

b. これよりまじめなアプローチとして「**物語医療**（narrative based medicine: NBM）」があります。NBMという言葉はシャロン（Rita Charon）が使い始めました。シャロンは、医師は患者と対話ができなければならないと主張します。患者にテクニカルな問診をするだけではなく、病気が人間としての自分にどう影響しているか、それをどう感じているか、どのような経験をしているかを患者に話してもらうことも医療の一部であると考えます。そのために患者には自由に自分の経験を語ってもらいます。ちょうど物語を聞かせたり、お話を書いたりするのと同じように語ってもらうわけです。だからこのアプローチはNBMと呼ばれています。一般的な観点からするとシャロンの提案は面白いと思います。しかし多くの場合、患者の語る物語が「お話」として分析されただけで終わり、治療の観点からも重要な行為だということが考慮されていないように思われます。患者の語る物

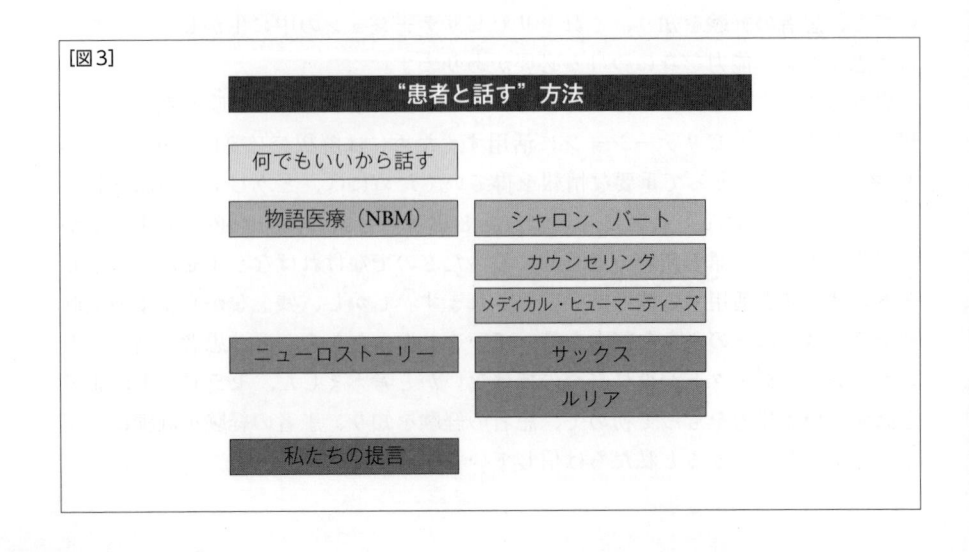

[図3]

"患者と話す"方法

何でもいいから話す	
物語医療（NBM）	シャロン、バート
	カウンセリング
	メディカル・ヒューマニティーズ
ニューロストーリー	サックス
	ルリア
私たちの提言	

語が重要なのは、それが患者をさらに理解し、回復に向けた治療をさらにうまくつくりあげていくために価値があると考えるからです。しかし物語を治療目的と切り離して分析し、病理によりもたらされた経験とどう密接に関連しているのかを見ないのであれば、患者の記述はその多くの価値を失ってしまうことになります。文学的な観点からすればトルストイ（Lev Nikolajevich Tolstoj: 1828-1910）の記述と私たちの患者の記述では比較もできない大きな隔たりがあるのは確かです。しかしリハビリテーションという観点からすれば、患者の書いたものの方がはるかに大きな価値を持っています。

NBMという考えの中から、いくつかの可能性が考案されてきました。その一つの方法がアメリカ英語で言う「**カウンセリング（counseling）**」です。医師が患者に対して一種のインストラクターの役割を果たすという考え方です。基本的には治療方法についてこれまで以上に患者に説明することと考えられています。しかし多くの場合、ここでも「患者と話す」ではなく、「患者に話す」という形になっています。医師が選択した治療方法を患者に説明して納得させるためのものになっているのです。

NBMのもう一つの流れとして、「**メディカル・ヒューマニティーズ（medical humanities）**」と言われるものがあります。医師は患者の言葉をきちんと解釈することが重要であり、そのためには文学作品のテキストも理解し解釈できる能力を身につけるべきだとする考え方です。なかなか興味深い考え方であり、リハビリテーションの目的に応用できるところがあると思います。しかし、ここで私たちが肝に銘じておかなければいけないのは、私たちはリハビリテーションに生かすために患者の言語を解釈するのだということです。物語の文学的な価値を評価しようとするわけではありません。

c. もう一つ、リハビリテーションにとって興味深いアプローチとして「**ニューロストーリー（neuro-story）**」の収集が挙げられます。医療者が自分の病気についてとてもうまく書いているものもありますし、自分の患者の記述した物語を集めたものもあります。ニューロストーリーの代表者はサックス（Oliver Sacks）とルリア（Alexander Romanovich Luria）です。私たちにとっては、ルリアが収集したニューロストーリーの方がずっと重要です。ルリアは、長年にわたり観察した2人の人物の話をもとに2冊の著作を発表しています。一冊は病理に犯されていない人物の話で『偉大な記憶力の物語』、もう一冊は右脳の頭頂葉後頭葉に重篤な損傷を負った患者の記述を集めた『失われた世界 —脳損傷者の手記—』です。特に『失われた世界 —脳損傷者の手記—』は、リハビリテーションに携わる者にとって大変興味深い書物です。ルリアは優秀な神経心理学者であるばかりでなく、患者のリハビリテーションにも取り組んでいるからです。

リハビリテーションにおける言語について語る時には、やはりルリアははずせない研究者です。ルリアの自伝『The Making of Mind』もぜひ読んでみてください。これは晩年になって彼が自分自身の人生について書いたものです。歴史的な観点からしてもすばらしい作品になっています。ルリアはロシア革命の時代に神経心理学を始めました。ルリアの自伝を注意深く読むと、ロシア革命の時代の若い人たちが大変な希望と興奮を持ってその時代を生きていたことが感じられます。またルリアの師であったヴィゴツキーやレオンチェフ（Aleksei Nikalaevich Leontiev）との出会いを始めとして、歴史的に重要な人物たちとの興味深いエピソードも読むことができます。ロシアの著名な映画監督エイゼンシュテイン（Sergei Mikhailovich Eisenstein: 1898-1948）との逸話も出てきます。エイゼンシュテインが映画製作にあたってルリアの意見を聞いていたことが記されています。

　患者の言語の話に戻りますが、ルリアは大変興味深いことを述べています。患者の問題に向かい合うには2つの方法があると言っています。科学者が現象を観察する時には、2種類の態度が見られるというのです。その一つを「クラシカル・サイエンス（classical science, 古典科学）」と呼んでいます。古典科学は、患者を第三人称で分析するもので、リハビリテーション専門家は外部的観察者の視点のみから観察します。古典科学では各要素をばらばらに取り上げて研究します。そのほうが容易に正確な研究を行えるからです。古典科学者は、患者の記述を重要なものだとは考えません。

　古典科学に並ぶものとして、ルリアは「ロマンティック・サイエンス（romantic science, 記述科学）」もあると考えていました。記述科学者たちは、患者を部分ごとに解析するのではなく、患者や患者の抱える問題を全体的に理解しようとします。このようなアプローチの場合は、当然ながら患者の言語が重要になってきます。

　ルリアは著書の終わりで、古典科学と記述科学のバランスをとろうとしています。それは「患者と話す」という私たちの研究が提示するものとかなり近いものだと思います。つまり、真に科学者たる者は純粋な古典科学者でもいけないし、純粋な記述科学者でもいけないと書いています。そして、その立場を説明するためにいくつかの言葉を引用しています。それらの言葉は生物学者のものでも医師のものでもありません。しかしここで引用されている言葉は、私たちのプロジェクトにとっても重要だと思われます

　ルリアはまず、「主要な目的は、事象をなるべく多くの視点から分析するところにある」というレーニン（Vladimir Il'ich Lenin: 1870-1924）の言葉を引用しています。これをリハビリテーションに引き合わせて解釈すると、患者をきちんと理解したいのであれば、一つ以上の視点を使ったほうがいいということになります。第一人称の観察だけ、第三人称の観察だけというのでは、それがいくら厳密なものであっても十分ではないということです。両方の視点を取り込んだほうがずっと意味があるということです。

　また、マルクス（Karl Heinrich Marx: 1818-1883）の言葉も引用しています。「自分たちの記述の中に見出される重要な関係の数が多ければ多いほど、対象物の本

質に迫ることができる」。そしてマルクスがこのような思考方法について使っている「具体的事実への昇華」という表現について考察を呼びかけています。

　ルリアの著書から引用してきたこれらの言葉が、リハビリテーションにとってどういう意味があるか考えてみてください。患者を理解したい、患者の病理やその問題点を理解したいのならば、ただ一つの視点から観察するのでは不十分だということです。どんなに先進的な機械を使おうが、どんなに細かな分析をしようが、外部的な観察だけでは不十分だということです。患者を本当に理解したいのならば、複数の視点から患者を観察していくことが重要になります。まずは三人称の観察だけでなく、一人称の観察をしなければなりません。

　三人称の観察というのは、たとえば昆虫学者がハエやバッタの観察をする時のやり方です。昆虫学者はいろいろな器具を使い、バッタがどのような運動をするのか、どのようにできているかを観察します。しかし一つの視点しか使っていません。昆虫学者の視点です。

　私たちは、患者に対する時には、第一人称的な観察も必要だと考えます。つまり患者の言葉を介して患者を観察することも必要だと考えます。この2つの観察を関係づけていくことによってのみ、患者の問題の本質に迫ることができると考えるからです。

　私たちがルリアから学んだこの概念は、現代哲学のバレーラ（Francisco Varela）の著作の中にも見つけることができます。彼は1997年に神経現象学（neuro-phenomenology）を提唱しました。人間の行動を理解するためには神経生理学的・生物学的な側面を理解することは必要であるが、それだけではなく現象学的な観点からの理解も必要であると述べています。つまり、ある行動について研究する時、その行動を行っている本人がどのようなことを感じているのか理解することも重要だと考えたのです。神経生理学的・生物学的な側面を知るだけでは、それがいかに詳細であっても不十分なのです。彼は、現象学的な知識に基づいた研究を同時に行うことが必要だと主張しています。

　このような考え方をリハビリテーションでどう生かすことができるか考えてほしいと思います。患者の異常な放散反応とか伸張反射などについて神経生理学的な側面のみを熟知しても、それだけでは十分ではないのです。このような特異的な運動の異常要素が患者にとって何なのか、それをどのように体験しているのかを知ることも必要なのです。そうしなければ、患者の問題について具体的な視点を持つことはできません。

　以上が、私たちの新しいプロジェクトの意味です。「患者と話す」ということは神経生理学的・生物学的なデータを考慮せずに、患者の記述だけに頼るということではありません。患者の病理の生理学的側面と現象学的側面の関係を研究していくということです。「この患者には、腕を挙げると強い放散反応が現れる」という観察だけでは十分ではありません。患者が放散反応をどう経験しているのか、世界との相互関係において、また自分の身体との関係においてどのように感じているかを考えなければいけません。そしてこの2つの観察から得られたものに、

どのような関係があるのかをしっかりと研究していくことが必要です。

「自然科学」を根拠とするリハビリテーションでは、患者に話をします。患者の記述が治療を組み立てるためにも有用であるとは考えません。患者の運動を分析し、どのような生物学的改善をもたらすことができるかを分析する時には、運動する身体を外から見るという、視覚的な観察しか行いません。身体をまるで「モノ」のように捉えてはいないでしょうか。

認知神経リハビリテーションではこれとは異なるアプローチを提言しています。私たちも、どのような生物学的変化をもたらしたいかについての仮説は立てなければなりません。自分たちの観察を参考にし、神経科学の知見を参考にしなければなりません。しかし私たちは、自分たちが観察するものと患者の語ることの間の関係性を見つけながら研究を組み立てていきます。

私たちが提案している「患者と話す」はかなり困難で複合的な企てです。言語をありきたりな方法ではなく活用していこうとしているからです。そのためには言語を扱う知識や能力も必要です。リハビリテーション専門家は、自分のニーズに沿って患者の言語分析を行えなければなりません。つまり言語を客観的な観点から、また主観的な観点から分析しなければなりませんし、さらに患者の経験という視点から言語を分析できるようでなくてはなりません。

客観的言語というのは、視覚的に検証できる関係を記述する言語です。たとえば「テーブルの上にコンピュータが載っている」というのは客観的言語です。これは通常医師が使用する言語です。「どこが痛むのか」、「一日に何回ぐらい痛むのか」、「痛みは強いのか弱いのか」などは客観的な言語です。

一方、主観的言語というものもあります。ある種の詩人たちが多く用いる言語（イタリアの未来派の詩がそのいい例でしょう）は伝達性の低い言語です。それを使う詩人たちにとっては大きな価値がありますが、聞く人たちにとっては難解な場合が多いのです。このような主観的言語は、リハビリテーション専門家にはあまり関係ありません。

リハビリテーションにとって重要なのは「経験の言語」です。経験の言語とは、他者（この場合セラピスト）に対して、ある状況での自分の経験を説明するための言語です。経験の言語は、いわば客観的言語と主観的言語の中間にあるようなものです。「患者と話す」というプロジェクトを進めることで、私たちは患者の経験の言語を解釈できるようになろうとしています。

このような技術的知識だけでなく、いわば「認知神経学的知識」もさらに深めていくことも必要です。つまり認知神経リハビリテーションの原理に沿って患者の記述を理解し解釈することができなければならないということです。患者が話す内容を、認知神経リハビリテーションの基本的なポイントと関連づけて解釈するということです。

たとえば私たちは身体と精神を一つのユニットとして捉えています。そこで「患者は精神と身体の関係についてどんな記述をするか」を見ていくことが必要になります。

5　新しいプロジェクトをどのように進めるか

　次に、このプロジェクトをどのように進めていきたいと考えているかを説明します。どのような方向に向かって研究を進めていくのか、どのように展開させていくのかを決めていく必要があります。展開というのは作業をどのように進めていくのか、いつ集まるのか、誰が文献を集めるのかというような、プロジェクトを効率的に進めるうえでの活動です。これは、いわば研究を進めるうえでの戦略であり、それはグループごとに決めていけばいいことです。しかし、どのような方向に研究を進めるのかという指針を定める必要があります。

　研究指針としてAとBの2つが考えられます。研究指針Aは患者との作業の進め方です。研究指針Bは治療の体制に関わるものです。ここでは、指針Aについて説明していきます。しかしその前に、少しだけ指針Bの重要性について話しましょう。指針Bは、最大限の回復を引き出すためには現在のリハビリテーション治療の体制でよいのかという疑問から生まれました。患者は入院して何か月間かを病院で過ごします。日本ではどうかわかりませんが、イタリアでは患者は一日に1時間ほど訓練室で訓練を受け、それ以外の時間は看護師や家族が患者に対応します。

　患者はセラピストと一緒の時は適切な言語での対応を受けます。病気やその回復状態に応じて適切な指示を聞いているはずですし、その時点での能力やリハビリテーションプログラムに応じて適切な指示がなされます。しかし訓練室を出てしまえば、当然ながら患者は看護師や家族と話をすることになります。このような人たちは通常、患者の病理やその進展、あるいはリハビリテーションのプログラムをきちんと理解はしていません。言語指示も患者の中枢神経系の再編成に影響を与えるということがわかっていません。したがって、多くの場合は患者の「やる気」に訴えるのみとなり、「頑張れ」ということになります…。その結果どうなるかは皆さんもよくご存じのはずです。

　このような状況で患者の脳に何が起こっているかを考えてみてください。1日のある一定時間だけリハビリテーションの言葉を聞き、その他の大部分の時間は普通の、リハビリテーションにとってはあまり意味のない（時には回復にとって害のある）言葉を聞いていることになります。

　そこで指針Bでは、リハビリテーションに関わるチームにもっと多くの関係者を取り込むにはどうすればよいかを考えていきます。患者と話をする能力を身につけなければならないのはセラピストだけではないのです。チームのその他の構成員（特に看護師と家族）も、患者に対して同じ言葉で話しかけていけるように、私たちが援助していく必要があります。

6 患者との作業の進め方

話を研究指針A、つまり患者との作業の進め方に戻します。指針Aの中で私たちは3つの部門を対象とすることにしました。訓練室での作業の中でも、言語の活用が最も大きな影響をもたらすと考えられるテーマです。次の3点と言語の関係について注意深く研究するという提案です。

- 患者の運動
- 患者の病理
- 訓練の道具立て

6-1 患者の運動

まず第1のテーマから始めましょう。経験の言語を活用する可能性を考慮すると、運動に対する観察がどう変化するのでしょうか？ 生きた人間の運動はどのように観察すればよいのでしょうか？ その中でも特殊な存在である患者の運動をどう観察すればよいのでしょうか？

私たちはかなり前から、回復のためのガイドとして認知の重要性を捉えてきました。しかし観察となると、キネシオロジー（運動学）の観点からの観察だけに縛られていたのではないかと、少し前から反省していました。関節が動くのか、最大何度まで動くのか、あるいは筋の力や運動速度などばかりに注目してきました。もちろんこのようなデータはとても重要ですから注目しなければなりません。しかしそれだけでは十分ではありません。その関節の運動やその筋の力を使って回復を引き出すための治療方略を組み立てていくのならば、なおさら十分ではないはずです。その運動を患者がどのような経験として捉えているのかも考えていかねばなりません。運動学的な観点、つまり外部観察的な観点だけから捉えていたのでは不十分だということです。

認知神経リハビリテーションを行うセラピストは、手の運動には手根の屈筋や手指の屈筋などが働いていることも、もちろん知らなければなりません。しかしそれだけでは十分ではないことを知っておく必要があります。私たちが患者を理解するためには、運動を遂行している患者にとってその運動が何なのかを考えていくことも必要なのです。そして、そのためには患者と話すことが不可欠になります。

リハビリテーションで運動を観察する場合には、当人の経験も考察する必要があるのです。繰り返しになりますが、三人称の外部観察だけでは十分ではなく、一人称の観察をしていく必要がある、そして2つの観察の関係を調べていく必要があるということです。

そこで私たちは、この新しい観点から手の運動を研究することを提案しました。手の運動を一連の「情報メカニズム」の存在を基礎として研究できると考え

[図4]
手の情報メカニズム
1. 包み込むような動的な探索（Revesz）
2. 探索表面領域の変化
3. 各要素が（比較的）独立
4. 手指の役割（互換性）
5. 複数の探索要素間の関係
6. 手掌の組織化
7. 手首と肘の協調
8. 指腹の"構成"

たからです（図4）。認知神経リハビリテーションの研究では、運動学的なメカニズムだけでは不十分です。情報性を持ったメカニズムという観点から研究することが必要です。情報メカニズムとは、システムが必要とする情報を中枢神経系に届けるためのメカニズムという意味です。私たちのような「生きているシステム」は、システムを構成する各要素の関係性を維持していかなければなりません。そのためにはシステムは世界と適切なかたちで相互関係を構築していかねばなりません。それを可能とするために、中枢神経系レベルだけでなく末梢レベルでの運動の組織化を行わなければなりません。

　私たちは世界とあるかたちでの相互関係を築き、自分に有用な情報を構築していきます。これができるのは、ある一定のかたちで運動する身体があるからです。身体は受動的に中枢神経系の命令を遂行しているのではなく、情報の構築のために欠かすことのできない存在なのです。認知神経リハビリテーションが目的とするのは、単に運動学的なメカニズムを研究するのではなく、情報の獲得を可能にするメカニズムに注目することです。

　情報メカニズムの意味をさらに理解してもらうために、情報についてのベイトソン（Gregory Bateson）の定義について話したいと思います。「情報とは差異を生み出す差異である」という定義です。これを説明するために彼は次のような例をあげています。ここに黒板があると考えてください。そこにチョークで点を記します。チョークが盛り上がり、滑らかな黒板の平面に対して物理的な差異をつくりだします。この盛り上がりを探して黒板の上に手を滑らせたら、容易にそれを感じることができるし、その特徴を記述することができます。この時点で、物理的な外部の差異が脳の中で差異として認知されたことになります。今度は、黒板を手でなぞってその長さを答えてくださいと言われたとしましょう。認識の仕方は同じです。手指を黒板の面の上で滑らせていくでしょう。しかし手でチョークの点を触ったとしても、それを重要だとは考えないでしょう。物理的な差異が認知的な差異になりません。脳つまりシステムが情報を構築しなかったからです。「情報とは差異を生み出す差異である」というベイトソンの定義を私たちの訓練に当てはめて考えることは、決して難しいことではありません。リハビリテーションにとってさらに重要なのは、ベイトソンの次の問いかけ、つまり「情報はど

こにあるのか？　情報は外部世界にあるのか、それとも脳の中にあるのか？」という問いかけです。私たちは、それは両方にあると考えます。脳の中にもあるし、外部世界にもあるものだと考えます。チョークの盛り上がりが存在しなかったら情報を構築することはできません。一方でチョークの盛り上がりが存在していても、脳が他の種類の情報を必要としているのであれば（たとえば黒板の長さを知ろうとして触った場合には）、外部世界に差異が存在しても（チョークの盛り上がりがあっても）、それは認知的な差異にはなりませんし、だから情報として捉えることはできません。

　ところで、いま話してきた内容からは身体の概念が抜けています。外部世界に差異が存在するだけでは不十分です。私が差異を感じたいと思うだけでもだめです。世界と相互関係を構築できる身体がなければ、外部世界の差異や「感じたい」という意図があっても情報は構築されません。情報の構築とは、物理的な差異を認知的な差異に変換することですが、物理的な差異が認知的な差異となるためには、それを感じ取ることのできる身体が必要なのです。私の身体がある特性を備え、適切に細分化できなければなりません。たとえば、手根が十分に柔らかくなくてはなりません。MP関節レベルでの分離運動が必要となります。チョークの盛り上がりを感じるために黒板に適切な圧力をかける能力も必要で、それができなければ差異は捉えられません。

　要するに私が言いたいのは、患者の手を観察するだけでは十分ではない、外部世界を観察するだけでは十分ではないということです。手の筋についての完璧な知識があっても、それだけでは足りないのです。患者が何をしようとしているのかを理解することも必要となります。患者が外部世界とどのように相互作用を行おうとしているのかを理解することも必要なのです。今の例で言うと、「黒板と関係を構築させようと考えている」と理解するだけでは十分ではありません。黒板に対して何をしたいのか、黒板とどのような相互関係をつくろうとしているのかを知ることが必要になります。

　いま私は手にマイクを持っています。私はこのマイクとさまざまなかたちの相互関係をつくりだすことができます。つまり、この同じ物体と私の身体から、異なるたくさんの情報を構築することができるのです。たとえばマイクの重さを知ることができます。表面が滑らかかザラザラしているかを知ることができます。あるいは大きさを知ることもできます。つまり私がこの物体に対してどういう志向性を持っているかによって、構築される情報が異なるということです。そしてその志向性は、対象物に対して私の身体がどれだけ微妙な調整を行えるのかにも依存しています。対象物と相互作用を行うということは志向性の一部なのです。

　私たちの提言は、運動を情報構築という観点から研究していこうというものです。しかし、筋や関節は重要ではないと言っているのではありません。身体―精神からなる相互関係ユニットの中での筋や関節に意味を与えていくことが必要なのです。かつて身体は精神に仕える物理的な存在、一種の機械のようなものとして考えられてきました。現在この考え方は大きく変わっています。「身体化された精神（embodied mind）」という考え方が主流になってきています。身体と精神

第4章　患者と話す　　67

[図5]
運動学的アプローチとの差異

解析的 － 全体的

感覚 － 情報

差異の知覚 － 差異の意味

言語の持つ意味

を区別するという考え方は、あまり意味がなくなってきているのです。特にリハビリテーションではそうです。ですから情報メカニズムについての私たちの研究も、身体と精神の関係性の中で捉えていきたいと思います。

　運動学的アプローチと情報メカニズム的アプローチの差異を、まだ完成していないのですが簡単な図にまとめてみました（図5）。

　伝統的な運動学的アプローチは、解析的・分析的なアプローチです。認知神経アプローチあるいは情報アプローチはグローバルなアプローチです。運動学的アプローチの場合、求心信号や感覚が重要になります。しかし、認知神経的なアプローチでは情報という観点から見ていこうとしています。またこの2つのアプローチの最大の違いは、言語の役割をどう捉えるかというところにあります。運動学的なアプローチでは言語は指示言語としての意味しかありません。観察者が望むように患者を運動させるための指示言語として使われます。私たちのアプローチでは言語は非常に重要になります。患者がどういう情報を構築しようとする意図を持っているのかを知るために重要な意味を持っています。

　しかし、私たちは伝統的な知識をなおざりにしていいと言っているのではありません。この新しいアプローチでは、筋や関節、あるいはその他の運動の物理的特性をさらに細かく勉強していくことも必要です。ほんのわずかな筋や関節の働きによって、私たちは非常にバラエティーに富んだ情報を構築することができるからです。

　ここで皆さんにお願いがあります。まず、情報メカニズムの概念について考えてみてください（実はメカニズムという言葉が気に入りません。メカニズムという言葉を使うと、どうしても機械的・物理的なものを想像してしまいます）。それぞれのメカニズムについて、その物理的側面あるいは運動学的側面を新たな視点から研究してください。またそれと同時に、これらのメカニズムと結びついた経験はどのようなものなのかを記録していくべきだと思います。つまりそれぞれのメカニズムを活用する時に、患者がどのような経験を生きているのかを調べていくことが必要だということです。そのような作業を通して、情報メカニズムの活性化における言語の役割（セラピストの言語と患者の言語）の研究にも力を入れてみてください。

このような作業を進めていけば、新しい観点から患者を観察していくことが可能になると思います。そして情報を交換し合い、その情報を組み立てていけば、新しい評価カルテをつくっていくことも可能になると思います。身体移動や細分化の能力を評価するだけでなく、それを患者がどう経験しているかを知るために患者の言語も考察していけるようなカルテをつくっていけたらと思います。

6-2 患者の病理

患者の病理の解釈が第2のテーマになります。特異的な運動の異常要素の分析を例としてとりあげ、患者の記述を参考にすることでその研究がどのように変わってくるか、どのように深められるかについて考えてみます。

この課題に関して、私たちはすでに一つの仮説を立てています。病理を運動性の変質という観点だけから考えるよりも、患者の志向性の変質によって引き起こされるものと考えたほうが、病理をよりよく解釈できるのではないかという仮説です。

今、私が話したいことは**図6**に集約されています。私たちは今まで患者の病理を解釈するにあたり、ほんの一部、つまり氷山の一角しか見てこなかったのではないかという反省があります。運動や筋収縮といった一部しか解釈してきませんでしたが、実はこれは氷山の一角に過ぎないのです。その下の大きな部分を、つまり病理の大きな部分を見逃してきたのではないでしょうか。少し前から私たちは、患者の病的な運動を理解するためには、患者が遂行している行為をどう体験

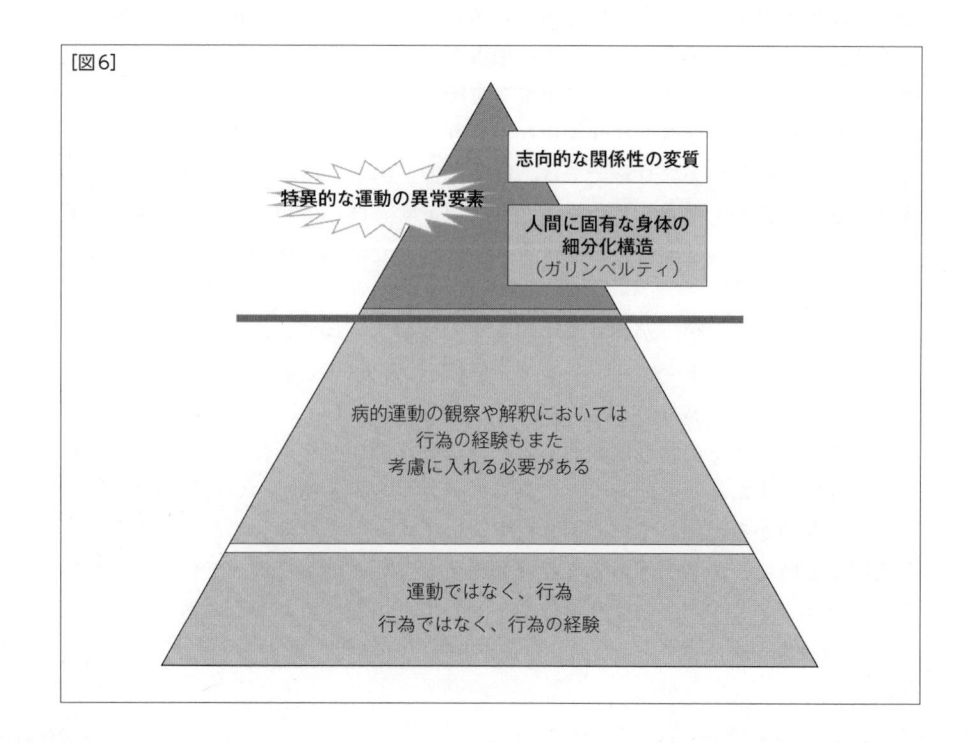

[図6]

特異的な運動の異常要素

志向的な関係性の変質

人間に固有な身体の
細分化構造
（ガリンベルティ）

病的運動の観察や解釈においては
行為の経験もまた
考慮に入れる必要がある

運動ではなく、行為
行為ではなく、行為の経験

しているのかも考慮する必要があると考えるようになりました。

　私たちは患者の病理を、「患者の志向性の変質」という観点から捉えるべきだと考えています。志向性とは、「何かに向かうという能力」です。これは生命体が持つ特性の一つです。石は何かに向かうということはできません。しかし志向性とは単に「何かに向かう」ことではありません。「あるやり方で何かとの相互作用を行うために向かう」ということです。

　テーブルの上にいろいろなものが載っています。私はそのうちの一つに対して向かうことができます。たとえば、私の志向性はこのICレコーダーとの関係性を構築することにあるとしましょう。私の志向性を持った行為はこのICレコーダーに向かいます。志向性を持った行為を行うためには、私の身体の細分化の可能性が重要な意味を持ちます。私にこのような体幹や肩や肘や手がなかったら、この物体に対して志向性を持った行為を行うことすら考えなかったかもしれません。この物体に向かうことすら考えなかったかもしれません。この物体に対する志向性を持った私の行為は、さらにとても繊細な何かを含んでいます。この物体との相互作用を介して私がどのような情報を構築しようとしているのかという問題です。たとえば、このICレコーダーの重さを知覚するためには、この物体に対する志向性を持った行為をどのように行うでしょうか。それがテーブルに固定されているのか、それとも持ち上げることができるのかを確かめることを目的としているのでしょうか。あるいはレコーダーが硬いのか柔らかいのかを知りたいのかもしれません。つまり志向性とは、ある特定の情報を構築するために何かに向かうことなのです。

　そして志向性は単に心的な問題ではなく、身体やその構造に関わる問題です。人間の身体の構造が異なっていたら、たとえば手根関節やMP関節がなかったら、このICレコーダーをつかんで持ち上げ重さを計るというような志向性を持った行為を考えることもできないでしょう。

　志向性は、身体と精神を相互作用させる能力だと私たちは考えているのです。身体－精神からなる一つのユニットが持つ能力といったほうがよいかもしれません。

　この概念を、片麻痺患者の病理の解釈にどのように取り入れることができるでしょうか。例として放散反応で考えてみましょう。放散反応という現象をリハビリテーションの観点から本当に深く理解するためには、これを「行為の目的を変質させてしまう一連の異常な筋収縮」として研究するだけではすまないということです。上位レベルでの神経回路が介入しない状態で統合性の低いレベルの単純な神経回路が未制御に活性化されているものというだけで片づけてしまってはいけません。私たちは志向性の変質によるものだという観点からも研究するべきだと思っています。つまり身体と精神からなるユニットに変質が生じたために放散反応が引き起こされるという考え方です。そのように考えると、もちろん研究はさらに難しくなりますが、治療方略をより的確なものにしていくためには有益だと考えられます。

　このように放散反応を捉えると、患者の言語が重要になります。患者がどうい

う志向性を持っているのか、あるいは物体との相互作用から何を期待しているのかを理解する助けとなるからです。相互作用を展開していく中で、患者が何を感じ、何を考え、どんな気持ちを覚えると期待しているのかを理解するヒントを与えてくれるのが患者の言語です。患者の言葉は、患者がその時にどういう経験を生きているのか、似たような状況をすでに経験したことがあるのか、そのような過去の体験が病理によってどのように変質しているのかなどを理解する助けとなるはずです。

　実はこういった考え方は私たちのオリジナルではありません。私たちは多くの研究者、多くの哲学者の研究からヒントを得ました。ここで、イタリアの哲学者ガリンベルティ（Umberto Galimberti）の言葉を紹介します。「人間の身体の志向性、世界に対してオープンであること、自らをさらけ出し世界から自分への指示を期待するということ。これらはすべて人間身体の解剖学的構造と強く結びついている」。この「自らをさらけ出し世界から自分への指示を期待する」という部分に注目してください。訓練で活用する認知プロセスについての私たちの主張との共通点が見られます。私たちは、世界と相互作用するということは、「自分の身体を変化させて、その結果自分も変化させられること」だと主張してきました。「自らをさらけ出し世界から自分への指示を期待する」あるいは「自分の身体を変化させて、その結果自分も変化させられること」は、私たちの訓練を組み立てるうえでの重要なポイントになっています。

　私がこのICレコーダーの重さを知るためには、この物体に変化を加えます。つまり、重さを量るために手の上で上下に軽く揺するように動かします（物体の空間上の位置に変化を加えます）。しかし、同時にそれによって自分の身体にも変化がもたらされることを期待します。その行為の結果としてもたらされる変化を分析しようと準備します。ICレコーダーが落ちてきた時に、自分の手指に変化が加わることに対する準備をします。手指は重量についての情報を集めるために構えていなければなりません。対象物の重量と、対象物との接触の結果としての手指の移動という関係性が生じる可能性に対して、あらかじめの調整が行われるということです。MP関節や指の関節が硬すぎるとします。そうすると、空間上でICレコーダーの位置を変化させる（上に向けて軽く投げ上げる）ことはできても、重さを知ることはできないでしょう。指が弛緩し過ぎている場合も、持ち上げることはできても重さを感じ取ることはできないでしょう。

　対象物に変化を加えるだけでは、相互作用を行うことはできません。また私が変化しても、それが予測機構に対応するものでないのなら相互作用は成り立ちません。相互作用を行っている物体から、私がどういう情報を得たいのかという意図に対応した身体の変化でなければならないのです。

　以上からもわかるように、身体と精神は別々に存在するものではなく、一つのユニットとして統合されたものとして世界と相互作用を行っているのです。ですから、患者の病理を理解するということは、このユニットがどう変質しているかを理解しようとすることになります。

　では、患者の言葉は遂行している行為について何を教えてくれるのでしょ

か？　それがいま私たちが取り組んでいるテーマです。これについてもう少し説明していきます。

　私たちは運動する人間について研究する時に、筋収縮だけを考えることはしません。運動だけでもありません。「筋収縮」はあまりに限定的です。筋収縮は、行為という長い鎖の最後の輪に過ぎません。一方、「運動」では曖昧すぎます。私たちは「行為」という観点から見ていきます。私たちのリハビリテーションの対象となるのは「行為」なのです。「運動」という言葉を使っている時も、それは「行為」を意味します。「患者がある運動を遂行している時に、その運動について述べる言葉を研究しよう」と私が言う時、そこで言う「運動」は「行為」を意味しています。

　そこで「行為」はどのような要素から成り立っているかを見てみましょう。行為を構成するのは筋だけではないし、中枢神経系だけでもありません。アノーキン（Pyotr Kuzmic Anochin）の行為の図式を皆さんに紹介したいと思います（図7）。アノーキンはすべての行為は求心性情報の合成から生まれると考えています。求心性情報の要素としては記憶、末梢からの情報、トリガーとなる求心性情報、動機などがあります。具体的な例で考えてみましょう。いま私はのどが渇いているとします。求心統合の最も重要な要素の一つは、私の「不快な感覚」です。もう一つの重要な要素は、「今まで私がこのような不快な感覚を持った時に、自分の体の中に水を取り込むと、その感覚が消失した」という記憶です。そこで周囲を見渡すとテーブルの端に液体の入ったボトルが並んでいるのが見えます。これが「外部状況の分析」という、もう一つの重要な要素になります。もう一つ重要なのは私の「身体の位置」です。行為を遂行するためには身体位置を変化させる必要があります。行為の求心合成に使われる要素のいくつかの例を挙げてみ

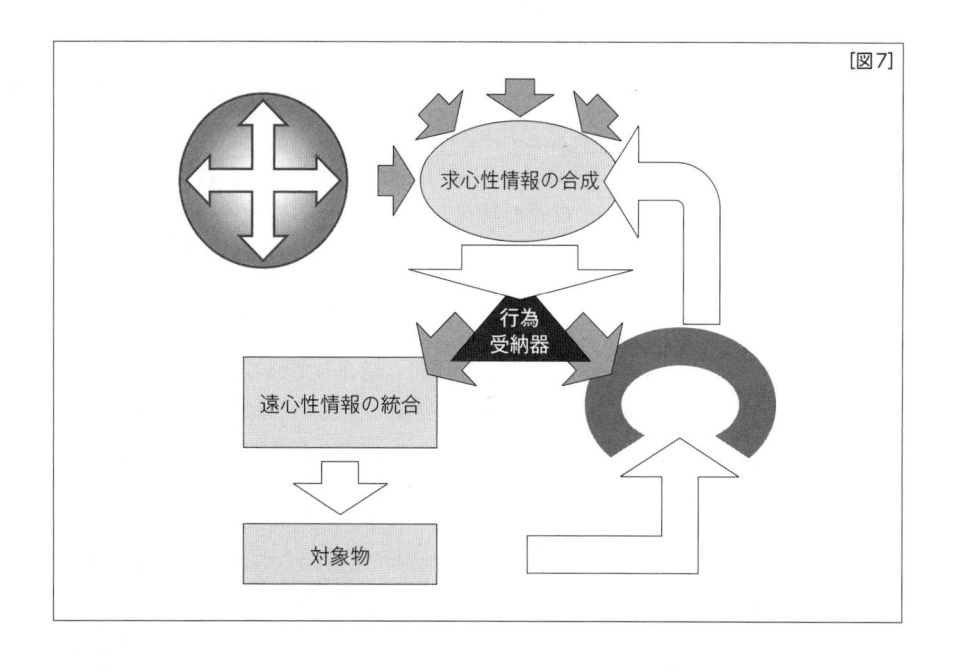

[図7]

ました。図では、求心性情報の合成の楕円に向かっている複数の矢印がこれらの要素を意味します。

　これらの求心合成がある興奮レベルに達すると、行為の遂行が決定されます。これが図では中心の黒い三角形で表されている行為受納器[訳註]です。行為を起こす決定がなされると、2つの機構が働き始めます。まず運動の組織化中枢が活性化します。適切な細分化を介して私の身体が対象物である水のボトルと接触できるようにします。

　しかしそれだけでなく、もう一つ重要な機構が形成されます。アノーキンが行為受納器と呼んでいるものです。行為受納器は、行為を遂行している間また行為の結果として中枢神経系にどのような情報がもたらされるかを予測する機構です。たとえば私が水のボトルを見て、それを手に取ると決定したとします。私の脳は、ボトルを持ち上げる行為やコップに水を注ぐ行為がある特定の情報をもたらすことになるだろうと予測します。行為受納器（予測機構）はすべてのレベルで脳に入ってくる情報を記録します。もちろん筋からの情報もあるし、他の感覚情報もあります。運動の結果に関わる情報も入ってきます。

　求心統合での選択をもとに、私はたとえばボトルの重さを予測します。ところがボトルを持ち上げてみると予測していたよりずっと軽いと感じたとします。この場合行為受納器は、私が予測したものと私が実際に感じたものの間に不一致があったことを知らせます。何かがうまくいかなかった、どこで間違えたのか見直しをしたほうがいいと知らせてくるわけです。ボトルの重さをうまく捉えることができなかったのかもしれません。ボトルまでの距離を捉えることができなかったということもあるかもしれませんし、ボトルの中身が私の予測していたものとは違うものだということもあるかもしれません。フィードバックされた情報が私の予測と対応しない場合には、もう一度、求心統合からすべての見直しが行われます。アノーキンは、行為受納器は行為の中でも特に重要な要素であると考えています。このようなことを、患者に置き換えて考えてみてください。患者の中には予測機構、行為受納器を働かせることに困難がある患者がいるのではないでしょうか？

　行為遂行の決定がなされた時点で、2つの機構が形成されると言いました。一つは行為受納器です。もう一つは遠心統合と呼ばれるもので、運動の組織化が行われます。運動が組織化されることで人間は対象物、あるいは外部世界との関係を構築することができます。その相互作用から情報がもたらされ行為受納器で照合されます。

　アノーキンによる行為の図式は今までも何回も紹介しているので、すでに知っている方も多いと思います。それをまた繰り返しているのには理由があります。私たちが次に述べるような仮説を立てているからです。患者の言葉から私たちは

訳註　アノーキンの英訳書（巻末の「参考文献」を参照）では「action acceptor」と表記されているため、本書では「行為受納器」と表記している。ただし原著では「акцептор действия」となっているため、正確には「行為の認容器」と訳すのが正しい（神常雄：普通児および知能遅滞児における意識的行為の発達. 岩手大学教育学部研究年報41: 157-178, 1982）。

[図8]

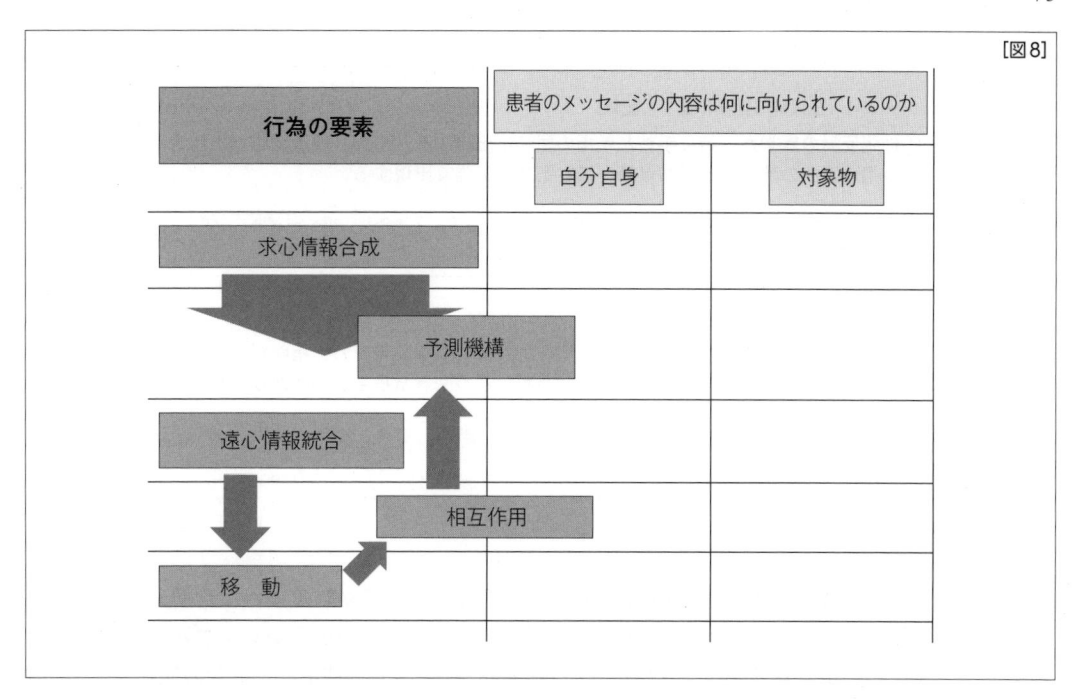

行為の要素	患者のメッセージの内容は何に向けられているのか	
	自分自身	対象物
求心情報合成		
予測機構		
遠心情報統合		
相互作用		
移　動		

行為について何を理解できるでしょうか？ それをアノーキンの図式に沿って考えていくことはできないでしょうか？

　私が提案する戦略は次のようなものです。患者がある記述をしました。私たちはその記述は、a. 求心統合、b. 行為受納器、c. 相互作用の組織化、d. 中枢神経系（行為受納器）への相互作用情報のフィードバックに照らしてどのような意味があるかを考えてみたらどうかというものです。

　そこで、分析したい患者の記述を書き込む表を考えてみました（図8）。左側にはアノーキンが行為の構成要素として重要だと考えているものを書き出しました。たとえば患者の言葉が、求心情報合成の部分で何か意味があると考えるのであれば、その右側の空白部に、「どんな意味があるのか」、「患者の言葉から何がわかるか」を書き込んでいくようになっています。

　これはまだ最初のアプローチにすぎません。しかしこのような作業は、患者の言葉を分析しながら、患者の運動能力のどこが変質しているのかを理解しようとするためのものです。このようなアプローチをすることで、運動能力の変質は身体レベルでの変質のみならず、むしろ世界と有意な相互作用をつくりだすことができなくなっているからではないかということを確かめることもできると思います。

　もちろん、これですべての作業が終わるわけではなく、他にも観察しなければならない要素はたくさんあります。しかしこれから数か月間の間に協力してこのような言語解釈を集めていけば、次のステップに進む足がかりになるのではないかと思います。

[図9]

> **シート1**［三人称の観察に基づく記録］
> ①伸張反射の異常が、特に手首と手指の屈筋に出現する。また、放散反応が手首と全手指の屈曲の際に、とりわけ第一指と第二指に強く出現する。
> ②………

> **シート2**［患者の一人称による記述］
> ①手が固まってしまったように感じます。動かしていない時でも、指腹がテーブルと混じり合ってしまっているように感じられ、どうやったらよいかわかりません。
> ②………

　患者の言葉が行為の組織化について何を教えてくれるのかを理解していく方法として、もう一つの戦略も考えられます。こちらのほうがシンプルかもしれません。患者を理解するためには、外部観察（三人称の観察）と患者の記述（一人称の観察）を照合するのがよいと考えられます。そこで、ある患者の行為について2種類のデータを集めるという方法が考えられます。たとえばある行為についての特異的な異常要素（伸張反射の異常、異常な放散反応、原始的スキーマ、運動単位の動員異常）から始めます。そこから一つ、たとえば、異常な放散反応を選ぶとします。そしてできれば2枚のシートを使って、それぞれの観点から観察したデータを書き込んでいってください（図9）。一つのシートには、三人称の観察に基づくデータを記録してください。通常行うテストの結果なども書き入れてください。もう一つのシートには、患者がその病的現象をどう感じているかを記録してください。たとえば、滑らかに運動できない難しさをどう感じているのか、健側と患側を動かした時に両側の差異をどう感じているのかというような記述です。当然ながら、放散反応を記述するために患者はどのような言葉、あるいはメタファーを使っているかに注意して記録してください。いつも同じ言葉を使うのか、変化するのかも記録してください。こうすることで患者がどの側面に最も注意を向けているかもわかります。運動学的な側面を重要視する患者もいるし、感覚的なものを重視する患者もいます。患者がある一つの側面を重視するのであれば、それには何か意味があるはずです。またこのシートには、放散反応の強く出ている部位（たとえば手）をどのように記述しているのかも記録してください。放散反応が出ている部位について、運動イメージを構築できるのであれば、そのイメージの特徴も記録してください。

　しかしそれと同時に、今までしてきたような三人称の外部観察から得られるデータを収集してください。外部観察者の私たちがその病理現象を観察したものが第2のデータとなります。

　このようにして、患者のある一つの行為についての一人称の記述と三人称の記

述とを集めることができます。次にこの2つの記述を照合し、これらの記述の間にどのような関係があるのかを見ていくことが必要になります。そして最も難しいのは、これらを生理学の知識に照らし合わせ関連性の意味を見つけていくことです。患者を理解し、病理によって患者の行為がどのように変質したのかを理解する第一歩は、このような比較照合をしていくことから始まります。困難なプロジェクトだと思います。しかしすべての革命がそうであるように、リハビリテーションの世界における革命も非常に困難で努力が必要となります。

6-3 訓練の道具立て

　第3の課題は、言語の活用によってもたらされる可能性を考慮しながら、訓練のツールをもう一度見直すという作業です。ここではまず、訓練のツールとは何かを説明しておいたほうがよいでしょう。

　私たちはある理論に準拠して訓練を考案していきます。しかし、理論から訓練への移行はそれほど直接的なものでも自動的なものでもありません。2つの重要な手続きを踏む必要があります。第1の手続きは患者の病理の解釈です。理論は患者の病理を分析する方法を示します。よって、どの理論を採用するかによって患者の病理の分析の仕方が変わってきます。たとえば、筋力増強理論に準拠するのであれば、患者の病理は筋の収縮力を基準に解釈されます。神経運動学的な理論に準拠するのであれば、どの反射が変質しているのかを見ていきます。認知神経理論は特異的な運動の異常要素の分析を提案してきました。それぞれの病理に特有な学習の阻害要因を分析することを提案してきました。しかし、それはそれほど単純なことではありません。私たちが今も各病理の特異性をさらに詳しく知ろうと研究していることは、先に説明したとおりです。

　第2の手続きは訓練のツールの特定化です。どのような訓練ツールを提示していくかも準拠する理論に関わってきます。筋力増強理論に準拠するのならば、訓練器具も筋力を強くするような「砂袋」とか「重錘」などになります。神経運動学的な理論に準拠するのなら、訓練器具は反射を呼び起こす道具になります。たとえばボバース法で、子どもを上に乗せてパラシュート反射を引き起こすために使われているボールがそうです。

　それでは、私たちの理論に準拠した訓練ツールは何でしょうか？　私たちがツールとして使っているのは認知過程です。認知運動療法は、認知過程を使って回復を引き出そうという試みから生まれました。患者の注意、記憶、言語などの認知過程を使った訓練を組み立てて患者に提示します。それは、認知過程の活性化によって、患者の中枢神経を改変することができると考えているからです。

　しかしここにきて、訓練ツールを選択する時に患者の経験も考慮する必要があるのではないかと考えるようになりました。神経生理学や神経心理学のツールをそのまま活用し、セラピストが回復させようとしている行為の経験との突き合せをしなかったのは間違いではなかったかと考えています。

　患者にある訓練を行ってもらう時には、セラピストはその行為をさまざまなツ

ールを使って導いていきます。すべての行為がそうであるように、訓練も感覚的な経験、認知的な経験、現象学（情動）的な経験を含んでいます。しかし私たちは、訓練とそこで活性化されるさまざまな認知過程が、患者の感覚的・認知的・現象学的経験に何をもたらしたのかを十分に考えてこなかった可能性があります。

　そこで今回のプロジェクトでは、この部分を追究していきたいと考えています。患者が訓練を遂行する中で感じたこと、考えたこと、思ったことについて行う記述は、患者の経験を私たちに伝えることができます。その言葉を聞けば、私たちが訓練で使っているツールが適切なものであるのか、あるいは他にどのような訓練を提示できるかを示唆してくれるはずです。

　今回はその中から運動イメージという一つのツールを取り上げて説明します。運動イメージはツールの中でも重要な役割を果たしてきました。運動イメージは、行為の表象であるとされています。実際に遂行することなく組織化される行為です。ある行為をイメージすると、現実にその行為を遂行した時に活性化する脳領域とほぼ同じ部分が活性化します。しかし運動イメージを活用することがそのまま治療的な価値に繋がるわけではありません。患者が行為の表象を活性化すれば、それがどのようなものであっても、狙った改善を引き出すことができるとわけではありません。患者が活性化する行為の表象は、セラピストが達成したいと考える目的に沿ったものでなければなりません。

　例を挙げてみましょう。皆さん左手の人指し指の先で鼻の先を触るイメージを想起してください。閉眼し、自分がこの行為を遂行するところをイメージしてみてください。おそらく最初に思い浮かぶイメージは視覚イメージでしょう。この行為を行っている自分自身を外から見たイメージです。これもイメージの一つです。視覚イメージを想起した時に活性化される脳領域は、運動イメージを想起した時に活性化する領域とは異なります。運動をする自分を見る視覚イメージではなく、行為を遂行している自分自身を感じるイメージを想起してください。この運動を遂行している時の身体の感覚を想像してください。そして自分自身がその行為の主人公であるとイメージしてほしいのです。運動イメージを想起するというのは、実際に運動を遂行することなく、運動の体性感覚を想起することです。実際に行為を遂行した時に脳に入ってくるのと同じ情報を想起することで運動イメージとなります。

　しかし、視覚イメージではなく運動イメージを想起させたというだけではまだ不十分です。同じ例を使って説明を続けましょう。もう一度、左手の人指し指の先で鼻の先を触るイメージを想起してください。このイメージを想起するように要求する時に、「肩の感覚に注意してください」と指示するのと「指が鼻に触った瞬間に注意していてください」と指示するのとでは、想起される運動イメージが異なります。同じ行為のイメージですが、2つの異なる運動イメージが想起されたはずです。前者の場合は肩の運動覚を意識したでしょう。後者の場合は指の触覚をイメージしているはずです。おそらく、それぞれの運動イメージの活性化させる脳領域は同じではないでしょう。すると、使ったツールはいずれの場合も同じく「行為についての運動イメージ」ですが、回復に対する効果は異なるはず

です。

　これはリハビリテーションではとても重要なポイントです。ある行為について、すべての表象が回復プロセスにとって同じ意味を持つわけではないからです。これは健側と患側で運動イメージを想起してもらう時には特に重要です。2つのイメージは異なりますが、情報のモダリティとしては同質のものでなければなりません。

　ここでベイトソンの情報についての理論を思い出しておくことが重要でしょう。ベイトソンは「情報とは差異を生み出す差異である」と言っています。私たちの提示する訓練では物理的な差異が認知的な差異を生み出すことになります。私たちは患者に複数のイメージを比較してある特定の差異（あるいは類似）を見つけることを要求し、それによって私たちがめざす中枢神経系の組織化の改善を患者にもたらすことができると考えています。

　情報という言葉にあたるイタリア語「informazione」は"かたちを与える"という語源を持っています。情報の構築は「かたちを与える」ことなのです。私たちの仕事で考えると、中枢神経系にかたちを与えるのが情報なのです。

　ここで、運動イメージというツールの研究で最も重要な問題が出てきます。差異あるいは類似の探索が行為を生産するシステムに変化をもたらすのならば（リハビリテーションでは損傷で変質したシステムに改善をもたらせようとします）、その差異は行為に関わる人間システム全体にとって意味を持つものになるはずです。私たちがもっと深く勉強していかなければならないのは、患者に差異や類似を探索するように要求することで、患者の中枢神経系に「何が関わってくるのか？」、「どのように関わってくるのか？」という問題です。訓練室で患者に2つの状況を比較して差異を探してもらう時、私たちは常に「訓練という行為を生産しているシステムにとってこの差異の探求はどういう意味を持つのか？」を考えていなければなりません。

　私たちがいま反省しているのは、使ってきた運動イメージというツールが、部分的で限定された意味しか持てていなかったのではないかということです。私たちの訓練（2つの運動イメージの差異を見つける）は指腹にとっては、あるいは肩にとっては重要な意味を持つことはできたけれども、それだけではシステム全体に適切に介入することはできていなかったのではないかと考えます。私たちが想起させてきたイメージは限定的であったため、局所的なメカニズムの調整には有効であってもシステム全体の調整には有効ではなかったのかもしれません。

　私たちはこの10年間、運動イメージをかなり活用してきました。それによってよい成果をあげることもできました。しかし、その成果は私たちを完全に満足させるものではありませんでした。一つ例を挙げてみましょう。運動イメージの優れている点は、直ちに改善成果が現れるという点です。しかし悲しいことに、この改善を維持することができない場合もあります。あるいは運動イメージの活用によって得られた改善が、他の行為では役に立たないというケースもあります。

　具体的に説明します。ある運動イメージの想起を活用して、患者がいくつかの肩の運動ができるようになったとしましょう。その運動を維持し、患者が運動を

獲得できることもあります。しかしせっかく運動イメージで得られた運動が忘れられたり、できなくなってしまったりする場合もあります。あるいは、運動イメージとして使ったのと同じ行為では肩の運動が維持できても、他の行為になると、それが類似した行為であってもできないというケースもあります。

　このような差が出るのは患者の病理に起因するのでしょうか？　それとも私たちの運動イメージの使い方に起因するのでしょうか？　現在私たちは、せっかく運動イメージで得られたものが後退してしまうのは、想起させた運動イメージが限定的すぎたからではないかと考えています。私たちが患者に想起してもらった運動イメージが、ある特定の身体部位あるいはある特定の状況でしか意味を持たないということもあったのではないかと考えているのです。

　このような問題を解決するために私たちが参考にしたのが、イタリアの哲学者イアーコノ（Alfonso Iacono）の考え方です。彼の考え方をベースにして運動イメージの活用の概念を見直すことができるのではないかと考えました。これから例を挙げて説明します。はじめは奇妙に思えるかもしれませんが、私たちの訓練のツールのいくつかを再解釈し必要とあれば改善していくために有益だということがわかってもらえるのではないかと思います。特に、この第3の課題の目的とするところがさらによくわかってもらえるはずです。

　図10は、フランスのプロヴァンス地方にあるサント・ヴィクトワール山（Mont Sainte-Victoire）の写真です。フランスの画家セザンヌ（Paul Cézanne: 1839-1906）は、サント・ヴィクトワール山の絵を60枚ほど描いています。その1枚1枚が全部違います。たとえば影の部分のくすんだ色が強調されているもの、景観の立体感や奥行きが捉えられているもの、色よりもフォルムを表現の中心として使ったものなど、1枚1枚が違うのです。

　このようにセザンヌは、一つの同じ山に対して複数の異なる表象を描きました。先ほど同じ行為についてもさまざまな運動イメージを想起できるという話をしました。この2つを関連づけて考えてみてください。運動イメージも表象で

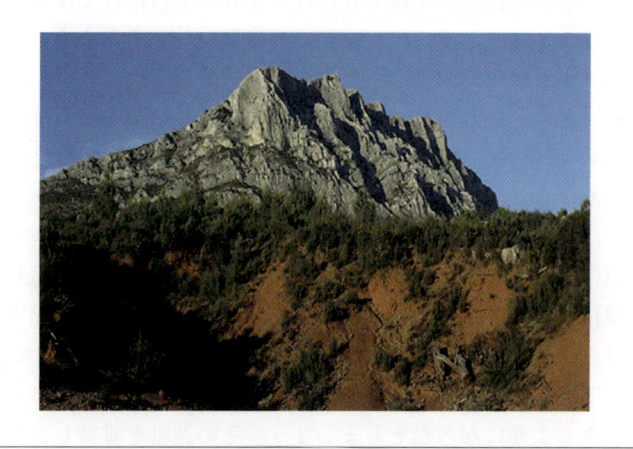

[図10]

す。同じ行為の表象として、複数の異なる運動イメージが想起できるのです。それはセザンヌの描いた絵が、どれも同じサント・ヴィクトワール山の表象であるのと同じです。

運動イメージは運動そのものではないし、現実ではありません。画家の描く絵も現実ではありません。いくつもの表象の中の一つに過ぎません。

患者に「左手の人指し指の先で鼻の先を触るイメージを想起してください」と言ったとします。患者に運動の表象を一つ想起することを要求していることになります。Xという行為の表象は、行為Xの代わりにある何かです。しかしこれまで説明したように、ある一つの現実に対し複数の特徴の異なる表象をつくりだすことが可能なのです。

図11はサント・ヴィクトワール山の表象の一つです。セザンヌは同じ山の表象をいくつも描いています。それは全部違う絵です。セラピストに「左手の人指し指の先で鼻の先を触るという行為」のイメージを想起するように言われた患者も同じことです。その行為について視覚イメージを想起することもできますし、運動覚イメージ、触覚イメージなど複数のイメージを想起することができるのです。したがってセザンヌのサント・ヴィクトワール山のいくつもの絵と、患者の想起するいくつもの運動イメージには似たところがあるのです。

セザンヌとセラピストとの間にはもう一つの類似点があります。セザンヌにとって絵画表象はそれを注意深く見る人の中枢神経系に働きかけるツールなのではないかということです。ちょうど、セラピストにとって運動イメージが患者の中枢神経系に働きかけるツールであるのと同じです。

セザンヌは、画家の役割を「自然主義では見せられない内容を見えるようにすること」としています。セザンヌはなぜ写真ですませず絵を描いたのでしょうか？　その理由がまさにこの言葉に表されています。絵画表象しなければ見逃されてしまうような自然の内容を見えるようにしたかったからです。では、リハビリテーションではなぜ運動イメージを活用するのでしょうか？　患者が自発的に

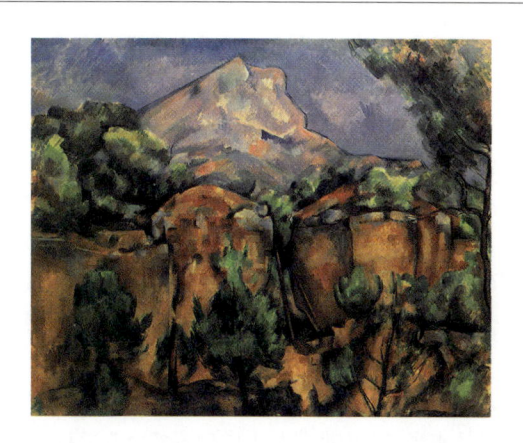

[図11]

運動していては知覚できない何かを知覚できるようにするためです。

　片麻痺患者はいきなり麻痺側を動かしても、たとえば肩の運動覚をうまく知覚することができません。それは一つには病理のためです。しかし人間が自分の肩や体幹などの身体部位に注意を向けることに慣れていないというのも原因の一部です。運動イメージはちょうどセザンヌの絵のようなものなのです。セラピストと患者が一緒に、「感じなければならないのだけれども、まだ一人では知覚できない何か」を表象していくことなのです。

　セラピストと絵画の巨匠セザンヌの共通点はまだあります。セザンヌは絵画は「中間世界（il mondo intermedio）」を表すといっています。ここでいう「世界」とは複数の関係から成り立つシステムで、意味あるいは意味をつくりだす能力を備えているものを意味します。私たちは、すべての行為は「知る」というニーズに答えるために行われる、つまり現実に意味を与えるために行われるのだと考えています。訓練も行為ですから同じです。つまり訓練ではセラピストが図形を認識するように指示することで、患者にはその図形に意味を与えるというニーズが生じます。訓練という行為はそのニーズに答えるために行われるのです。図形に意味を与えるためには、人間システムはある一つの「世界」を組み立てなければなりません。ここで言う「世界」とは、人間のシステムを構成するすべての中枢コンポーネントおよび末梢コンポーネントの間につくりだされる関係からなるシステムであり、これによって人間システムは現実との相互作用を介して意味をつくりだしていくことができるようになるのです。

　ある一つの現実を前にした時、それに対して複数の意味を与えることができます。これらのすべての行為（意味の付与）はそれぞれ異なる「世界」と相関しています。それがセザンヌが「中間世界」と言っているものです。この用語は、すべての行為に複数の意味を付与することができること、そしてそれぞれの意味がそれぞれの世界に繋がっていること、しかしそれらの世界の間には概念的また構造的な関係が存在していることを強調しているのです。イアーコノはこれについて、「このような世界のどれもが、他の中間世界を参照することなくして存在することはできない」と表現しています。

　一本のボトルに対して、たとえば私は「持ち上げるには重いもの」という意味を与えることができますし、「投げることのできる硬いもの」という意味を与えることもできます。あるいは「飲むことができる液体が入っているもの」という意味を与えることもできます。これと同じように、ある一つの行為に対しても体性感覚イメージや触覚イメージを想起することもできますし、肩あるいは手根に限定したイメージ、肩関節と手関節の関係についてのイメージなど、複数のイメージを想起することができます。たくさんの中間世界があるのです。そしてそれぞれの中間世界がお互いに、また現実世界に対して、いろいろな関係性を持っています。現実の持つ具体性は、おそらくたくさんの中間世界が存在するということからきているのではないでしょうか？

　しかしここで考えてみなければならないことがあります。私たちが患者に想起させているイメージは本当に「中間世界」になっているでしょうか？「中間」の

表象であることは確かです。患者はある一つの相互作用についての複数の表象を想起しています。そしてイアーコノが言うように、それらの表象は構造的にあるいは概念的に関係性を持っています。

問題はそれよりも「世界」になっているかということです。つまり私たちが活用してきた運動イメージは、『イタリアの哲学者ミケーリ（Gianni Micheli）の言う「有機的な全体性」、あるいはイアーコノの言う「意味を備えた複数の関係からなるシステム」（イアーコノより引用）』になっていたでしょうか？　身体—精神というユニットを介して行為に意味を与えられるものになっていたでしょうか？

現実のサント・ヴィクトワール山（**図10**）とその表象の絵（**図11**）を見ると、同じ山だとすぐわかるでしょう。中間世界になっているからです。グローバルなものであるから「世界」ですし、現実のたくさんの表象の一つであるということで「中間」です。しかし、**図12**を見てサント・ヴィクトワール山を認めることができますか？　すぐにはわからないと思います。色がまったく変わっているもの、色は似ているけれども部分的すぎるもの、色のつけ方が変わっているものを例として示しましたが、これらの絵からサント・ヴィクトワール山を認めるのは難しいのではないでしょうか。この3つの絵も表象ではありますが、サント・ヴィクトワール山という「世界」にはなっていないからです。私たちが想起させている運動イメージは**図11**ではなく、**図12**だという可能性はないでしょうか？

運動イメージによる改善が維持できないのは、想起させた運動イメージがグローバルな「中間世界」になっておらず、その一部の表象になっているからではないでしょうか？　私たちが使ってきた運動イメージというツールが、不完全（部分的）だからではないでしょうか？　表象にはなっていても部分的にすぎず、グローバルな意味を持ちえていないのではないでしょうか？　部分的な表象を使って比較を要求し、差異や類似を見つけるように指示しているからではないでしょうか？

私たちの仮説は、私たちが使ってきた運動イメージというツールが部分的すぎ

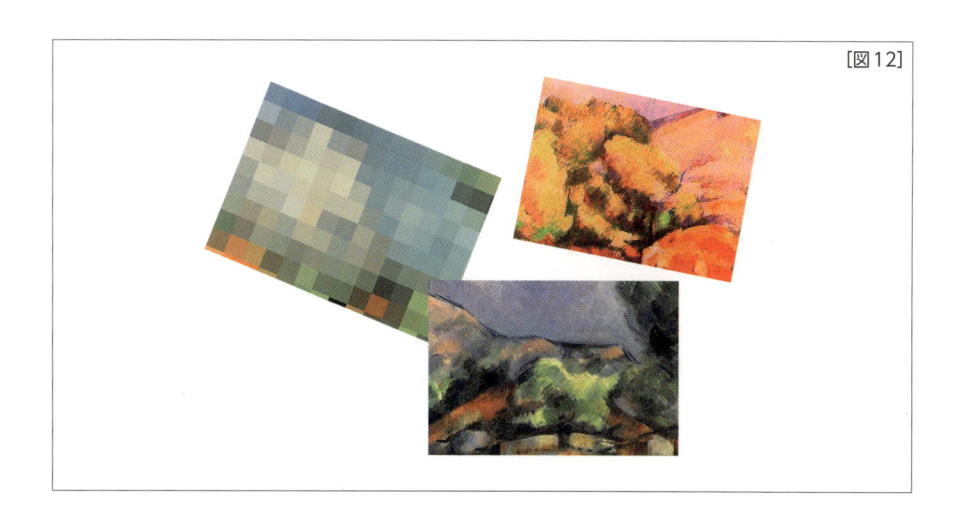

[図12]

たのではないかというものです。たしかに表象ではあり、同じ現実についてのある特長を表象したものではあっても、部分的すぎてそこから知覚するものにグローバルな意味を与えることができなかったのではないかということです。

　よって、患者に2つの表象の差異と類似を見つけていくように要求すると、患者は2つの（部分的）表象の間にある差異や類似を捉えることはできるのですが、それらの差異や類似がシステムにとって持つ意味を捉えることはできないと考えられます。システムにとっての意味を捉えるためには、世界全体の表象が必要だからです。

　この課題におけるプロジェクトの目的は何かをまとめてみましょう。部分的な運動イメージをグローバルな運動イメージに変えていくことです。そうすることで、2つの部分的な表象の比較をするのではなく2つの「世界」の比較ができるようになるはずです。

(2009年、サントルソ)

第 **5** 章

アレッシアの物語
Con Alessia

リハビリテーションにおける患者の意識経験の記述

ここに収録されているのは、回復を模索するセラピストと患者の対話である。講義録の中で取り上げてきた概念を、この実際の対話の中に見つけていってほしい。

読んでわかるとおり、いわゆる「物語医療（narrative based medicine）」が提唱するような言語的あるいは文学的演習ではない。回復を引き出していくことを目的として患者との対話を活用しようとする時、その鍵となるのはセラピストが患者の言葉を解釈する能力だ。セラピストは患者の言葉がリハビリテーションにとってどのような価値を持つのか、そして神経生理学や神経心理学の知識と照らしてどういう意味を持つのかを解釈していかなければならない。そのような解釈が治療訓練を組み立てていくうえで基本的に重要となる。

ある若い片麻痺患者(アレッシア)と
セラピスト(カルラ・リツェッロ)との対話
サントルソ認知神経リハビリテーションセンターにて

I.

——(セラピスト)アレッシア、始めるわよ。
(アレッシア)ええ。
——落ち着いている？
ええ、まあ落ち着いているわ。
——それではまず聞くわね。いつのことだったの？
4月26日。
——4月の26日というと、それから・・・
9か月。9から10か月。
——ここにはもうずいぶんいるの？
ええ、4月・・じゃなくて8月21日から。
——8月ね。それでは、これがあなたの身に起きた時のこと話してくれる？ どんなふうに起きたの？
私は身体の調子は良かったの。9時か9時半頃、ここのところ(後頭部を指差す)を水が下がっていくような感じがしたの。それで私は倒れて。それからは何も覚えていないわ。
——覚えてないのね。記憶が戻るのはいつから？
病院に入ってから10日後。昏睡状態だったの。
——すると、10日してからの記憶はあるのね？ 誰がいたかとか・・
ええ。
——記憶が戻ってからだけれど、自分に何か変なことが起きたと自分で気づいたの？ それとも誰かに言われたの？
自分で気づいたの。話すことができなかったし、体の半分が動かせなかったから。こちら側、右側がね。
——動けなかったのなら、どうやって気づいたの？
試してみたの。
——つまり？
右側を動かそうとしたのよ。右の手。右の腕。右の足。ぜんぜんだめ。できなかった。

——ぜんぜんってどういう意味？
ぜんぜんっていうのは・・たとえばこんなふうに手が動かせなかった。開いたりできなかった(左の手を開いて見せる)。
——その時どんな気持ちだった？ 何を感じた？
「どうして？」「どうしてなの？」って。「足も動かせないのはどうして？」「理由があるのかしら？」「できないのはどうして？」って思った。
——だけど理由はわかったのでしょう？
ええ、すこしずつね。それから2日後、自分に言って聞かせたの。「わかったわ。卒中みたいなものが起きたんだ」って。後で、実はそれとは少し違うことを知らされたけれど・・
——ねえ、自分の体の半分が動かないのはどんな気がした？ 何を感じた？
半分の私。半分のアレッシア。
——どういうこと？
半分は私ではなかったのよ。こちらの半分は存在していなかった。
——こちら(健側)の半分は？
こちらは存在していた。だけどこちらはなかった。見えなかった。
——見えなかった？ どういうこと？
こちらの腕は死んだ肉みたいに思えたの。
——目を向ければ、(そちらの体の半分も)見えていたのでしょう？
もちろん。
——目を向けていない時は、そちらの半分を感じていた？
いいえ。すぐにはだめだった。
——無いみたいだったわけね。
その通り。
——代わりに何かあった？ 何も無かった？
あったわ。変わりに"肉"、もちろん死んだ肉よ。感じられなかったですもの。私のものじゃなかったの。
——あなたのものじゃなかったのね。

第5章　アレッシアの物語

その通り。
　　　——誰か他の人のものみたいだったわけ？
違うわ。私の身体なのだけれど、死んでいるの。
　　　——死んでいるね。今もそんな感じ？
いいえ。今は違う。
　　　——以前まだ（右側が）見えなかった時は「私の体だけど死んだ肉だった」って言ったわよね？
そう死んだ肉。
　　　——目を閉じている時に、腕や手、脚を感じようとしてみた？
いいえ。ぜんぜん。
　　　——ぜんぜんってどういうこと？
半分だけの身体を絵に描いたところを考えてみてよ。
　　　——描いてみたの？
いいえ。例として言ったの。
　　　——つまりあなたがその時自分の身体を描いたとしたら・・・
描いたとしたら・・・半分だけ。
　　　——半分。
そうよ。
　　　——他のところは？　どこか別のところにくっついていたわけ？
いいえ、無かったの。
　　　——無かった。目を閉じた時には、腕は一つ、脚は一つだったのかしら。
ここから先（身体の真ん中から右側を示して）は感じられなかった。見えなかった。私のものではなかった。
　　　——今は変わったって言ったわよね？
ええ。
　　　——時間もたったし、その間にいろいろなこともしたわよね。
もちろん。
　　　——あなたのこちら側は、どんなふうに変わったのかしら？
今は自分のものと感じる。
　　　——どういうこと？
今では腕は私のもの。脚も私のもの。自分のものとして感じるの。たとえば今は身体の絵を描けるわ。
　　　——目を閉じて、自分の身体全部を描けるかしら？

ええ。
　　　——全部？
全部・・・もちろん欠けている部分はあるわ。
　　　——欠けているところがあるのね。つまり身体の絵に空白の部分があるようなものかしら。
そうまだあるの。でも前に比べたら、今はほとんどの部分があるわ。
　　　——つまり、体の大部分は、また絵に描けるようになったわけね？
そう。
　　　——だけど欠けている部分がある・・・
欠けている部分があるの。
　　　——欠けている部分はどこなのかしら？
足。下から行きましょうか。じゃあ・・
　　　——足？　足が欠けているの？
全部じゃないわ。一部よ。
　　　——足のどこ？
ちょっと動いていいかしら？　欠けているのは・・ここが全部ね、この部分、踵ね、後ろの部分は無いみたいなの。
　　　——そうすると、足底は見えるのね？
ええ足底は大丈夫。けれどこの部分が欠けているみたいなの。嵌め木が一つ欠けているみたいに。
　　　——嵌め木が一つ欠けているみたいなのね。
どこを探したらよいかわからないの。
　　　——それでは目を閉じて自分の身体をイメージしてみると、足底は描けるのね？
ええ。
　　　——指は？
大丈夫。
　　　——足の甲の部分は？
ちゃんとあるわ。
　　　——だけどここは無いのね？　その部分の底も無いの？　それとも何か靴の踵の中敷みたいなものはあるのかしら？
そうそれ、何て言った？　靴の踵の中敷はあるわ。
　　　——靴の踵の中敷みたいなもの。
そう小さいやつね。とても小さいの。
　　　——ここが欠けているわけね？
そう。この黒い小さな部分よ、わかる？
　　　——わかった。足底に当たる部分だけね。
そう。

——（踵の）他の部分は欠けているのね。それで、欠けている部分には何かあるの？

空白。白黒、色は何でもいいのだけれど、無いの。どう言ったらいいかしら。

　——そこの部分は感じるの？

いいえ。

　——たとえばベッドに入ってから、その部分に自分で触ったら、感じるかしら？

「感じる」と言っていいと思うわ。だけど立たなくではならない時、きちんと椅子に座らなければならない時には無いの。

　——すると、こちらには無くて、こちらにはあるのね？

ええ。

　——ここにこれがあるというのは何か意味があるのかしら。何かの役に立つのかしら？

私にとっては、あることがとても重要なの。

　——どうして？　座ったり立ったりするために必要なの？

いいえ。私が足を踏み出す手助けになるからよ。この部分が足を踏み出すのを助けてくれるのだとわかったの。

　——もうちょっと説明してくれる。よくわからなかったわ。いいわ、私がまとめてみましょう。ここの部分が欠けているのよね。どうして「この部分が足を踏み出すのを助けてくれる」と言うの？　指はあるし、足の上の部分は全部あるんでしょう？

あるわ。

　——でも穴があるのね。

穴があるのよ。そうね・・・こっち（健側）でやっていい？

　——もちろん。

これは（患側では）しないわ。（踵を基点に足先を持ち上げる動作をする）

　——しないの？

しないの。

　——しないのは、この部分が欠けているからだってどうして思うの？

支えが無いからよ。

　——この運動をするためだというのね。足の甲の部分はあるの？

あるわ。

　——支えね。

支え、つまり・・・

　——基点が必要なわけ？

ええ。

　——この基点は何をするのかしら？

そうね、この基点が次の足を踏み出す時の支えになるのよ。

　——腕に気をつけてね（放散反応が腕に生じたので）。

ごめんなさい。

　——わかったわ。支えてくれる基点になるわけね。

支え。

　——だけどこちらには無いのね。

無いのよ。

　——それじゃ・・・この運動よね？（アレッシアの患側の脚で前記の動作を他動的に行う）

ええ。

　——あなたの話では「この運動をするためには、指も足首も必要だし、この基点も必要だ」ということよね。

そうよ。とても重要なの。

　——とても重要なのね。

とても重要なものなの。

　——この動きをこちら側（患側）でやるとしたら、できると思う？

やってみる？

　——ええ。

　——どうだった？

わかった？

　——あなたがやっているのは・・・

滑っている。

　——逃げていくわよね。

ええ。内側に滑ってゆくのよ、足指を少し持ち上げて。

　——すると、足が単独でそんな運動をさせるのかしら。もう一度やってみましょう。自分のやっていることを感じてみてね。こちらでは運動はこれね（健側の足を動かす）。この運動はどこからきているのかしら？

ここから？

　——ええ。そこは何ていうのかしら？

第5章 アレッシアの物語

足首。それから膝と股関節。
　——膝と股関節は、こういう状況でこの運動をするのに使われるのかしら？
いえ、あまり使われてないわね。重要なのは足首だわ。
　——それじゃこっちを見てみましょうか？「イメージにもこの部分が欠けている」と言ったわよね。
そうよ。
　——穴があるのね。
そう、その通り。
　——その穴があるから、あの運動はできないのね。
そうよ。
　——それじゃ、もう一度やってみましょう（患側で）。
ええ。
　——どうやっている？　違うのがわかる？
ええ。
　——違いはどこにあるのかしら？　足首が機能していないの？　支えが欠けているのかしら？
欠けている、あれが欠けている。あれよ。
　——それでどうしているの？　他の部分を動かしている？
ええ。
　——どこを動かしているの？
わからないわ。
　——どう動いたかは見たわよね？
ええ。
　——こちらの脚（健側）で右側の足の運動を真似してごらんなさい。
　——そうそう、どう？
ここね、膝。膝を少し動かしている、それからここもほんの少しだけ。
　——それだけ？
筋肉かしら？
　——いいえ、もう一度やってみて。股関節はどう？　そこもそうでしょう？
　——つまりあなたはここを動かして、ここを動かすけれど、ここはしない。
その通り。
　——そこで「支点が欠けているからだわ」ということになるのよね。破片が一つ

足りないのよね。さて、少し前に戻りましょう。あなたは「今なら自分の身体のほとんど全部が描けるが、いくつかの部分だけ欠けている」と言ったわね。その一つがこれだということはわかりました。さっき見せてくれました。他に欠けているのはどの部分かしら？
ここから始めましょうか。このあたりは全部問題ないわ。
　——腕ね。腕から見て行きましょう。
そうね。まず肩が・・・
　——肩が欠けているの？
欠けていないわOKよ。肘もある、そうやってここ（手首）までくるの。
　——そこまでくるのね。
ここから暗闇になる。
　——「暗闇」とはどういう意味？　下の「穴」のようなもの？
いいえ、少しは見えるのよ。何とか見えるのだけれど、まだ何だかわからないような・・・
　——つまり、手をイメージで想起する時のことかしら・・・ところで、手や腕は感じるの？　触られたり、どこかに置いたり、下に落ちたりしたら感じるのかしら？
ええ。
　——感じるのね。
ええ、冷たいとか熱いとか、そういう感覚も感じるわ。感覚はあるのだけれど、何と言ったらいいのかしら、ええと・・・
　——こちら（健側）の腕と同じ感覚かしら？
いいえ。もっと強いの。たとえば冷たさも、三倍くらいに感じられるの。
　——誰かに触られた時も、感じ方が強いのかしら？
いいえ、触られ方が違うの。たとえば・・・
　——触覚が違うのね？
そうよ。
　——目をつぶってみてちょうだい。ここ（健側）を触るわよ、それからこっち（患側）にも触ります。
えー
　——違う？　同じ？
違うわ。
　——どうして違うのかしら？

ええと・・・説明できないわ。でも違う。そうね、子どもに絵を描かせると、たとえば家の絵を描いてもらうと、私たち・・・じゃなくてあなたたちみたいには描かないわよね。
　　　　――私たち大人みたいには・・・ということ？
そう、あなたたちみたいには・・ということ。
　　　　――でも、私もそういうのはあまり得意じゃないし・・・
子どもの描き方は違うわよね。そうね・・・うまく書けたり、うまく描けなかったりというのがあるのだけれど・・・
　　　　――子どもは初歩的とか荒削りな描き方をするということかしら？
そうそれ、荒削り！　何ていうのかしら・・・
　　　　――自分が「荒削り」に感じられるというのはどういうことかしら？
荒削り。
　　　　――自分が「荒削り」に感じられるというのはどういうことかしら？　どうして「荒削り」と感じるのかしら？「荒削り」の反対というと何かしらね？
繊細。
　　　　――これは繊細、こっちは荒削りとどうして言えるのかしら？
それは・・・わかるのよ。こちらは荒削り。つまり・・・説明できないわ。難しい。
　　　　――あなたが初歩的、荒削りだと感じているのは、あなたの頭の中にあるイメージのことなのかしら？
いいえ、感覚よ。
　　　　――感覚ね。イメージのほうは、さっき言ったみたいに・
ピントが合っていないの。
　　　　――けれど、その霧の中にはあなたの手があるのかしら？
ええ。よく見える時もあるし、見えない時もあるし。
　　　　――時々霧が晴れるみたいになるわけね？
ええ。
　　　　――どういう時にそうなるかわかった？それともただの偶然？
まだわからない。
　　　　――要するに、はっきりしたイメージはここまでなのね？
ええ。

　　　　――ここから下は、霧がかかったみたいなのよね？
ええ。
　　　　――運動はこちらの腕（患側）でもイメージするのかしら？
ええ、持ち上げられたらいいのにと思うわ。
　　　　――何かしたいというのは別よ。
いいえ、私は何とかしてやってみたいのよ・・・たとえば、あそこに何かものがあって、腕を持ち上げてそれをつかむ。
　　　　――そういうことをイメージするの？
ええ。
　　　　――この腕（患側）で？
ええ。
　　　　――鏡に映っているようなところをイメージするの？
私がしたいのは・・・
　　　　――アレッシア、イメージは自分を鏡の中で見ているようなものなのかしら？それともそれを行っているところを感じるの？
感じるの。
　　　　――何を感じるの？
（運動を）しているところを。
　　　　――それで何を感じる？
たとえば持ち上げて・・・
　　　　――それじゃ、肩が動くのを感じるのかしら？　肘はどう？　手が動くのは感じる？
そうよ。
そうして手に取るの。
　　　　――手に取るところを感じるの？
その通り。そして自分のほうに持ってくる。
　　　　――そう、それじゃ、こうしたことをあなたはイメージできるのね？
ええ。
　　　　――それでどうするの？　実際にやってみようとするの？
いいえ。
　　　　――その感覚だけれど、それは自分の中から呼び起こすの、それとも自然に出てくるものなのかしら？
いいえ。
　　　　――ある時こうしたイメージが訪れてくる

第5章　アレッシアの物語

ものなの？　それともあなたが頭で考えるの？

いいえ。私が考えるの。強く、とても強く考えるのよ。

——とても強くね。

そう、考えるの。

——どうしてそんなふうに考えるの？　考えれば治ると思うの？　どうして強く思うの？

いいえ、そうじゃないわ。

——でも、動けるという感じは持っているみたいね。

ええ。

——だから先ほどのように「この腕は生きている」と言ったのかしら？

ええ。

——だからなのね。その前はそうした感じは無かったのかしら？

無かったわ。下に落ちたままで、しまりがなかったし・・・

——でも今は動かすの？

・・・少しは・・・そうね。

——それでは「少し動かすことができるから生きている」ということなのかしら？

そう、でも完全というわけではないし。

——こちらの手を私がこうして固定したとして、腕は死んでいるかしら？

いいえ。

——でも、動かないでしょ。

それはそうよ。でも私が動かしたい時には、腕は動くわ。

——それではこちらの腕が生きているというのは、「前に比べて動くようになったから」だというだけではないのね。

感じるのよ。もうあの死んだ肉ではないわ。今度は生きた肉になったの。

——それじゃどうして今は「生きている」のか説明してみてちょうだい。

それは・・・説明できないわ。難しい。もう死んではいない、生きているけれど、どうやってそれを説明してよいのかわからない。

——生きていると感じるようになったのはいつから？　どのくらい前のこと？

11月から・・

——数か月前からね？

ええ。

——何が起きたの？　どうしてある時点で、もう死んだ肉ではないと気がついたの？

考えたの。そう思ったの。

——頭に浮かんだということかしら。

頭に。腕が「ディンドン、ディンドン」と私に言ったのよ。つまり「ねえ、私もいるのよ」と知らせてきたの。

——腕が「ほら私もいるのよ。ねえアレッシア、私のことを忘れていたわね」と言ったの？

ええそう。

——わかったわ。

私もいるわ・・・と。　だから、手が二つ、腕が二つ、そして他の部分。

——他も全部。

そう二本の脚とか・・・

——つまり、始めの半分の身体ではなくなったということかしら？

ええ。

——けれども、まだ霧のかかったような部分と黒い穴があるのね？

ええ。

——踵のところと。二つの部分ね。

ええ。

——欠けているわけ？

もちろん、私はこんな穴なんか欲しくないわ。

——こんな穴は欲しくないのね？

欲しくないわ。特に踵の穴。

——欲しくないのね。

欲しくないわ。

——さっきあなたが話していた「ディンドン」という合図だけれど、頭の中でしたの？　それとも腕でしたの？　つまり腕があなたに何か今までと違う感覚を語りかけたのかしら？　それとも頭、脳がある時扉を開けたのかしら？

脳でだと思うわ。

——どうして「思う」という言葉を使うの？

それでは、絶対脳だわ。

——それでこの「ディンドン」という音は、足や脚にはあったの？

いいえ、まだきていないの。
　　　──でも、ここまで、腕まではきたのね？
ええ。
　　　──OK。わかったわ。
くるはずよね？
　　　──くるはずよ。
くるかしら。
　　　──くるようにしましょう。

（休息）

II.

　　　──アレッシア、今度は私が少しあなたの腕を動かすよ。肩から始めるけれどいいかしら？
どうぞ。
　　　──今度は腕を動かすからね。肩を動かすわ。いい？　あなたは動かされるままにしていればいいの。二人で耳を傾けましょう。私はあなたの腕を感じるし、あなたはあなたの腕を感じるのよ。
わかったわ。
　　　──ゆっくりと動かしますからね、アレッシア。痛かったら言ってちょうだい。
　　　　（アレッシアの右手を上に挙げる）。
　　　──それでは、もう少し早く動かすからね。
はい。
　　　──それでは今度は外に少し開いていくわよ。私が動かすからね。．
　　　　（アレッシアの右腕を外に開く）
　　　──どう？アレッシア
いいわ。
　　　──違いを感じる？
ええ。
　　　──どんな違いを感じる？
開くのと、上に挙がるの（健側で同じ動作を行いながら）
　　　──では、移動の方向は感じるのね？
ええ。
　　　──他には感じない？
いいえ、他には。
　　　──もし私がそちらの腕で同じことをしたら、あなたは同じように感じるかしら？
ええ。
　　　──それではもう一度早く動かすわよ。
　　　──少し変えてみましょう。どう？
ええ。
　　　──肩はあなたも私も自由に動くと感じたわね。今度は、本当にきちんと方向を感じているかどうか試して見ましょう。目を閉じて。今と同じ二つの肩の動きをします。それでは今は肩はどちらの方向に行っている？

第5章　アレッシアの物語

（目を閉じて、健側で同じ動きをする）
　　　——そうね、外ね。
　　　　　（開く動き）
　　　——今度は？
　　　　　（健側で開く動きをする）
　　　——またそうね。いいわよ。
　　　　　（上に挙げる動き）
　　　——よくできたわ。
　　　　　（外に開く動き）
　　　——よかったわ。目を開けてよいわ。もう少し背を伸ばして、そちらの腕はリラックスしていいのよ、もう少し腕を後ろに・・。それでは、今度は肘をみてみましょうか？
わかったわ。
　　　——今度も私があなたの腕を持って、肘を曲げてあなたの身体に近づけたり、私のほうに近づけたりします。最初はゆっくり行きます。目を開けていてもいいわ。
　　　——最初はゆっくりよ。どう？
いいわ。
　　　——早くします。
　　　——どうしたの？　さっきとは違うけれど、どうしたのかしら？
急に跳ね返すような・・・
　　　——跳ね返すような動きね。
そして止まってしまうの・・・
　　　——どうしてこのような跳ね返す動きが出てくるのかしら？
　　　——あなたかしら？　私かしら？
あなただと思う。
　　　——私なの？
ええ。
　　　——それでは、こうしてみます。ゆっくり動かすと、何を感じる？
　　　——それじゃこちら（健側）でやってみましょう
うまく動かしてくれているわ。
　　　——今度は早く行くわよ、いいわね？
何かがうまくいかないのね。
　　　——私が跳ね返すような動きをしていると思うのね？
そうじゃないわ。何かがうまくいかないの。

　　　——何なのか調べてみましょうか？
ええ。
　　　——それでは手首をリラックスさせて。またこちら（患側）でゆっくり動かしましょう
すべてOK。
　　　——すべてOK？
ええ、ここからここまでは。筋肉もひとりでに動く・・そのつまり・・リラックスしている。
　　　——どの筋のこと？　この前のところ？
これ。
　　　——それじゃ、むこうの肘で感じたのと同じ運動を感じている？
もちろん。
　　　——ねえ、私すごく苦労しているのよ。手を（あなたの身体まで）持って行くのに、力を入れて押さなくてはならないのよ。
そう？
　　　——ちがう？　そうじゃない？
　　　——こちら（健側）で見てみましょう。腕をあなたのほうに持ってゆくわね。ほら見て、指一本でも大丈夫よ。自由で、潤滑油も一杯で、やわらかい。この継ぎ手はやわらかいわ。それを感じてみて。
わかった。
　　　——それでは行くわよ（患側を動かす）。今度のほうがいい？　今度のほうがよく感じられた？　何かした？　さっきと何が変わったのかしら？
リラックスした。
　　　——リラックスってどういうこと？
あなたにされるがままになった。
　　　——さっきは違ったの？
たぶん、少し怖かったのだと思う。
　　　——今はどう？
今も大丈夫。
　　　——今度は速度を上げますよ。
はい。
（途中で止まる）
ほら、何か、錆ついたような・・・
　　　——錆ついたような。それでは、私が止めているわけじゃないのね？
いいえ、私だわ。

――あなたの肘が違うのよ。錆びたようになっているの？

ええ。

――その錆が取れるかどうか試してみましょうか？

ええ。目を閉じてもいい？

――ええもちろん。まずこちら（健側）でやってみましょう。錆びていない肘よ。ここは下ろしていてもいいわ（肘の辺りを触る）、落ち着いて、目を閉じてね。それでは錆びていない肘はこうした感じです。もう少しスピードをあげることもできるわ。わかる？　遅くすることもできるし、早くもできる・・・肘は自由で、新しくて、油もたくさん。だから何も障害がない、ブレーキがないの。この完全に自由な肘の感覚を記憶することはできるかしら？　このイメージを右に移すことができるかしら？

やってみる？

――ちょっと待って。まずできるかどうか言ってちょうだい。イメージを右に移せるかしら？

ええ。

――そのイメージを記述できるかしら、アレッシア？

リラックスしていて、あなたの腕がゆっくり私の腕を近くに持ってくる・・・

――何を感じる？

海、つまり落ち着いた感じ。

――肘が海っていうことがあるかしら？

いいえ、自由だという意味よ。

――身体全体のリラックスの感覚ではないのよ。海やきれいな花をイメージすると、リラックスするというのではないの。

ちがうわ。

――こちら（健側）でさっき覚えた感触よ。目を閉じて。柔らかな、穏やかな感覚というのは、この部分（肘を触る）についてのことなの。全体の感覚ではなくてね。

そうね。

――そこの継ぎ手のところだけに注意を集中してみて。動き方に特徴はあるかしら？　たとえば皮膚の感じも変わるかしら？　内部の感覚が変わるかしら？　中で何か起きているかしら？　そうした感覚の中から、右の肘にこれと同じように行動するよう教えるために役に立つような感覚を拾ってみて。

OK。

――できるかしら？

ええ。

――自分の肘の中に入っていけたかしら？

ええ。

――どんなふうに感じた？

少し錆びている。

――錆はどこについているの？

ここ。

――この上のところ？

肘には、先ほど感じた軽さがないわ。

――目を開けて。私の肘を持ってみて。私はここ（内側）に錆があるということにしましょう。

わかった。

――それでは私の腕を動かしてみて！　自分の身体までできたわ。今度は戻って。

ここ（内側）に錆があるのね。

――ここに錆があったの。

――今度はこちら側（外側）に錆があります。

OK。

――始めて。

ここにあるの？　腕を閉じることができないわ。

――いいえ、閉じられないということはないわ。ここには錆はないもの。錆があるのはこちら側よ。だから、できないのは？

腕を開くこと。

――閉じることはできるのよ、錆はここにあるのだから。あなたの肘では、閉じるほうが難しいの、開くほうが難しいの？

閉じるほうが難しい。

――閉じるほうね。それではあなたの錆はどこにあるの？

ここ（外側）。

――そう、そこね。こちらではないわ。

そうね。

第5章　アレッシアの物語

——それでは、今度はこちら（健側）で見てみましょう。私があなたの腕を閉じる時、肘のこの部分では何が起きている？　リラックスしてね。ここのところよく感じらてね。これが美しい動きよ。広がってゆくような、ゴムみたいに伸びるような、柔らかいパスタ生地、そう柔らかいパスタ生地。生地は伸びるわ。どの方向にも伸ばすことができる。

あーだから。時々、たとえば朝起きたばかりの時、できないのは、痛いのは・・・

——ここだけではなくて、こちらの外側のことも考えなくてはいけない。今のイメージをもう一度繰り返してみましょう。継ぎ手全体を考えてね。ここ（内側）もそうだけれど、ここ（外側）も。継ぎ手から全部錆を取り去りましょう。用意はいい？

目を閉じてもいい？

——もちろん。目を閉じて、集中して、準備して。

OK。

——用意はできた？

ええ。

——錆はない。錆はない。錆はない（だんだんスピードを上げてゆく）。錆はない。少し感じ始めたから、錆を取ってね。いいわアレッシア。

——わかった？　錆はここ（外側）からも、ここ（内側）からも取らなくてはならないのよ。そうすれば腕が・・・

一つ質問してもいいかしら？

——変な質問じゃなければどうぞ（笑）。

そうすると、肩にはまったく錆はないのね？

——錆はないわ。ええ、肩は大丈夫よ。けれど肘は、私、この後ろのところに緊張を感じる。この緊張を今「錆」と呼んでいるのよね。こことここが緊張している。

もう一つ質問していいかしら？

——どうぞ。

それじゃ、手首は・・

——どこに錆があるのかしら？

どこに錆があるのかしら？

——どこにあるのかしら？　見てみましょう。

——あなたは、手首はどんなふうに感じているの？　錆びているのかしら、ピカピカかしら？

少し。

——少しって何が？

少しあるの。

——少し錆があるのね。

ええ、内側にも外側にも。

——どちらにもね。錆というより、鍵のかかった錠がかかっているといったほうがいいのかしら？　まずゆっくり動かすわね（手首を上下に曲げる）。目は開けていてもいいわ。閉じたければ閉じていてもいいけれど、今は開けておいて、感じたことを言ってください。それから私も自分の感じたことを言うから。

——美しい運動を感じる？　滑らかな運動？

感じるとも感じないとも言える。今は中のほうに二つの動きを感じる・・・

——私があなたを動かすと、何か中で感じるのね？

ええ、中で。

——同じ継ぎ手かしら（健側を動かしながら）？

いいえ。

——どうして？

あちらは軽く感じる。問題はないわ。こちらはまだ少し硬い・・硬いというのも違うのだけれど・・先ほど使った「錆びついた」・

——先ほどこの言葉を使ったからね。あちらについて「軽い」と言ったわね。こちら（患側）は軽いかしら？

いいえ、まだ少し、少し・・・

——少し？

ピアノを調律しなければならない時のような感じかしら。まだ調律しなければならない鍵盤がいくつかあるの。

——ピアノの調律がおかしくなるの？

そうそう。

——音が合っていないの？

ええ。

——ピアノの音が少し合っていないというのは？

だめなの。

――音が出ないの？
そうよ。
　　――手首の音が出ないというのは、どういう意味？
音が悪いの。
　　――ええ、だけど手首がどんなふうに音を出すの？
きれいにラララララという音を出す代わりにラ～ラ～ラ～。わかる？
　　――遅い？
そう。
　　――弱い？
弱い。
　　――濡れたような？
　　――何だか私ばかり話しているみたい。さっき「音がよくない」と言ったわね？どういうこと？
・・・・・
　　――私はいろいろと言っているけれど、あなたがこの中で何を感じているのかはわからないのよ。
つまりラじゃなくてラアなのだけれど・・
　　――でも音はするのね？
音はするみたいなのだけれど、変なの。
　　――つまり、聞こえる可能性はあるのね？
ええあるわ。
　　――動かすことは？
可能性あると思う。
　　――動かす可能性はある、でもうまくない。
でもうまくない。
　　――音が外れているという感覚を変えるためにはどうしたらいいかしら？
直せばいいわ。
　　――どうやって直すの？？
・・・・・
　　――こちら（健側の手）が役に立つかしら。もう一つの手を感じるために役に立ってくれるかしら？
ええ。まず美しい感覚、本当に美しい感覚を捉えなくてはならないわ。それからこちらにそれを移すの。
　　――役に立つと思う？　肘の時はうまくいったようだったけれども
ええ。

　　――まずこちら側（健側）を動かして、あなたの言うきれいな音に注意してもらう。このきれいな音という感じが役に立つかしら？
役に立つと思う。
　　――そう思う？　試してみる？
もちろん。
　　――それではこちら側（健側）であなたの言う美しい音を見つけてね。あなたが「音」という言葉を使ったから、私にはどういうことかわからないけれどそのまま使います。あなたはわかっているのよね？
ええ。・・・後で説明するわ。
　　――まず良い音のする手首を感じてみることにしましょう。こちら側（患側）がうまく音が出せるように教えられるようにね。ただし、こちらは良い音が出る、こちらの音は良くないというだけではだめなのよ。それは第一歩。今度はそれをどう変えていけるか見てみましょう。目を閉じて。
いいわ。
　　――良い音を出す準備はできた？
ええ
　　――（アレッシアの手首を他動的に動かす）
　　――どんな音を出している？
少し良くなったわ。
　　――少し良くなったのね。どの音も？
いいえ。
　　――すべての音が良く出ているわけではないのね？
ええ。
　　――あまり良い音が出ていないのはどこかしら？
高い音。
　　――高い音。
それから低い音も。
　　――低い音はあまり良くないのね？
ええ、それから高い音も。真ん中の音のほうはだいたい良いわ。
　　――高い音を良くしてみましょうか？
　　――（アレッシアの健側の手をとる）
　　――高い音に集中してね。
　　――真ん中の音のほうが簡単のようね。で

第5章　アレッシアの物語

──も高い音はあまり良くないと言った？

ええ。

──高い音を出しているというのはどういうことなのか集中してみて。そしてそのイメージをうまく使ってみて。

いいわ。

──用意できた？

ええ。

──（アレッシアの患側の手をとる）

──どう？　高い音は？

だいぶ良くなったわ。でも、もっと、もっと良くなるはずよ。

──もっと良くできるはずなのね。よくできたわ。確かにさっきよりだいぶよくなったわ、でもまだ少し音が変ね。

ええ。

──ねえアレッシア。短期間でこの手がうまくいくようにできるかしら？

──自分ではこちらの腕を結局どんなふうに感じているの？　どのように記述できるかしら？　記述できる？　少し改善されたのは一緒に見たわよね。「錆」とか「変な音」という言葉を使って、話してきたわね。自分でこちらの腕、こちらの手、こちらの手首をどんなふうに説明できるのかしら？

そうね、ええと、ええと・・・説明しなくちゃいけないの？

──ええ。

3か月前だったら、ひどい説明になっていただろうと思うわ。すごくひどいもの。今は少し良くなっている。

──あなたのイメージをそのまま使うと、腕が良い音を出す時と、良い音が出ない時を感じるということよね？　それには気がつくの？　どうやって気がつくの？　感じるの？

感じるの、たとえばすごく小さな音を出したりして。4か月もすれば、もっと良い音が出ると思うわ。

──ちょっと待て、わからなくなってきた。こちらの腕にはいくつかまだ困難な点があるのは一緒に見たわね。そしてその困難のうちの少しは私が手伝って、あなたも意識することができた。そこだけれども・・・ちょっと目を閉じてね・・・この手はあなたにとっ

てもう一方の手と同じ？　違う？

ええ。

──何が？　もう一方の手と同じ、それとも違うの？

違うわ、まだ・・ええと・・さっきあなた何て言ったっけ？

──私は何も言っていないわ、自分で言って。

いいえ、さっきあなたが言ったことで・・違う、違う。

──違うのね。どうして違うの？

違うのは・・ええと・・

──硬いの？　柔らかいの？

時には・・

──いえ、今はどうなの？

今は柔らかいわ。

──柔らかいのね。

──（アレッシアの右手に触る）よくできてるわ。

──つまりこの感覚はあるのよね。手が硬いと感じる時は、それを柔らかくすることはできる？

できる時もあるし、できない時もある。

──どうやるの？

まずリラックスしなければいけない。

──身体全体が？

いいえ、この部分をリラックスさせるの。それからこの・・指も・・やってみるわ。そうすればこうなるはず、こうなるはずなのだけれど・・

──確かめるためにはどうするの？

触ってみる。

──えっ、触るの！　本当？

いいえ、いいえ。

──どうして？　どんなか感じるためには触る必要があるの？

ええ。

──（健側の手を指差しながら）こちらも？

ええ。

──そう？

ええ。触れてはいけないの？

──今こちらの手のことを言っているのよ（健側の手をとる）。どんなか感じるためには触る必要があるの？

ええ。

——手を硬くしてごらんなさい。強く握るのよ。そうするのは良い気分？
いいえ。
　　　——どんな感じ？
・・・・・
　　　——どんな感じ？　気に障る？
気に障る、嫌な感じ。
　　　——今何した？　こちらの手（患側の手をさしながら）で触ってみた？　私に「手を触ってみて？　どんな感じ？」て言ったかしら？
もちろん違うわ。
　　　——何した？　感じたの？
感じたの。
　　　——誰が感じるの？
アレッシア。でもあまりうまく行かない・・・

（休息）

III.

　　　——今度は、ある一つの動作をしてもらいます。あまり肘を動かさないで、シンプルな動作をします。体は止めたままで、手をおなかの上に持ってくる。この時動くのはどこ？
肘。
　　　——肩を持ち上げたり、外に開く必要ないわね。肘を動かして手をおなかの上に持ってくる。
　　　——できると思う？　自分で感じはつかめるかしら？
ええ、頑張れば・・・
　　　——頭の中に、この動作の感じはつかめている？
ええ。
　　　——どうするかわかったかしら？　それじゃ準備して。まずこちら（健側）でやってみましょう。できるかな。
・・・・・
　　　——そちら側でイメージを想起しているの？　実際にやってみてちょうだい。
わかった。これを・・・
　　　——おなかの上に。
こうかしら。
　　　——（セラピストが介助する）
わかった。
　　　——肘を使うわね。それから肩の回転も少し使います。
ええ。
　　　——それに、手もでしょう？
ええ。
　　　——こうして、こうなるの。
ええ、回転も入るのね。
　　　——どちらも少しだけ回転するの。準備ができたらやってみて。
（アレッシアが健側で動作を繰り返す）
OK。
　　　——準備できた？　やってみて。
（動作を患側で行おうとする）
　　　——どうだった？
うまくいかなかった。

第5章　アレッシアの物語

まず、これを見て。縮み上がっちゃっている。
　　——縮み上がっている。どうして？
たぶん、動揺したから。
　　——動揺。
ええ。
　　——普段この動作はうまくできるの？
立ってやるほうがいいわ。
　　——立ってやる。どんな時に立位でこの動作をするの？
一度、クラウディアとやったことがあるの。
　　——その時は、手はきれいにできたのね？
ええ。
　　——ねえアレッシア、今度はこの手を緩めることはできるかしら？
まあ、どうしよう。
　　——目を閉じて、リラックスできたら、私が手を出してもよいように準備できたら言ってちょうだい。
（かなりの沈黙が続く）
まだ・・・
　　——今何を考えているのかしら？　錆を取ること？　どこから？
ここから。
　　——触らないでね。
ごめんなさい。・・・手首から。
　　——手首のどこから？　下からかしら？　上からかしら？　それとも両方から？
両方から。
　　——両方からね。それだけ？　手首だけ？
肘からも少し。
　　——肘からも少しね？
ええ。
　　——それだけ？　それができれば準備できたの？
準備できるはずだわ。
　　——全部から錆を取ったことになるのかしら？
けれど、まだ錆びた感じがするの。
　　——ねえ、どこに錆びたような感じがするのかしら？
肘と・・ええと・・手首。
　　——そうすると、こことここを考えているのね。それだけでいい？
ええ。
　　——本当に？　アレッシア？
いいえ。
　　——こちらの手を右の手にようにしてみて。右腕と同じように左もしてみてらんなさい。
こうよ（左手を開いた状態にする）。
　　——目を閉じる前、手はこうだった？　見ておいた？　さっき手はこんなだった？
こうでした（手を握る）
　　——さっきあなたの手はこうだったわね。こうじゃなかった（手を開く）
ええ。
　　——それでは、今も手はこんな感じ？
そうだと思う。
　　——どうして「思う」って言うのかしら？
いいえ、そうです。
　　——確信しているのね。そうすると私に「準備ができた」という前に、指のことも考えなくてはいけないのではないかしら？
そうだわ。
　　——指のことも考えられるかしら？　そうしないと後で私が手を開けないわ。
（アレッシアが左手を開く）
　　——アレッシア、手は開かないで。あなたが「準備ができた」といったら、私はこの手の準備ができているか感じさせてもらうわ。あなたが「準備ができた」と言ったら、私はまず少し親指をひっぱって、小指を伸ばして、それから他の指も伸ばしてゆく（セラピストが実際にアレッシアの左手を開いてゆく）。それから少し手を動かすかもしれない。それができれば、本当にあなたは、ここも、ここも、ここも、準備ができていたということだわ。
一つ言いたいことがあるのだけれど？
　　——まず終わらせましょう。
できるようになるとは思わないわ。
　　——どうして？
だって、私はあまりに・・・
　　——手をリラックスできるようにはならないというの？

ええ。
　　　──どうして？
だって、すごく（手が）閉じているのを感じるのですもの。
　　　──いい、こちらの手（健側）を閉じてみて。強く握って。今度は手を開くことなく力を抜いてみて。まだ嫌な感じ？
いいえ。
　　　──もう一度強く握って。今こちらの手（健側）は、こちらの手（患側）に似ているでしょう？　二つの手のどちらも強く握られている。今度はこちらの手（健側）を開くことなく力を抜いて。今こちらの手（健側）はこちらの手（患側）と違うでしょう？
もちろん。
　　　──手を自分で開いてくださいとは言わないわ。手をこういうふうに感じたら（開いた健側を指す）「準備ができた」といってくださいと要求しているわけでもないの。手の力が緩んで、リラックスできたら「準備ができた」といってほしいと言っているの。そうすれば私が手のポジションを変えることができるでしょう。だから、自分の手の中に入っていって。肘の中に、さらに先の指のところまで、指の関節のところまで、親指まで。自分の指五本全部を見つけてごらんなさい。
わかった。
　　　──準備できた？
ええ。
　　　──やってみましょう。
（セラピストが患側の手を開き始める）
　　　──いいわアレッシア。手は本当に準備ができていました。
目を開けてもいいかしら？
　　　──いいわ。でも忘れないでね。ここで止まったり、ここで止まったりして、この部分を忘れてしまうことがあるのよ。
さっきと同じ話になるけれど、霧がかかっているの。
　　　──この部分に霧がかかっている。けれど、今はその霧の中に入っていけた？　少しは？
ええ。
　　　──よくできたわ。

　　　──それではまた足に戻りましょうか。
ええ。
　　　──腕についてはもうずいぶん作業したからね。さっきあなたが話した「穴」について考えてみましょう。
わかったわ。
　　　──この穴について何ができるかということだけれど‥

（休息）

　　　──それでは先ほどのあなたの話に戻りましょう。「下肢について言えば、今ではほとんど全部をイメージすることができるけれど、一つ嵌め木が足りない」という話でしたね？
その通り。
　　　──そして、この部分、後の部分だと教えてくれた。
そうです。
　　　──そして「この部分をイメージしようとしても、見ようとしても無い」ということでした。
ありません。
　　　──「色は何でもいい、黒でも白でも」とも言った。
ええ。
　　　──ここが無いのね。
ええ。
　　　──けれど、その分を感じることはできるとも言いました。
ええ。
　　　──自分で触れば感じるの？　私が触れば感じるのかしら？
ええ。
　　　──けれどイメージしようとすると、小さな靴の中敷みたいなものしかない。
そう小さな中敷。
　　　──部分全部が欠けている。それからもう一つ大切なことを言ったわね。その部分が欠けているということで、支えることができない、歩くことができないと。
そう。
　　　──これは全部あなたが言ったことよ。私

第5章　アレッシアの物語

はそれを繰り返しているだけ。

ええもちろん。

——これでいい。

いいわ。

——それでは、その部分が実際なんの役に立っているのか考えてみましょう。先ほどこの運動をしようとしたら、滑ってしまったのよね。あなたは膝を動かし、股関節も動かしているけれど、うまくできない。さっき何といったかしら？　何ができないって？

留めておくこと。

——留めること。

引っ掛かるところがないのよ。

——床に繋ぎとめる引っ掛かりがない、つまり先ほどあなたが言ったように、支えにならないということね。

支え。

——先ほど「支えられない」と言ったでしょう？　そうよね？

その通りよ。

——まず簡単なものから始めましょう。床の一部が柔らかくなったということにしましょう。床の一部が柔らかくて、あなたはそこで（自分の身体を）支えることができるの。

OK。

——でも足指の部分は固い床の上にあります。ただこの訓練をする前に、先ほどの動きをもう少し考えて見ましょう。この動きをするのには、どうすればよかったかしら？「足首を使う、足指を使う」とさっきあなたが言ったわね。そして足首も足指もあなたにはちゃんとある。

ええ。

——足首や足指をイメージできる？

ええ。

——けれど「引っ掛け（フック）も必要なはずだ」と言ったわね。このフックは、誰かがあなたの踵を下にひっぱっているようなものなのね。ええと、糸のついた操り人形は知っているかしら？

ええ。

——それでは足のここ（足先上部）に糸がついているとしましょう。私がこの糸をひっぱると、足がついてくる（足先が持ち上がる）。それからここ（足先前部）に糸がついているということも考えられるわね。その場合足はこちらの方向にひっぱられます（前方に滑るように）。この後のところに（踵後方）糸をつけることもできるし、そうすると足はこちらの方向に行きます（足を後方に滑らせる）。あるいはこの下（踵下）に糸をつけることもできる。そうすると、踵が床のほうにひっぱられる。全部で四本の糸を考えてみました。1はここ、2はここ、3はここ、そして4はここ。こうした糸がついているところを想像してみて。

はい。

——そうすると、先ほどのこの運動をするには、どの糸を動かさなければいけないのかしら？

——四本とも全部？

いいえ。

——それでは、どれ？

まずこれ。これはいらないわね。それから下のほうに行く糸。

——そうすると二本ね。

これと、下のほうに行くやつよ。

——すると、この二本の糸はどう操られねばならないのかしら？

——同じ方向に操られるのかしら？

一本は上のほうに。

——どちらが上のほうに？

これ。そしてもう一本は下のほうに行くの。

——下のほうにね。そしてこの二本は同時に動かされるのかしら？

ええ、いいえ。

——それとも、まず一本、続いてもう一本という具合かしら。

いいえ、上に行く時はこちらで、下に行く時は・・違う違う、一緒に動くのよ。

——一緒にね。それでは「持ち上がる時はこちら、下に行く時はこちら」というのではないわね？

ええ、一緒に動かさなければならないわ。

——一緒にね。この二本の糸は同時に操られなければならないのね。

そうよ。そして一本は上に、もう一本は下のほう

にいくの。
　——そう？　まずこちら（健側）で試してみましょう。この感じをよくつかんでね。二つの方向に、二本の糸が同時に動く。ただし、下の方向に向かうこの部分だけれど、それがほんの薄いものでしかないなら、そこのところを頭の中で肉づけしていくことが必要だわ。形を持った部分にしなければ。踵の形を考えてみましょう、丸みを帯びた形をね。形ができたとして、それには質感もあるかしら？

ええ、肉のね。
　——質感はあるのね？　重さもある？

ええ。
　——この部分には質感も、形もそれに重さもあるの。それではまず左でイメージしてみましょう。先ほど「ここに穴がある」とあなたが言ったその部分、そこをイメージしてごらんなさい。目を閉じて、そこのことを考えてね。ただし、今記述してきたように、形のあるものとして考えてね。その形は見えるかしら？

どうすればいいの？　嵌め木みたいだけれど、三次元のものよ、わかる？　一次元や二次元のものではないの。
　——自分の足を外から見ていて、そこに嵌め木を手で入れるようなイメージではいけないのよ。

いいえ、足は一つのものとしてあるわ。そうでなければ感覚はないわ。
　——その部分に集中してね。目を閉じて足の形を考えてみてください。形をよく知覚するのよ。頭でその形を追っていって。丸みを帯びた形を感じてみて。踵の内部の質感を感じ始めたかしら、あなたに欠けている部分の質感を。
　——できた？　それでは踵の重さを感じられるようになった？　それでは今度はこちら（患側）で同じことをやってみてください。
　——それでは、先ほど行った練習をしてみましょう。足先の部分はこの支え、つまり固定された床の上に載ります。足の後部は・・今からは踵の下についているこの糸だけに耳を傾けるからね。さっき話した方向に行く糸よ。

下に向かう糸ね。
　——下に向かう糸。そしてこの方向に行くと、何かに当たるのだけれども、それはちょうど床が柔らかくなって、踵が床の中に入り込めるようになったような感じなの。その質感を感じてもらうわ。いい？　糸が下に降り始める、そして踵は床の中に入ってゆく、それから私がまた元の位置に戻します。もう一度やってみるわ。質感と形を持った踵が床の中に入ってゆくという感じをよくつかんでね。
　——それでは今の感覚をもう一度考えて。そしてそれと同じものを感じる準備をしてください。形と質感と重さを持った踵が、下のほうに向かってゆく。

OK。
　——それではいきます。糸がひっぱられて、踵は中に入り、そして戻る。もう一度やってみます。同じ感覚かしらアレッシア？

最初のとは違うわ。
　——最初のとは違う。

今度のほうが硬い。
　——今度のほうが硬い。どうやって感じることができるのかしら？　あなたの踵が教えてくれるのかしら？

ええ。
　——よくできたわ。まだこの感覚は頭の中にある？　もう一度やったほうがいい？

やらなくて大丈夫。
　——踵はある？　硬さはある？　重い？

ええ。完全（足にとってそうであるべきもの）ではないけれど。あります。
　——最初の感覚をもう一度考えてみてごらんなさい。
　——できた？　今度の（スポンジ）がまた同じかどうか見てみましょう。糸が踵を床のほうにひっぱっていきます。踵はその重さと硬さで沈んでいきます。・・・同じだった？

一番最初のと同じ。
　——ええ同じ。よくできたわアレッシア。
　——それでは最後にもう一つだけやってみましょう。

はい。
　——もう一度最初のスポンジを感じてもら

第5章　アレッシアの物語

います。準備できた？　踵の言うことに耳を澄ませてね。それでは、これがそのスポンジ、いい？

ええ。
　——認識できる？

ええ。
　——それではもう一度感じる準備をしてね。

ええ・・・OK。
　——踵が降りてゆく・・同じかしら？

ええ。
　——今どこに注意しているの？

ええと・・・
　——足首かしら、踵かしら？

足首。
　——踵にもう一度注意を向けてみない？

いいわ。
　——踵はどんなだったかしら？

中が詰まってなければならない。
　——中が詰まって、肉づけされていなければならないのね。それから？

それから・・・
　——重さもなければならない。

その通り、それに形も・・・
　——今あなたのところに置いたこれ、スポンジが踵と接触すると、スポンジに何か起こるわけだけれど、これは踵が来るからよね。つまりあなたの踵がスポンジの上に作用しているわけ。ここのところにもう少し注意して御覧なさい。踵がスポンジと遭遇して、どんなふうに自分を変えるか、変わるか、今までとは違う感覚をあなたにもたらすか、その結果スポンジが変わるのよ。

OK。
　——さっきのあなたがイメージしているスポンジをもう一度感じてもらうわ。踵とスポンジが出会うと何が起こるのかしら？

踵が下に行く。
　——どんなふうに下に行く？
　——このスポンジだと、どんな具合に下に行く？　降りてゆく感覚をうまく感じられる？

下に行く。感じられるわ。
　——下に行って、中に入る・・・

ええ、なんと言えばよいのかしら・・・下に行く・・・下に行くのを感じるの。
　——けれど、下に行くというだけだったら足首でも感じるでしょう？　踵はなんと言っている？　スポンジを触った時、接触した時に、スポンジに包み込まれる・・感じる？

ええ、感じるわ。
　——踵は下に行くのだけれど、それをスポンジが囲むような形に・・・

いいえ、包み込む、包み込むという感じよ。
　——そうね。
　——それではもう一度これを感じてもらいましょう。踵からの感覚、踵が入ってゆく、包み込まれる。よく注意してね、もう一度繰り返すわ。

OK。
　——この感覚を維持しておいて。ただ踵が下に行くというだけではなくてね。下に行くというだけであれば、踵が無いとしても、ここ（足首を指す）でわかるはずだもの。

もちろん。
　——踵がスポンジと接触を始めると、踵の中に何を感じるかしら？　このイメージを繰り返してみてね、もう一度やってもらうから。（スポンジが）同じかどうかみてみましょう。
　——準備してね。踵の中で感じることを思い浮かべてね。

OK。
　——いい、踵がスポンジと接触を始めるわよ。
　——もう一度やってみるわね。

違う・・・
　——認識できない？

あまり。
　——同じだと思う？

若干上の方と思えるの。
　——どうして、あなたの踵は何て言っているの？

少し・・・
　——さっきとは違うとあなたが感じているこのスポンジについて、あなたの踵は何と言っている？

違うのね。

──包み込まれ方が少ないかしら？
いいえ、もっと硬いように思えるの。
　　──どうして硬いって言えるのかしら？
　　　踵はなんと言っている？
少し上のほうだと・・・
　　──先ほどより少し上の方にあるのね。包
　　　み込まれる感じは？

いいえ、無いわ。
　　──さっきのようではないのね。
いいえ、無いわ。
　　──確かに違うスポンジよ。これはさっき
　　　のより硬いの。・・・OK。

(2003年、サントルソ)

第**6**章

現実の教授法
La didattica del reale

訓練と現実の行為

「現実の教授法」のテーマについて最初に行った講義がここに収録されている。したがって、この講義はあくまでも導入的なものと考えてほしい。このテーマについては、これから各研究グループによる研究、学会などによる成果が発表されていくことになるだろう。非常に複合的なテーマでもあるがゆえに、これからの研究の成果によっては、この講義で提案しているテーマの骨組み自体に変更が余儀なくされることもあるかもしれない。

講義の論点となっているのは、今までは訓練と現実の行為（患者が現実の生活の中で遂行していかなければならない状況や文脈に応じた行為）との関係が十分に考慮されてこなかったのではないかという反省である。したがって訓練室で学習したものと、患者が毎日の生活の中で翻訳していかなければならないものとの間にズレが生じていた可能性がある。

講義の中にも、訓練を現実に近づけるためにどのような道具立てを使うことができるかのヒントを見つけることができると思うが、これをさらに拡大していく必要があるだろう。

現実の教授法

「現実の教授法」は複雑なテーマです。このテーマは今までリハビリテーションの研究ではあまり扱われてきませんでした。ここで強調したいのは、セラピストが訓練で教える事柄と、患者が現実の日常生活に戻りそれに対処していくことで生じてくる行為の必要性とをすり合わせていかねばならないということです。

このような研究で私たちが何をめざしているのかをまず明確にしたいと思います。私たちは患者とリハビリテーション訓練室で接しています。訓練を提示することで患者に感じてもらい、考えてもらっています。しかし、患者に必要なのは、リハビリテーション訓練室で意味ある行為を遂行できるようになることではありません。現実の世界で意味ある行為を遂行できるような指導を必要としているのです。だから訓練の場での経験だけにとどまるのではなく、治療のある段階において現実と向き合っていくことが必要になります。

セラピストが患者に訓練を介して教える内容は、現実の世界、つまり日常生活で試されていかねばなりません。セラピストが患者にリハビリテーション訓練室で教えているのは訓練の内容だけではなく、複雑な現実の世界と相互作用を行う能力なのだということを忘れてはならないのです。認知運動療法において、現実の世界は訓練器具との相互作用として抽出的に取り入れられていることが多く、訓練自体の中に現実の日常生活における行為が物理的に存在しているわけではないからです。

図1の写真は、まさにそのことを表しています。左側には訓練をする手が写っています。右側には陶器をこねている職人の手が写っています。粘土に触れその特徴を理解し、その形を変化させようとしている手です。それは左側の訓練によって回復をめざす行為の一つと言えます。この写真を見ながら、訓練と現実の行為との関係について考えてみてほしいのです。私たちが認知神経リハビリテーシ

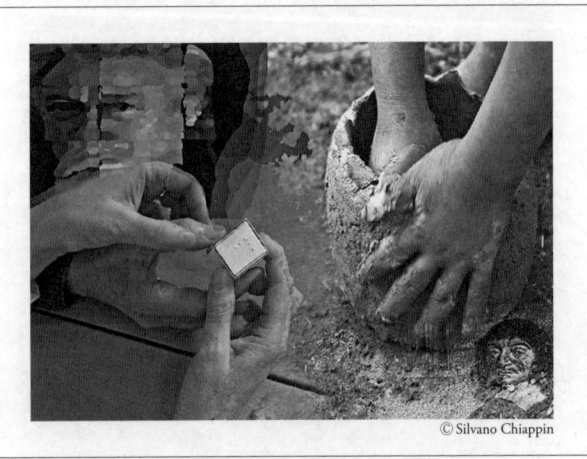

[図1]

© Silvano Chiappin

ョンの治療方略の中で設定している訓練と現実の行為との関係についてもう一度考えてほしいのです。

　また、写真の右下には今回のテーマとは一見関係なさそうな人物像が写っています。高名な哲学者のデカルト（René Descartes）です。デカルトは近代科学の先駆者の一人で、近代科学は正確さをめざし、数量化できるものだけを正確な科学だとしました。しかし、私たちがここで主張することは、デカルトやガリレオ（Galileo Galilei）を始めとする17世紀の科学者たちの主張とある部分では逆のことになります。リハビリテーションでは、数量化のみにこだわっていたのでは、「訓練と現実」との関係を本当に理解することはできないと考えるからです。

　この「訓練と現実」についての研究プロジェクトをどう進めていくかを説明しましょう（図2）。

1. **問題**の中核を明確にします。
2. 理論・訓練・現実といったキーワードとなる言葉の**定義**を考察します。
3. 訓練と現実との関係という問題が、今までリハビリテーションでどのように**捉えられてきたか**について考察します。
4. **訓練の意味**を定義します。ここはとても重要な部分です。訓練の意味を、単に神経生理学的側面、あるいは関節運動やどの筋が働くかどれだけの力が働くかという側面だけから捉えるのでは不十分だからです。訓練が生体システム全体にとってどのような意味を持つのかを考えることが必要です。セラピストが訓練をする時には、「私の指導のもとで訓練を行っている患者にとって、この訓練はどのような意味を持つのか？」ということをいつも考える必要があります。
5. 私たちの研究上の**仮説**を紹介します。私たちが問題を検討した結果として、どんな仮説をもとに研究を進めようとしているかを説明します。問題に向き合った時には、まずその問題を検討せねばなりません。セラピストが訓練室で何か難しいこと、説明できない何かに直面した時には、それについていろいろと考察し分析しているはずです。これがまさに「問題」としてセラピストの前に現れているものです。実は、問題を解決するより

[図2]

1. 問題
2. 定義
3. 現状
4. 訓練の意味
5. 作業仮説
6. 発展と批判

も、どのようにそれを検討していくかというほうが難しい場合が多いのです。リハビリテーション訓練室の仕事では、その点をよく憶えておいてほしいと思います。問題を前にした時、急いで無理に解決案を引き出してはなりません。まずセラピストがしなければならないのは、その問題を考察し分析していくことです。そして、問題を分析することができたら、次にその問題を解決するための仮説を立てます。今回も一つの問題（訓練と現実における行為との関係）を検討し、仮説を立てるというプロセスを進めていきます。訓練の意味を定義して問題を分析したら、次に仮説を立てます。

6. 仮説を立てたら、次にはその仮説が正しいかどうかを**検証**しなければなりません。これが第6項目です。第5項目の仮説までは、私たちの考え方を説明しています。しかし、第6項目、つまり問題のさらなる展開や批判という点については、他のセラピストの協力も期待します。今回、私たちが提案することが理に適っていると考えてもらえるのならば、この仮説を批判したり検証する手伝いをしてほしいのです。そこで第6項目では、私たちの仮説を検証するにはどうしたらよいかについて、いくつかのアイデアを提示することにします。

1 問題

まず「問題」から始めましょう。図3の右側には触覚認識の訓練の場面が写っています。左側には訓練をどのように展開させるのかということが書かれています。

訓練の展開は3つの段階に分けることができます。1番目の段階は理論です。理論に基づいて訓練が選択されます。しかし、訓練を考案して患者がその訓練を遂行しても終わりではありません。訓練で教えようとしたこと、つまり訓練の内容をどれだけ現実の行為に**転移**することができたかを検証することが重要になります。

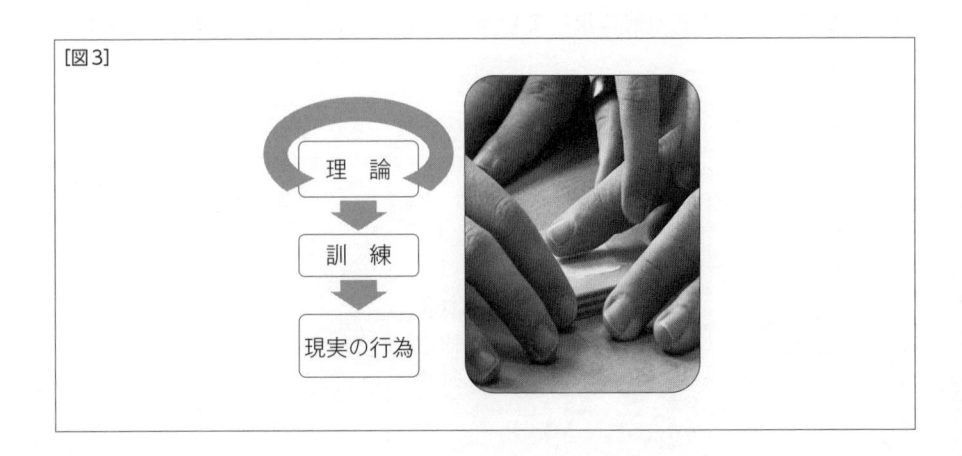

[図3]

この3つの段階について、いくつか整理しておくことが必要でしょう。訓練を提示するにあたり、セラピストは自分の理論を成り立たせている多くの知識の中からどの知識を使って「ある特定の患者のためのある特定の訓練」を組み立てるかを考えなければなりません。患者に訓練を提示する時には、知識の中から、その状況における訓練を組み立てるのに最も重要と考えられる知識を拾ってこなければならないのです。訓練を遂行してもらっても、それで仕事は終わりではありません。さらに、訓練から現実の行為への転移も考えなければならないのです。訓練のために訓練をさせているわけではないからです。

　たとえば、認知神経リハビリテーションの訓練の一つに、タブレットを使い図形に手指を当ててなぞる訓練があります。これは患者に手指でなぞって字を読むことを教えようとしているのではありません。現実の日常生活の中でのある特定の行為を遂行するために有益だからこの訓練を行っているのです。この簡単な例からも、訓練から現実の行為への転移がいかに大切かが理解できるでしょう。

　訓練で行う内容が、現実の行為の中にきちんと転移されていくためにはどうしたらよいのでしょうか？　これが今回取り上げる「問題」です。訓練をする時には、この問題を常に心に留めておく必要があります。最初に訓練を行う時から、その訓練はどのような理論に準拠したものであるのかをまず考えておくことが必要です。次に、その理論のどのような要素を使うことで理論を訓練に落とし込めるのかを考えます。そして訓練の内容、つまりセラピストが患者に教えようとしている事柄が現実の行為に本当に転移されたかどうかを考えます。こうした点を常に自分に問いかけるように訓練していくことで、セラピストの作業はさらに正確なものとなるでしょう。

2 定　義

　ここで研究対象となっている「問題」とは、訓練のさまざまな段階をどのように繋げていくかということです。特に、訓練から現実の行為にどう繋げていくかが問題となっています。この問題に取り組むためには、いつかの概念の定義を見ておいたほうがよいでしょう。

a. 理論の定義

　まず理論の定義から始めましょう。理論とは何でしょうか？　リハビリテーションには基礎となる理論が必要です。理論がなければ、言われたことをそのまま受け入れ、乗馬療法、ボツリヌス菌療法、筋伸張、テンプル・フェイ（Temple-Fay）法、ボイタ（Vojta）法など、何でも受け入れることになります。

　理論はさまざまな知識からなっていますが、それはたくさんの知識の単なる総和ではないし、さまざまな実践的経験の寄せ集めでもありません。それは一連の整合性を持った知識が組み合わさって構成されたものです。

　図4に示しているのは、認知神経リハビリテーションの理論を構成するいくつ

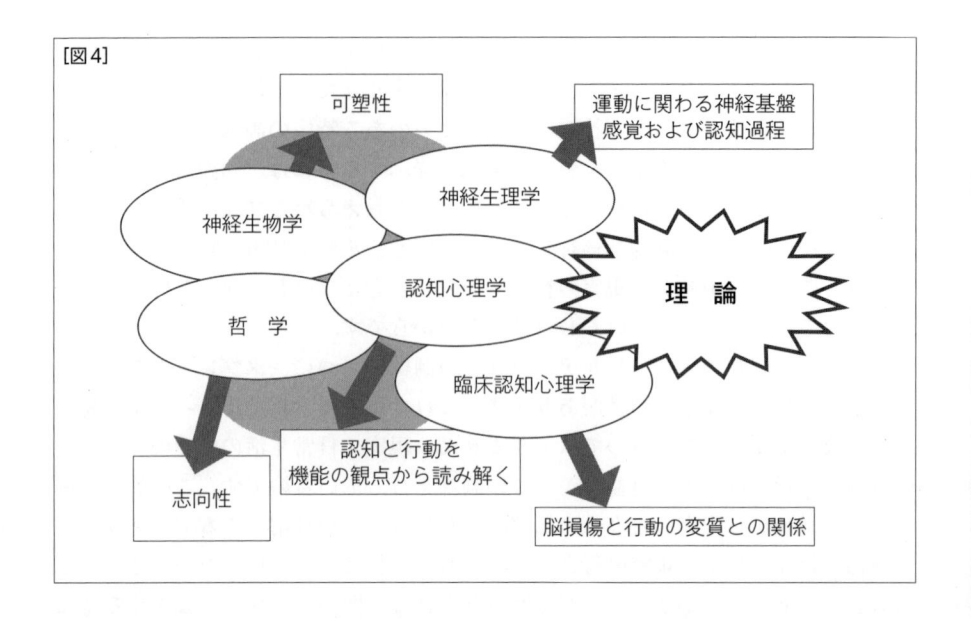

[図4]

- 可塑性
- 運動に関わる神経基盤 感覚および認知過程
- 神経生物学
- 神経生理学
- 認知心理学
- 哲学
- 臨床認知心理学
- 理論
- 志向性
- 認知と行動を機能の観点から読み解く
- 脳損傷と行動の変質との関係

かの知見です。「認知神経理論」は複数の分野からの知識をもとに組み立てられています。神経生理学、認知心理学、神経心理学、神経生物学などの基礎科学を拠り所としています。たとえば、認知神経リハビリテーションでは神経組織の可塑性を重要視していますが、可塑性についての知識を提供してくれるのは神経生物学です。

しかし、科学にはこれ以外にも有益な学問がたくさんあります。近年、認知神経理論はこうした基礎科学の一つとして哲学にも接近してきました。認知神経リハビリテーションの考え方にとって哲学はとても重要です。多くの哲学者が認知あるいは人間とそれを取り巻く世界との関係をテーマとして研究しています。

認知神経リハビリテーションがどのような学問分野の知見に準拠しているかという点について、他のリハビリテーション理論と比較してみてほしいと思います。たとえば、神経運動学系の理論やそれが準拠する学問分野との比較をしてみてほしいのです。神経運動学系の理論を支えている知見は、認知神経理論とはずいぶんと方向性が異なることがわかるはずです。

それでは認知神経理論とはどのような理論なのでしょうか？「回復の質は、それが自発的なものであれリハビリテーションにより導かれたものであれ、活性化された認知過程とその活性のされ方により規定される」とするのが認知神経理論です。これが認知神経理論の"理論的"な定義となります。

しかし、この種の定義だけでは十分ではありません。もう少し実践的な側面からの定義もできます。認知神経理論の原理を受け入れるセラピストなら、実践においてもそれに正確に則ったかたちで治療を行うことになるからです。図5には、認知神経理論の実践にとって重要な要素を箇条書きにしています。認知神経理論を受け入れたセラピストは、常にこれらの理念を実践に翻訳していかねばなりません。これらの要素は実践作業の際の指標と言えます。セラピストは自分が

[図5]

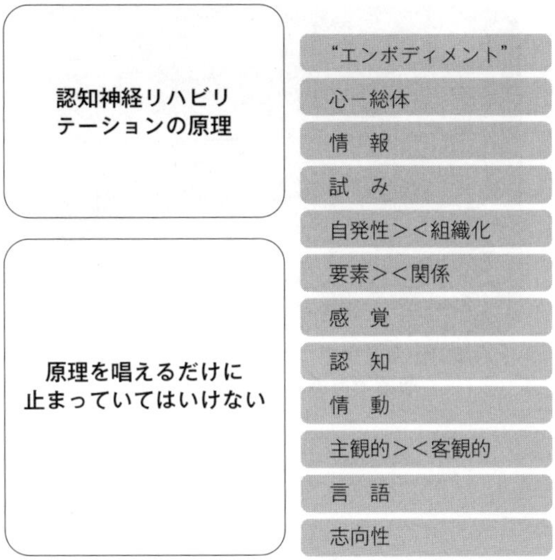

- 認知神経リハビリテーションの原理
- 原理を唱えるだけに止まっていてはいけない

- "エンボディメント"
- 心―総体
- 情　報
- 試　み
- 自発性＞＜組織化
- 要素＞＜関係
- 感　覚
- 認　知
- 情　動
- 主観的＞＜客観的
- 言　語
- 志向性

[図6]

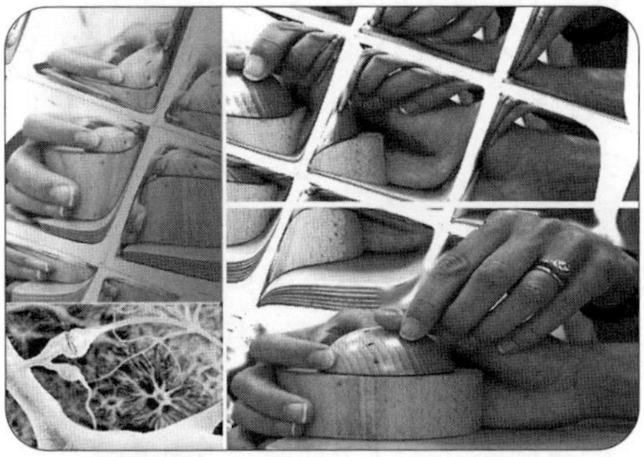

認知神経リハビリテーションとは…

　患者に提示する訓練の一つ一つについて、「この訓練ではこの指標をどのように取り入れているのか？」を考えなければなりません。たとえば、「この訓練において身体と精神の関係はどうなっているか？」あるいは「身体と精神は一つのユニットだという概念はこの訓練ではどう反映されているのか？」と考える必要があるのです。このリストにあるすべての要素について考えていくことが必要となります。

　さらに別の定義の仕方もあります。もう少し抽象的、情動的な定義と言ってもよいかもしれません。そこで、これを説明するために図版を使うことにしました。これらの図や写真は、私たちがつくった「認知神経リハビリテーションとは…」というタイトルのカレンダーに使われたものです（図6）。この分野の専門家ではない人たちに認知神経リハビリテーションを説明しようという目的で作成

[図7]

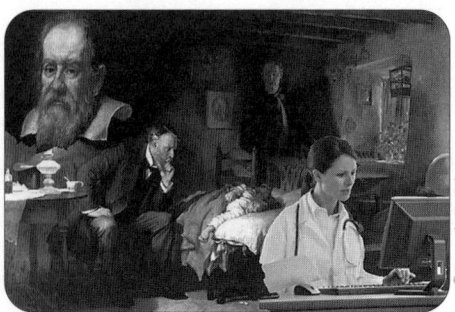

…治療対象が定規やコンピュータなどではなく、
患者であることを忘れない。

したものです。

　1月の図柄（図7）には、「認知神経リハビリテーションは、治療対象が定規やコンピュータなどではなく患者であるということを忘れない」と書いてあります。認知神経リハビリテーションの対象は患者だということを強調しているのです。図版を見てもらえれば、これもやはり認知神経リハビリテーションの定義だということがわかるでしょう。認知神経理論では治療の中心にあるのは患者であり、診断のための機器やコンピュータではないと言っているのです。

　ここで使っているのは19世紀中頃のイギリスの画家の絵です。医師がベッドの傍らに座り、女の子の状態を理解しようとし、またその親と話をしています。医師（私たちの場合はリハビリテーション専門家）は、患者の女の子が家族と住むという文脈（コンテキスト）の中に入ってきています。あまり豊かではない家の日常の様子を見ることもできます。これとコントラストをなすように、手前にはコンピュータを見つめる現代の医師の写真が配置されています。19世紀の医師とは違い、現代の医師は高いテクノロジーを使うための教育を受けています。現代の医師は、理解すべき現実（患者、家族、体験、自覚、社会）といったものには背を向け、コンピュータでの情報処理に集中しています。コンピュータの情報で自分の患者をつくっているのです。今日の医学、特にリハビリテーション医療においても、対象が患者ではなくコンピュータになっていないでしょうか。医師は患者を読み解こうとはせず、コンピュータの画面ばかりを読んでいないでしょうか。

　これをリハビリテーションの訓練に当てはめて考えてみましょう。何もわからないままの患者を歩かせる歩行機械（イタリアではロコマットという歩行機械などが多用されている）を思い出してください。セラピストは患者と対話をするのではなく、歩行機械のコンピュータと対話しながら治療をしているのです。

　今回の認知運動療法マスターコースの会場がピサ大学哲学科なので、左上にはガリレオ・ガリレイの写真も載せてみました。近代科学の基礎を築いた科学者の一人です。もちろん、私たちは科学を否定しているわけではありません。数量化

第6章　現実の教授法

を否定しているわけでもありません。リハビリテーションのさまざまな問題をすべて解決するには、それだけでは十分ではないと考えているのです。

b. 訓練の定義

次の図版（図8）には、「認知神経リハビリテーションは、身体と精神の関係に基づいて病理を解釈していく」と書かれています。認知神経リハビリテーションはさまざまな分野の知見に準拠しています。いわゆる科学的な分野のみでなく、芸術や文学からもヒントを得ます。昨年の認知運動療法マスターコースに参加した人は、講義で『ピノッキオの物語』を取り上げたことを覚えているでしょう（本書の第10章）。ピノッキオを認知神経理論の観点から解釈しようと試みたものです。身体と精神を一つのユニットとして解釈することは、認知神経的な文化のトピックであり、訓練においてはそれが常に意識されねばならないと思います。

訓練とは、「損傷によって変質した機能の回復のために有意味な改善を得るために組み立てられた教育的手続き」です（図9）。セラピストの訓練は「教育的手続きである」という点が重要であり、訓練は単に身体を動かすことではありませ

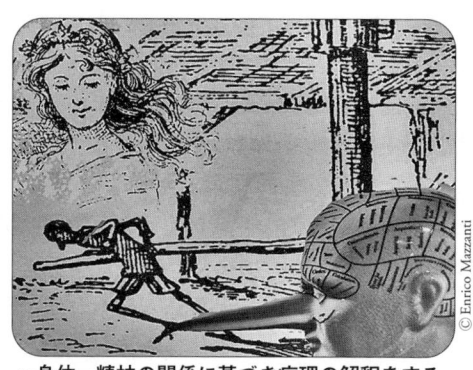

［図8］

…身体－精神の関係に基づき病理の解釈をする。

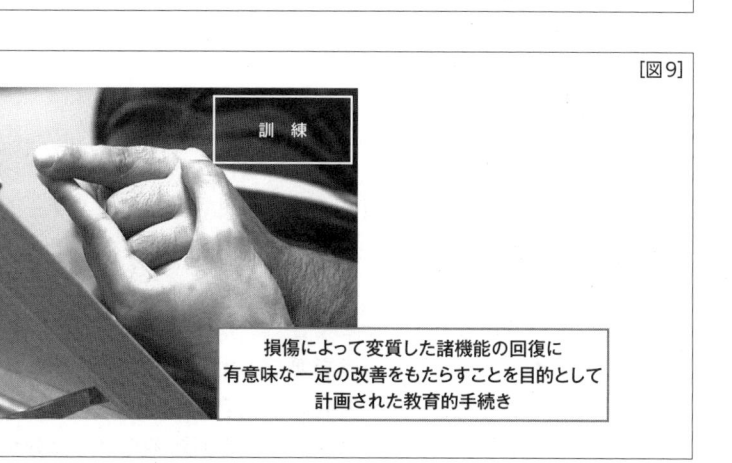

［図9］

訓練

損傷によって変質した諸機能の回復に
有意味な一定の改善をもたらすことを目的として
計画された教育的手続き

ん。患者がセラピストとともに遂行する訓練には、もちろん身体部位を動かすという要素は含まれていますが、それはある特定の行為の改善を達成するために企画されたものでなければなりません。そこで得られる改善は、患者と環境との関係構築にとって有意味なものでなくてはならないのです。それらの改善こそが学習の目標であり、セラピストにはそれを教えるという役割が与えられています。訓練をする時には、「何を患者に教えたいのか？」、「どうやって教えるのか？」、「どのような改善を得ようとしているのか？」、「その改善は日常生活の中でどのように現れるのか？」をいつも考える必要があります。

c. 現実の定義

次に定義するのは「現実」についてです。これはなかなか難しい作業です。ある人たちは、現実とは世界に存在する物体で構成されていると考えています。現実とは、このペットボトルやコンピュータ、他の人たちなどだという考え方です。そして人間の脳や精神は、その存在を確認し処理するためのものだと考えます。つまり、この人たちは絶対的な現実というものを想定しているわけです。そこでは脳は鏡ということになります。

反対に、現実とは観察者の脳の中にしか存在しないと考えている人たちもいます。現実はすべて脳の産物であるという考え方です。つまり現実とは個人の中にある何かにほかならず、外部世界は条件や刺激であり、個人の現実の構築にとっては必ずしも必要ではないとされるのです。

どちらも不完全な部分的視点だと私たちは思います。現実は物体のみからなっているという視点も、現実は人間の思考の中にあるとする視点も、どちらも不完全な視点です。

私たちは「現実とは物体の物理的な存在から始まり情報の構築によってそれに意味を与えていくというプロセスの全体」だと考えています（図10）。現実は物体だけで構成されているわけではないし、脳の中だけに存在するものでもありません。生きて行為する生体システムにとっての意味を世界に付与していくためのすべてが現実をつくりだしていると考えているのです。

3 現 状

次に第3項目に移りましょう。新しい項目に移るごとに、カレンダーの図版を一枚紹介していきます。次の図11には「認知神経リハビリテーションは、身体から来る情報を優先する」と書かれています。どうしてこの概念を強調するかというと、一般的なリハビリテーション専門家も普通の人間も、日常生活の中では視覚を優先しているからです。そこで、ここには神経哲学者のバレーラによる「目はデカルトの番犬である」という言葉を引用しました。左下には訓練の写真があります。触覚や運動覚といった身体の感覚を使って図形の認識をする訓練です。そして、その背景にルネッサンス後期の大理石彫刻の目の部分があります。もう

第6章 現実の教授法

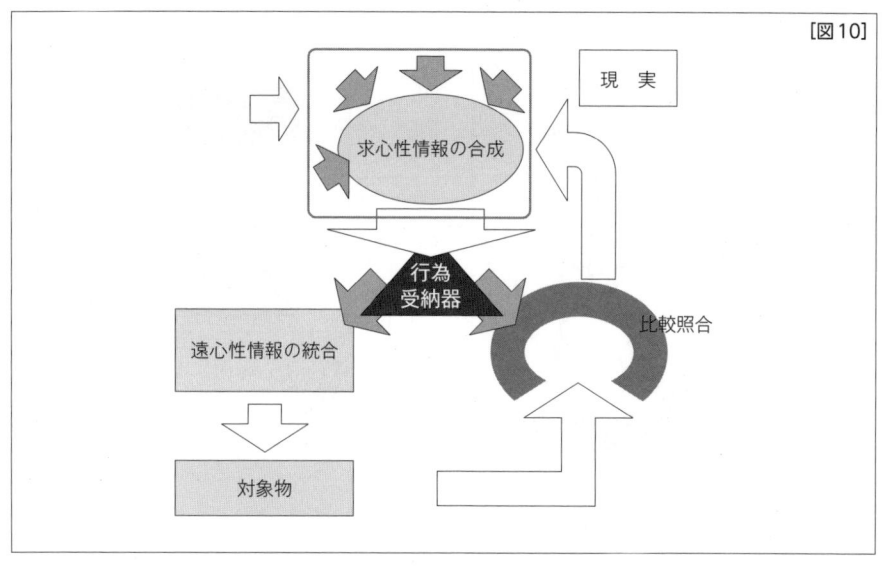

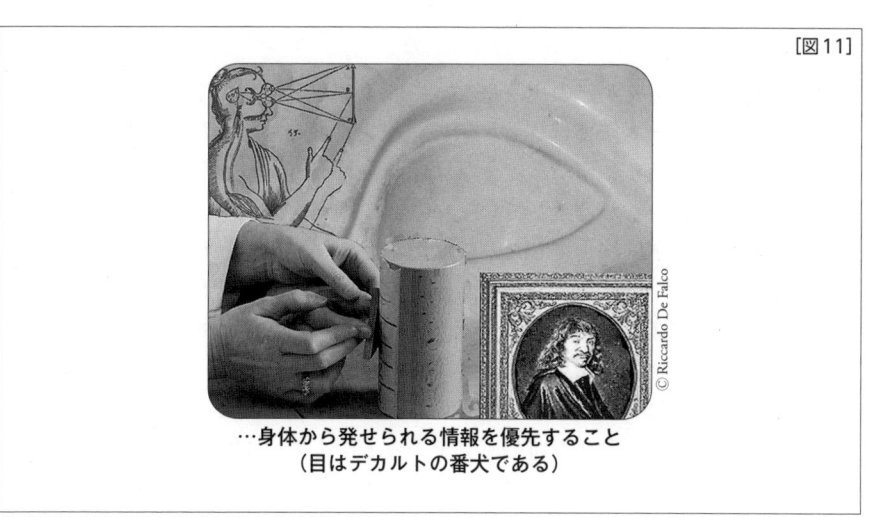

[図10]

[図11]
…身体から発せられる情報を優先すること
（目はデカルトの番犬である）

一つの図は17世紀のもので、長さを評価するためには視覚が重要だということを示しています。

ここで強調しておきたいのは、確かにデカルトの言うように視覚は重要であるけれども、運動機能を学習していくためには触覚や運動覚などの身体の感覚がそれ以上に重要であるということです。

それでは第3項目を説明しましょう。理論から訓練への流れ、訓練から現実への流れや繋がりが、今までのリハビリテーションではどのように捉えられてきたのかを見ていきたいと思います。

提示する図はよく知られているボバース法とカバット法の手技を紹介したものです（図12）。この2つの訓練を見ながら、理論から訓練への展開、そして訓練か

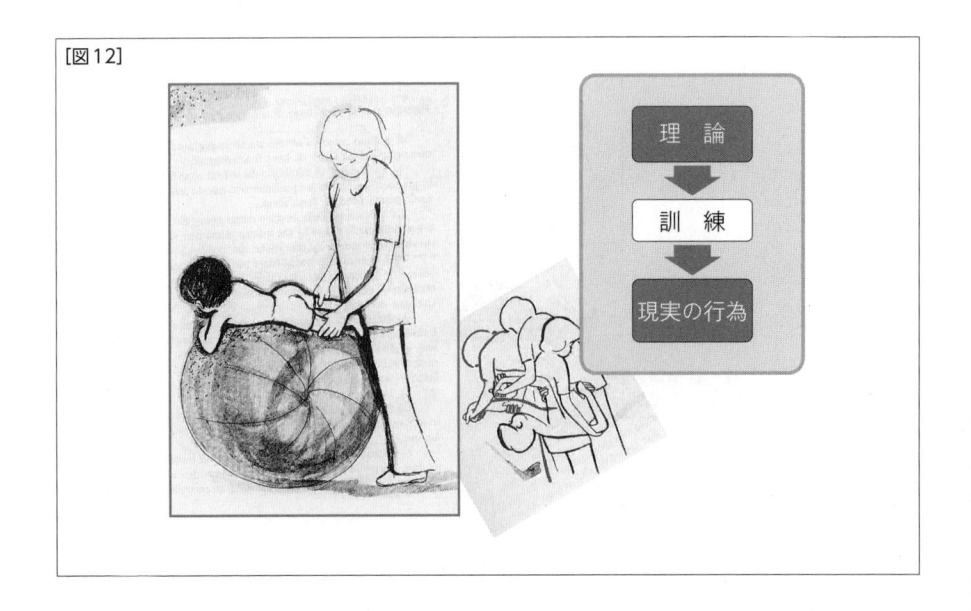

[図12]

ら現実世界への繋がりがどのようになっているか考えてみてください。

　たとえば、ボバース法では理論・訓練・現実世界という3つの段階がどのように繋がっていくのでしょうか？　まず理論から見てみましょう。ボバースの本を読めば理論には少ししか言及していないことに気づきます。一方、ボバース夫人は非常に優秀な理学療法士でした。彼女の治療の様子を記録したフィルムを見ると、脳損傷を負った子どもたちに彼女がさせたいと思う運動を、その手技でうまく引き出している様子を見ることができます。しかし、理論的な知識は昔のセラピストと変わらないように思われます。ボバース夫人は非常に優れた観察者でした。重要なことにたくさん気がついているからです。たとえば、患者が学習するのは運動ではなく、運動した時の感覚であると唱えています。しかし、せっかくこのような鋭い観察をしていたのに、訓練の実際の提示にはそれがほとんど生かされていません。どうしてでしょうか？　それはボバース夫人が医師を夫に持ったからかもしれません。あくまでも私の個人的な仮説ですが、おそらくボバース夫人は、自分では説明のつかないことがあると、神経科医である夫に相談していたのでしょう。しかし、当時の医師から一体何を期待できるというのでしょうか？　1940年代・50年代の神経科医は反射という考え方から抜け出せていません。したがって、セラピストであるボバース夫人は鋭い観察をたくさんしているにもかかわらず、当時の典型的な考え方を持つ神経科医の夫の理論的な説明を受け入れたために、せっかくの観察が生かされなかった可能性があります。

　こうした個人的な仮説は別として、ボバース法の理論の組み立て、また理論を構成する知見に準拠していかに整合性のある訓練に移行していくかという部分は不十分だと考えられます。原因は当時の神経生理学だけにあるのではありません。当時のリハビリテーションでは、基礎科学への準拠や独自の理論の構築ということがあまり重要視されていなかったからです。そこで図12で理論と書かれ

た四角の色はくすんだ色となっています。理論への準拠が弱いということを示すためです。矢印に同じ色を使ったのも同じ理由からです。理論が十分に組み立てられていなければ、理論から訓練への移行も組み立てられません。

　ある特定の患者にある特定の訓練を提示するためには、自分の知識の中から何を使っていくのか選択する必要があります。患者に訓練を提示する時には、理論として構成されている知見の中から、その状況において最も重要であると考える要素をいくつか選択し、それらを関連づけて訓練を組み立てなければならないのです。ボバース法を始めとするファシリテーション・テクニック全般の理論と実践への応用を分析してみると、そのあたりがかなり表面的であることがわかります。同じことが訓練から現実へという移行の部分についても言えます。ボバース法の訓練はきちんと説明されているし、注意深く遂行されます。しかし訓練をどのように現実の日常生活に繋げていくかということになると、ここも表面的な解釈に留まってしまっています。反射を使って活性化されたものであっても、訓練で筋収縮が活性化されれば、それが日常生活の行為の中でも当然活性化できるはずだと考えているからです。

　今度は認知神経リハビリテーションを見てみましょう。私たちは、神経科学の進歩のおかげで、より綿密に作業の理論的基盤を組み立てることができました。しかし、この最後の部分、つまり訓練から現実への移行の部分は少しおろそかになっています。

　認知神経リハビリテーションは常に理論を重視してきました（図13）。何度かの見直しをすることで、理論から訓練への移行の部分も完成されてきました。しかし、私たちも訓練から現実への移行については思考を十分に深めていなかったと思います。この点においては十分ではないことを示すために、この矢印にはさっきと同じくすんだ色を使いました。認知神経リハビリテーションのどこが不十分なのでしょうか？　その歴史的経過を振り返ってみましょう。

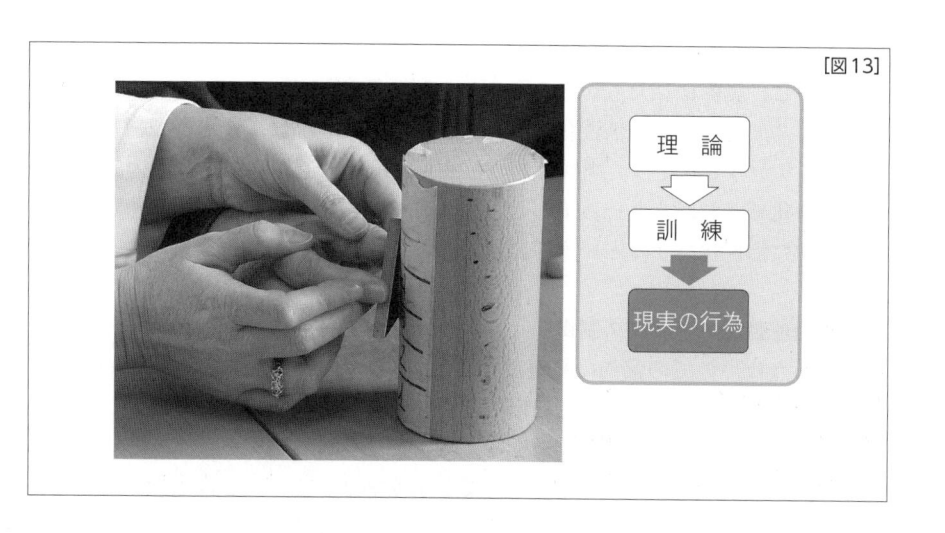

[図13]

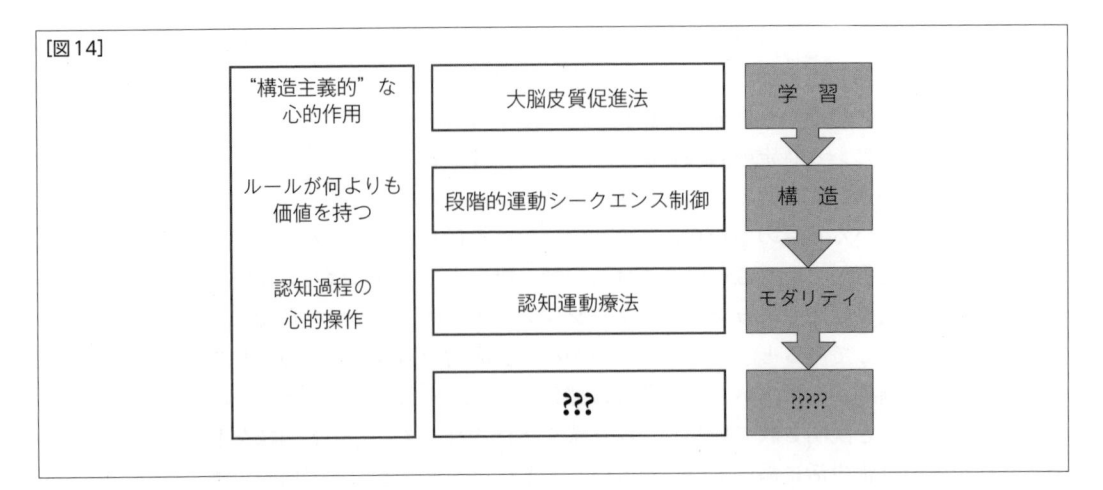

[図14]

"構造主義的"な心的作用	大脳皮質促通法	学習
ルールが何よりも価値を持つ	段階的運動シークエンス制御	構造
認知過程の心的操作	認知運動療法	モダリティ
	???	?????

大脳皮質促通法

　認知神経理論の歴史的経過を簡単に図に示しました（**図14**）。当初、1970年代に提唱したアプローチは「**大脳皮質促通法**」と呼ばれていました。このような名前で呼んだのには理由があります。私たちは神経運動学系のアプローチ（ファシリテーション・テクニック）に対抗するもの、特にその頃イタリアでもてはやされていたカバットの「固有受容性神経筋促通法（PNF）」に対抗するものを提唱したかったからです。カバットの理論的な視点からすると、運動の回復のためには固有受容器あるいは神経筋への促通が重要であり、脊髄は通すが「脳を通す」必要はありませんでした。それは意識化されるものではなかったのです。一方、私たちは最も重要なのは患者の脳を介することだと考えました。私たちの考案した「大脳皮質促通法」は反射を活性化するのではなく、認知過程を活性化させようとするものでした。しかし、その弱点の一つは、最後の矢印にあたる訓練から行為への転移でした。患者が訓練で要求された認知過程を活性化できるのならば、現実の日常生活でもそれができると考えていたのです。

　しかし、実際は私たちが考えていたのとは異なっていました。どうしてでしょうか？　認知過程の活性化の仕方は、行為それぞれによって（少なくとも一部は）違うからでしょう。訓練で知覚、注意、記憶、判断、言語などの認知過程を活性化できたからといって、日常生活の中の訓練場面とは異なる状況でそれを有効に活性化できるという保証はないのです。

段階的運動シークエンス制御

　この点についての最初の見直しがされたのは1980年代のことです。私たちは自分たちのアプローチを「**段階的運動シークエンス制御**」と呼びました。段階的運動シークエンス制御の概念は、訓練で患者にルールを教えるという治療方略にありました。ルールとはなんでしょうか？　ルールとは選択の指標とな

るものです。つまり、訓練の遂行においては特定のルールを要求し、そのルールを活性化させることで一定の選択ができるように教えていこうとしたのです。しかし、この時期にも患者が訓練でルールを覚えれば、日常生活の活動でも活性化できるものと考えていました。この場合にも最後の矢印の部分が弱かったわけです。

認知運動療法

　3番目の理論の見直しから、私たちはこのアプローチを「**認知運動療法（ETC）**」と呼ぶようになりました。認知運動療法では、訓練は患者への問題提起であると考えました。患者はその問題を解決するためにさまざまな心的作用を活性化しなければなりません。この場合にも、訓練中に心的作用としての認知過程が活性化できるのならば、現実の世界でもそれらを当然活性化できると考えていました。やはり、訓練から現実への移行という部分がしっかり探求されていなかったのです。ある状況で遂行された心的作用が、他の状況で必ずしもうまく遂行できるとは限らないからです。

　ここまでの分析をまとめてみましょう。ファシリテーション・テクニックと呼ばれる神経運動系の手法に比べると、理論の定義や訓練の定義は前進しています。しかし、訓練から現実の行為への転移という点ではまだ問題があります。
　つまり、心的作用、ルール、認知過程というものを活性化できれば、自動的に現実の世界でも活性化できると安易に考えていたことが問題でした。心的作用、ルール、認知過程の活性化の仕方は、それぞれの行為に特徴的であり、ある特定の認知的な行為に属するものであるということ、したがって訓練と日常生活における行為という異なる認知的な行為の間では必ずしもオーバーラップするものではないという点をしっかりと考察していなかったのです（図15）。

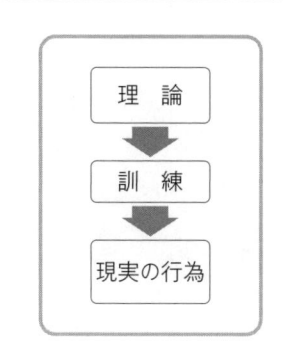

[図15]

理論
↓
訓練
↓
現実の行為

これらの諸要素（認知過程、ルール、心的作用）はシステムにとって意味のあるものでなければならない。
誰が意味を付与するのか？
意味を付与しなければ…
訓練の効果が現実に"適応"することはない。

4 訓練の意味

次に、認知神経リハビリテーションにおける訓練の意味をもう少し突き詰めていきたいと思います。訓練の中でセラピストや患者が遂行する活動の持つ意味をあらかじめ定義しておくことが、この研究を推進するうえで基本的に重要だと考えるからです。

ここでもう一つ、カレンダーの図版を紹介しましょう（図16）。ここには「認知神経リハビリテーションでは、訓練は相互作用を行う身体－精神のユニットに向けられる。そして、身体は運動野によって動かされる操り人形ではない」と書かれています。

手前に人間の顔、そしてその後ろに操り人形が配されています。操り人形は紐で動かされます。そして、そのさらに背後には、神経生理学者のシーバー（M.H. Schieber）による運動皮質の図が配置されています。シーバーの研究については手の運動について講義をした時にも引用しました。彼は運動皮質について研究し、運動野（MI）の運動ニューロン間の結合はあらかじめ決定され固定されたものではないことを示しました。運動ニューロン間の結合は短時間で変化できることを示したのです。こうした仮説は、実はシェリントンの研究を始めとしてすでに一部知られていたのですが、今まで無視されてきました。この仮説は、いわゆるホムンクルスのパラダイム、つまり運動野は可能な「運動スキーマ（運動概念）」の集合体のようなものであり、その運動スキーマ以外には世界との関係を構築する可能性がないとするパラダイムを揺るがすものです。こうした運動スキーマは、自律を有さない操り人形の「糸」のようなものなのではないでしょうか（図17）。

[図16]

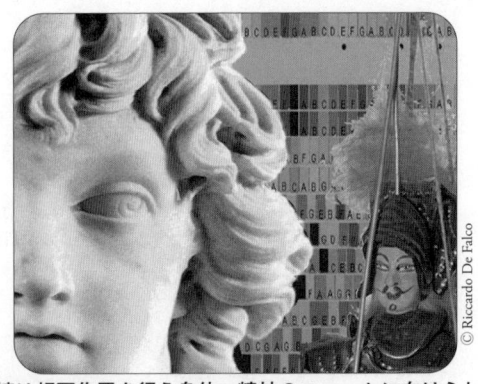

…訓練は相互作用を行う身体－精神のユニットに向けられる：
身体は運動野によって動かされる操り人形ではない。

第6章　現実の教授法

[図17]

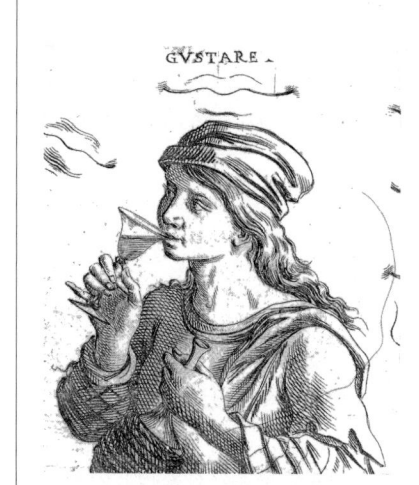

患者にコップを口もとに持っていくことを教えるには、神経生理学的知見、神経生物学的知見、ルール、"パフォーマンスの上位"にある諸要素や協調ストラテジーを考慮すべきである。
しかし、それだけでは不十分…
リハビリテーション専門家は、現実世界における行為の回復を視野に入れなければならない。

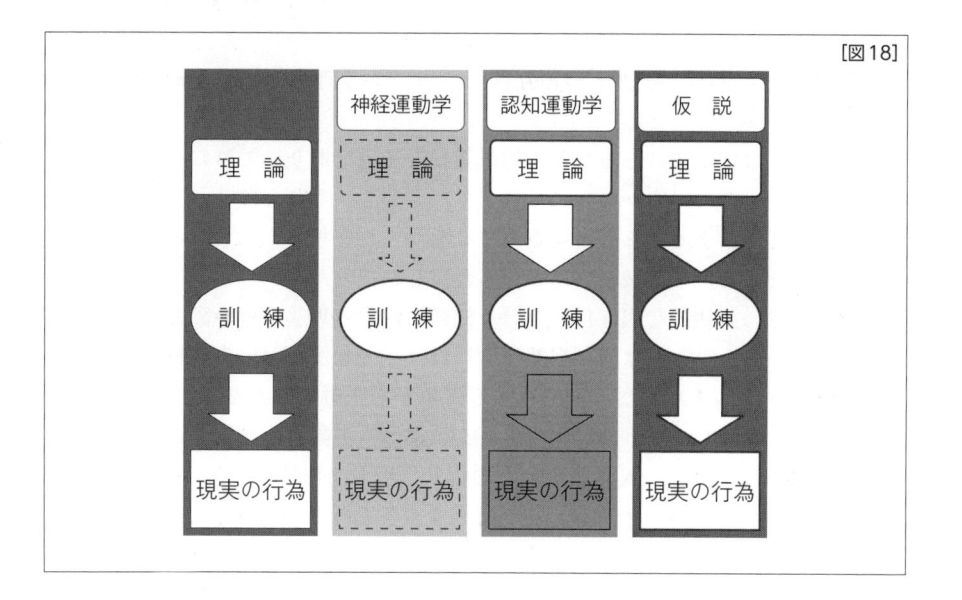

[図18]

4-1　「訓練と現実」の研究プロジェクト

　ここで、ここまでの内容をまとめてみましょう（図18）。まず左端の列には理論から訓練そして現実へという、訓練のあるべき理論的な状況が図示されています。その隣は、神経運動学系のアプローチにおいてそれがどうなっているのかという図式です。神経運動学系の理論では、理論から訓練への移行の部分にも注意が払われていません。そして、訓練から現実への行為への移行もあまり重要視されていません。認知神経リハビリテーションではどうでしょうか？　私たちは認知神経理論を追究してきました。そして、理論から訓練への移行も研究してきました。そして、訓練についての研究も深めてきました。ところが、訓練から現実

の行為への転移には少ししか光が当てられていないのです。

　右端に示しているのが、今後私たちが探求したいと考えているものです。まだ真実に近づいたと言えないことはわかっています。道のりは決して簡単ではないでしょう。しかし、これが新たな認知神経理論の展開につながるのではないかという予感があります。

4-2　相互作用の研究

　私たちがめざすのは、訓練と回復すべき行為との関係についての知識をさらに深めることです。したがって、その両者に共通する要素を綿密に分析し、次にはその中でも最も重要な側面を分析して私たちの研究テーマを展開していくことが必要だと考えます。

　訓練においても、現実の行為においても、その課題は現実の対象物との相互作用を遂行することです。ある特定の情報を構築するために意味ある関係を世界との間につくりあげていくことがシステムの課題なのです。そこで、まず私たちは**人間というシステムと現実との相互作用**についての研究から始めることにしました。

　相互作用とは生命体にとって基本的に重要な能力であり、これについてはさまざまな学問分野での研究がなされています。しかし、それらはリハビリテーションの知としてこれまであまり統合されてこなかったと思います。これが今回の問題に取り組むにあたって最初にぶつかった難しさでした。

　これまでは、認知的な相互作用という問題に関する理論分析や訓練室での実験的試みにおいて、私たちは主に自然科学に準拠してきました。自然科学とは客観的な科学です。つまり観察者が観察する対象から距離をおくこと（第三人称の観察）が前提とされており、数量化のできる現象のみが観察の対象とされます。このような視点に立つと、人間と現実との相互作用も物理的なパラメーター（移動量、速度、加速、力）のみを基本として研究すべきであるとされ、人間の主観的側面（意識、志向性、自覚など）は考慮されなくなります。こうした数量化できないものは科学の研究対象とはならないとされてきました。神経生理学者が細胞の反応を記録する時には、数量化された正確な刺激を与え同じように正確に記録します。しかし、その際には細胞が何を感じ、何を考えているかはまったく考慮しません。つまり、この細胞が属している動物が何を感じたり何を考えているのかは考慮しません。

　少し前までは、伝統的なリハビリテーションの原理に則り、私たちもこうした研究の仕方をしてきました。自然科学との関係を強化することで、患者の現実に対する相互作用をさらに深く知ることができるし、その方法を人間と自然の相互作用の研究、訓練の研究、訓練と回復すべきパフォーマンスとの関係の研究にも応用できると考えていたのです。

　近年になり、自然科学と併せて他の研究方法をも参照することで（**図19**）、現実と生命体、その間の関係性をさらに理解できるとする研究者が出てきました。リ

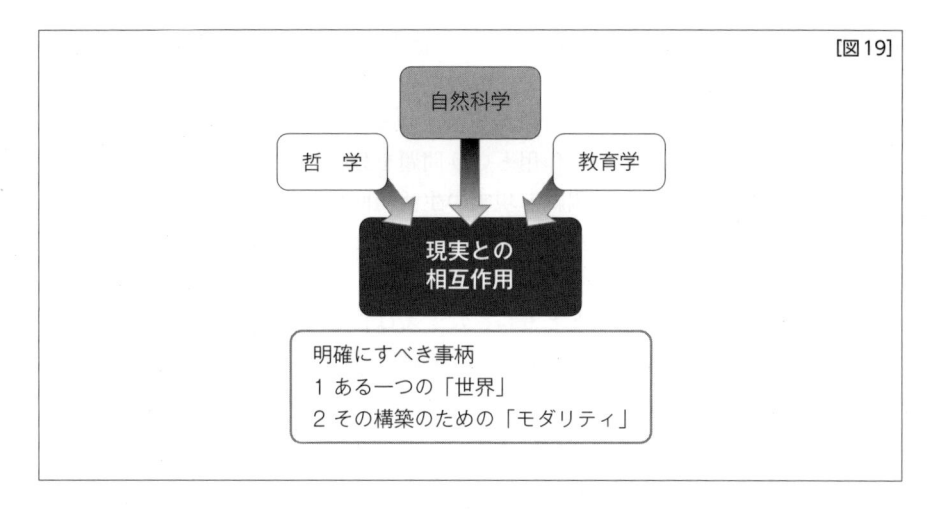

[図19]

```
        自然科学
  哲 学        教育学
       ↓  ↓  ↓
       現実との
       相互作用

  明確にすべき事柄
  1 ある一つの「世界」
  2 その構築のための「モダリティ」
```

ハビリテーションも「人文科学」と言われる分野の研究を重視するようになってきました。たとえば、哲学や教育学です。「人文科学」も神経科学と同じように、人間や人間の行動をその研究対象としています。そして、現実との相互作用もその研究対象となります。しかし、神経科学と違って数量化により評価可能な要素のみを対象としているわけではありません。使われる研究方法ゆえに、数量化できる要素だけを対象にすることでは成り立たないという事情もあります。

認知神経リハビリテーションの理論の基本に関わる仮説として、私たちはこうした学問からの貢献も機能回復をめざしての人間と自然との相互作用の研究には欠かせないと考えます。たとえば、微笑や情動は数量化することはできません。しかし、私たちのリハビリテーション作業がうまくいくためには患者が微笑や情動を表現できるようになることはとても重要です。どこかの科学者が顔面神経麻痺の治療のために数量化を行うのにまかせるというわけにもいきません。このような点に興味のある者は、哲学的な概念である「世界」とアノーキンの「機能系の統合ユニット」という神経生理学的な概念の相関づけを試みてほしいと思います。

だから、人間と世界との相互作用の研究においては、自然科学に触発される研究と並んで（もちろん、これからもバイオメカニズムや神経生理学、神経科学のデータも大切に研究していくべきである）、他の研究の視点も取り入れていくことが必要です。神経生理学や生物学を参考にするだけでなく、これからは哲学や教育学などの人文科学を参考にすることも必要ではないかと考えたのです。

認知神経リハビリテーションでは、2000年頃から「認知を生きる」と題した研究プロジェクトを開始し、すでに何年か前から患者の**観察**という場面における患者と現実との相互作用という問題に取り組んでいます。そして、そのためには人文科学の参照も不可欠であると考えてきました。患者を観察する目的は、患者を理解することにあり、症状の説明を見つけるためだけではないのです。そこで、伝統的に**第三人称**で行われてきた観察と併せて、**第一人称の観察**を行うという可

能性を探ってきました。患者のいくつかの能力についてさらに深く観察・評価し、それを治療の前後に行うことで、改善が生じているかどうかをチェックしようと試みてきました。このような研究方法、つまり2つの異なる視点を相関させるという方法は、現実との相互作用という問題を分析し解決していくために重要です。訓練をさらに検討し、訓練と現実の生活場面で回復させようとする行為との関係性の研究を行っていくうえでも重要だと考えるのです。

　もちろん、それは神経生理学や生物学をないがしろにするという意味ではありません。神経生理学や生物学とともに、たとえば哲学や教育学のような人文科学も参考にしていこうということなのです。訓練の分析や行為の回復過程における訓練の役割を解釈していくために、2つの視点にどのような関係があるかを理解していくことは意味があると思われます。

　これはつまり、第一人称で訓練を研究するということでもあります。訓練を実行している人間システムにとってそれが何を意味しているのかを、患者の言語記述を参照しながら考えていくことを意味するのです。

4-3 それぞれの相互作用は一つの意味を持つ

　すべての認知的な行為は（それが現実の日常生活のものであれ訓練室でのものであれ）、「関心を伴う」相互作用であると言えます。つまり、行為する主体の意識の志向性に結びついているということです。行為する主体としてのシステムの「内的ニーズ」に向けられたものと言ってもよいでしょう。

　ある対象物の「純粋な」認識に向けられた相互作用は存在しません。すべての認知的な行為は、それを行うシステムにとって有意な成果を得るために行われるのです。問題となるのは、相互作用の「関心」を決めているのはどのような「構造」であり、どうやって決めているのかということです。ある時点でのある現実に対する主体の意識の志向性はどのように決められているのかという問題です。

　訓練を組み立てていくためには、ある特定の相互作用についての理解が不可欠である以上、相互作用について次の2点を正確に定義しておくことが必要だと考えられます。

a. 世界：相互作用を引き起こしているのはどの世界か？　どこから相互作用の基礎となる意識の志向性が生じているのか？

　認知神経理論では、運動は、ある特定の状況において情報を処理するために遂行されるのであり、それによって現実に意味が付与されると考えます。この視点に立つと、一つの「世界」が設定されることが必要になります。「世界」とは「意味の宇宙（領域）」であり、ある瞬間ある特定の状況における情報の価値を決定します。現実に意味を付与するには一つの世界の構築が必要となります。構築された世界に応じて、末梢部分も含めた行為のすべての側面が組織化されていくのです。

b. 世界構築のモダリティ

　こうした世界を構築するモダリティ、それが機能回復をめざした研究プロジェクトの対象となるべきです。

4-4 第一人称での研究

　このような考察をしていくと、私たちが取り組んでいる問題を分析していくのには、どのような研究方法をとればよいのかが規定されてきます。今まで主張してきたことをまとめてみましょう。

- 訓練にも現実の行為（パフォーマンス）にも、世界との相互作用を組織化しなければならないという共通点がある。
- どちらの場合も、現実に一つの意味を与える行為である。つまり、行為の主体であるシステムが必要としている情報を構築すること、認知を獲得することを目的としている。

　そこでまず、現実の行為、そして訓練を経験として研究することが、私たちが設定した問題を分析する第一歩となります。訓練を、それを体験しているシステムの側から研究するということです。

　訓練の場合も現実の行為の場合も、何かに意味を与えようとして遂行されます。だから、そのどちらを分析していく場合にも、第三人称の分析だけではなく、第一人称の分析も行い、行為の主体たるシステムの状況をも考慮していくことが必要になります。

4-5 行為としての訓練の持つ2つの意味

　この基本的な原理は一般的な意味での相互作用の研究を導いていくためには満足のいくものであると思われます。しかし、訓練という特殊なタイプの相互作用を考えた場合には十分とは言えません。訓練は、行為する主体のシステムにとっての一つの意味（知るということ）を持つだけでなく、セラピストが想定した改善という観点からも意味がなければならないからです。つまり、その訓練を遂行することで、患者が回復すべき現実の行為との関係をつくりあげていけるもの、回復にとって有意味なものでなければならないからです。

　たとえば、タブレットを使って患者が手指で浮き彫りになっている小型パネルの文字をなぞって認識しようとした場合、患者が行っているのは認識に必要な情報を構築するための行為です。しかし、まったく同じ行為であっても、それがセラピストが計画した訓練として行われるのならば、行為の目的は相互作用を行っている図形の認識だけではありません。こうした相互作用を行うことで活性化されるさまざまな認知過程（知覚、注意、記憶、判断、言語）が、めざす行為の回復との有意味な関係を生むものでなければならないのです。

したがって、訓練の意味を考える時には、回復をめざす行為との関係を定義していくことが必要になります。訓練も行為であり、行為としての訓練の持つ2つの目的は、相互に密接に関連し合っています。2番目の目的だけが、行為としての訓練に特異的な目的となります。それが欠如していたり、きちんと設定されていなかったり曖昧だったりすると、認知的な相互作用であったとしても訓練とは言えなくなるのです。

4-6 有意味な関係を求めて

そうすると意味ある関係性の存在が、訓練の成功にとって重要なものになってきます。したがって、訓練を設定する段階からこれを丁寧に計画していくことが必要になります。しかし、計画されただけでは足りません。設定された意味ある関係性を患者が自覚することが必要です。患者がこれを意識するというプロセスが訓練の成功にとって重要であり、行為としての訓練と回復すべき行為の比較というかたちで治療方略の中に取り込まれていることが必要となるのです。

しかし、ここで注意しなければならないことがあります。行為としての訓練は一連の特徴を有していますが、そのすべての要素が必ずしも、回復プロセスを活性化させるための比較作業に有益なわけではないからです。つまり実践の場では、2つの行為の比較をただ漠然と患者に要求するのでは十分ではないということです。回復のために有益であると考える要素についての比較（類似と差異を見つけること）ができるように、セラピストが指導していくことが必要になります。

相互作用の分析の時と同じように、比較作業も第一人称のモダリティを使って行うのがよいでしょう。セラピストが適切な言語を使いながら、患者が回復に有意味な関係を探していけるよう指導していかなければなりません。

もちろん、このような作業においてセラピストはどの筋が収縮するのか、どの関節が動くのか、どのような反射が引き起こされるのかにも着目していなければなりません。どのような心的作業、ルール、認知過程が活性化されるのかにも着目しなければなりません。さらにそのうえで、訓練という経験と現実の行為の経験というレベルでの比較に注目することが大切なのです。

つまり、これは訓練を第一人称で研究しようという試みです。現実（訓練では多くの場合訓練器具がその役割を果たす）との相互作用の場面だけでなく、訓練と回復すべき行為との間に存在する関係に関わる場面においても、第一人称の視点を取り入れていくことが重要になるのです。

5 仮説

もう一枚カレンダーの図柄を紹介します（図20）。「認知神経リハビリテーションは、自然科学と人文科学のギャップを超えようとするものだ」と書かれています。克服すべきギャップを目に見える形で表そうとしたのがこの図柄です。右側

[図20]

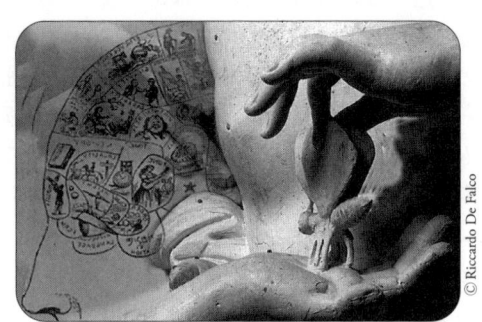

…人文科学と自然科学とのギャップを超える

はカノーヴァ（Antonio Canova）の彫刻の一部分で、蝶が飛び立てるように助けてやっている少女の手が印象的です。人間的なもの、さまざまな対象物との関係を象徴するものとして選びました。反対側には自然科学が象徴されています。ガル（Franz Gall）の提唱した大脳皮質の局在を表しています。ガルは初めて大脳機能局在論を唱えた人物です（第10章参照）。そして、彼の研究を端緒として神経科学における身体と精神の関係についての議論が展開されてきました。

認知神経リハビリテーションを、人間的なもの（蝶に飛翔を教えること）と認知科学的なもの（ガルの大脳機能局在論）の橋渡しをするものとしてみてもらいたいのです。

最後に、「問題」を解決するための仮説を提示しておきましょう。いくつかの仮説を定義していきますが、それは今まで説明してきたことのまとめにもなっています。順番に整理してみましょう。

1. 訓練も、回復すべき日常生活における行為（パフォーマンス）もどちらも行為です。訓練も一連の身体部位の移動から成り立っています。身体部位の移動は筋収縮によって行われますが、筋収縮はあくまで一連の行為の鎖の最後の輪です。そして、この身体部位の移動は、行為する主体であるシステムにとってその時点において特定の意味を持つ情報を構築することを目的として遂行されます。こうした視点に立つと、訓練を分析する時にはアノーキンによる行為の図式を参照するのがよいと思われます（図10参照）。患者に対して行う訓練一つ一つについて、アノーキンの行為の図式に準拠して考察することを薦めます。訓練をアノーキンの行為の図式に当てはめて考えてみてほしいのです。回復すべき行為と訓練のどちらも、図式に記された行為の構成要素、つまり「求心性情報の合成」、「行為受納器」、「遠心性情報の統合」、「対象物との関係（比較照合）」を備えていることがよくわかるはずです。

2. 2つの行為に共通するのは構造だけではありません。どちらも患者にとっての経験であるという点が共通しています。それは、相互作用を行う現実に対してどのような意味を付与するかということと緊密に結びついています。したがって2つの行為は、ある一つの「世界」を構築する必要があるという点でも共通しているのです。行為は現実に意味を与えるという目的があり、それを実現するためには一つの世界を構築することが必要なのです。

3. 訓練をするセラピストの課題は、筋収縮を生じさせることだけではありません。運動の文脈に有効な認知過程や心的作業を活性化させることだけでもありません。もっと高位にある統合ユニット、つまり「世界」を活性化させることにあります。それが現実との相互作用に意味を与えるのです。それによって、その時点でシステムにとって有意味な情報を構築することが可能になります。

4. 行為としての訓練の目的は、患者に現実（多くの場合訓練器具がその役割を担う）との相互作用を行ってもらうことだけではありません。訓練と密接に関連している日常生活における行為の改善を引き出すことが目的です。セラピストがある一定数の日常生活における行為について、計画的にプログラムした改善を引き出すことが目的です。したがって、訓練は世界を構築し相互作用に意味を与える状況を設定するだけではなく、損傷によって変質した世界を再構築する助けとなる要素を含んだものでなくてはなりません。

5. 訓練で構築された世界が回復にとって意味のあるものになるためには、回復すべき行為の世界とのある一定の関係をつくりだせるようなものでなければなりません。そこで、現実世界と訓練との関係という問題を解決するためには、訓練の世界と回復すべき日常生活における行為の世界との間にある関係を分析していくことが必要になります。セラピストの課題は、このような関係を設定していくこと、また患者がそれを探していくように指導することにあります。

6. したがって、認知神経リハビリテーションにおけるセラピストの課題は今までとは違ったもの、より複合的なものになってきます。患者と適切な対話を行い、患者が訓練と日常生活における行為との間にある差異と類似の中から、めざす改善を達成するために有益な差異と類似を見つけていけるように指導していくことが必要になります。

7. 訓練も日常生活における行為も経験です。探していく差異や類似には、患者の生きた経験に関わるものも含まれるべきです。訓練の経験と行為の経験（損傷以前の経験、運動イメージの活用も可能）との比較においては、第一人称での分析も必要になります。この分析はセラピストの指導の下に患者自身が行うわけですが、認知的な側面のみでなく、感覚的な側面あるいは現象学的な側面を含んだものでなければなりません。

8. 訓練と日常生活における行為の比較を、第一人称のモダリティでも行うと

いうことを、訓練の中に取り込むべきです。2つの経験の比較をするように患者を指導していくことは、訓練の効率的な遂行のためだけでなく、訓練の有効性を確認したり、治療方略の展開を選択していくうえでも大変重要だからです。

9. 訓練と日常生活における行為という2つの行為のどちらも、理論的には分析の可能性が無限にあります。理論的に考えれば、比較の対象となる要素の数は無限にあります。しかし、そのどれもが回復という目的から考えた場合には、同じように有益だというわけではありません。
10. このような仮説に立つと、セラピストの役割は訓練の遂行で終わりということにはなりません。運動の遂行に改善が見られたかどうかの観察で終わりということにもなりません。セラピストの役割は、訓練と日常生活における行為との間にある関係の中から回復にとって最も有効なものを構築していけるように訓練を組み立て、患者を行為の回復へと導いていくことです。

6 さらなる展開と批判

　理論から訓練への矢印、そして訓練から現実への矢印を思い出しておきましょう（図3）。今ここで強調しているのは、2番目の矢印、つまり訓練から現実の行為への橋渡しをどうやっていけばよいのかということです。今回の提言はあくまでも仮説です。私たちは、訓練と日常生活における行為との間にある「回復に有意味な関係」を理解していくためには、この2つの状況の比較が必要だと想定しています。そして、この比較は第一人称の視点からも行うことが必要であると考えているのです。
　「現実の教授法」についての研究プロジェクトに納得してもらえるなら、ぜひこの仮説を私たちと一緒に検証していってほしいと思います。では、実際に何をしていけばよいのでしょうか？　その手順について提案したいと思います。

a. まず、認知神経リハビリテーションにおける訓練を一つ選びます。セラピストは、患者の状況についての知識や神経生理学の知識、病理についての知識やその病理の進み方についての知識を基礎に、患者に提言する訓練を選んでいるはずです。そのうちの一つの訓練を選びます。
b. 次に、その訓練を患者に提示することによって改善しようとしている日常生活の行為を具体的に書き出します。訓練を遂行することでどのような日常生活における行為に改善をもたらしたいと考えているのかを書き出します。
c. そうした日常生活における行為の中から一つを選びます。訓練を提示することで最も改善しやすいと考える日常生活における行為がよいでしょう。患者はまだその日常生活における行為を一人で正しく遂行することはでき

ません。そこで、その日常生活における行為の運動イメージを想起することを要求します。言語教示など有意味な運動イメージを想起させるのに使うセラピストの教育的な介入方法を活用しながら、患者に運動イメージを想起してもらいます。ここまでの治療で、患者は行為としての訓練を行うとともに、その訓練で改善しようとしている日常生活における行為の運動イメージを想起してもらったことになります。

d. 患者にこの2つの比較を要求します。比較をするということは差異と類似を探してもらうということです。「訓練をしている時に感覚的レベルで感じたこと、情動レベルで感じたこと、考えたことと、日常生活における行為をイメージした時に感じたこと、考えたことの間に何か共通点はありますか（類似）？　どこが違いますか（差異）？」と質問します。当然ながら患者との対話の役割はとても重要となります。そして、セラピストが患者の選択を導いていくことが必要になります。ここが実は最も難しい部分です。2つの状況に何が共通しているかと漠然と聞くだけではいけません。2つの状況で何を同じように感じ、何を同じように考えたかと聞くだけでも不十分です。患者は認知神経リハビリテーションの観点からして有意味な方向に選択を向けていくことが一人ではできません。計画したリハビリテーション（行為の回復の可能性）にとって有益だと考えるものに関しての比較をするように患者を導いていくのがセラピストの課題なのです。

(2011年2月3日、ピサ大学)

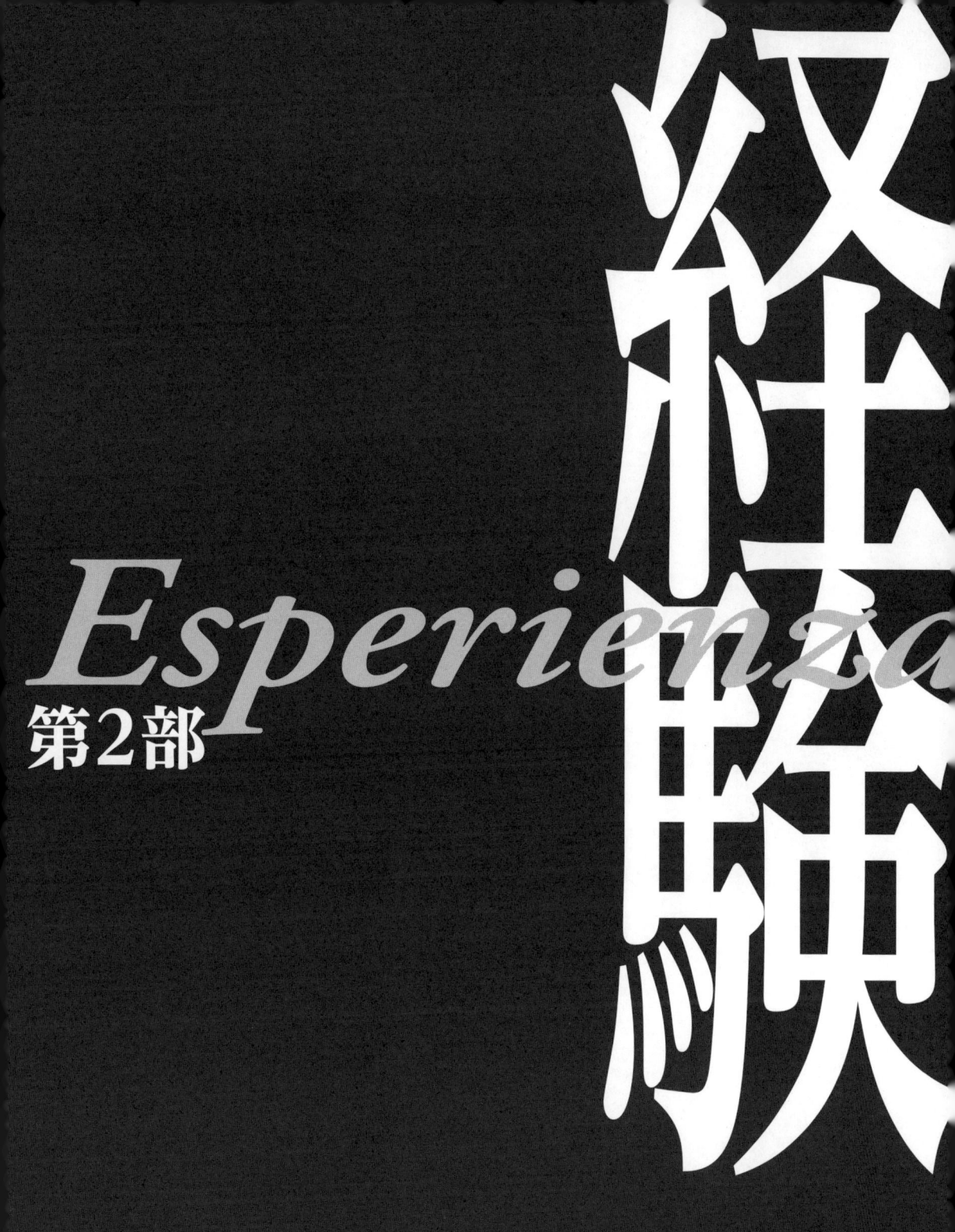

経験
Esperienza
第2部

第7章

身体を語る
Raccontare il corpo

この内容は雑誌『Relazioni Intenzionali（志向性を持った関係）』に掲載されたものである。身体および、身体と精神そして外部環境との関係について、それが行為する主体の志向性に準拠するものであることを考察したものだ。『Relazioni Intenzionali』誌はサレルノ市にあるモンテサーノ・センターが発行したものである。問い合わせ先は次のとおり：R. De Falco, Edizioni Silba, Via F. Galdieri, 3, 84086. Roccapiemonte (Salerno)。3号が発行された後、経済的・政治的な問題により休刊している。発行された3冊は身体研究のさまざまなモダリティについて毎号異なるテーマを扱っている（鏡に映った身体、表象など）。このテキストでは、身体表象に文化、つまり世界への視座がどのように影響しているかを考察している。

そのような観点から、ホフマン（E.T.A. Hoffmann）（『砂男』）、スティーブンソン（R.L. Stevenson）（『ジギル博士とハイド氏』）、シェリー（M. Shelley）（『フランケンシュタイン』）、またウェルズ（H.G. Wells）、アドルフォ・ビオイ＝カサレス（A. Bioy Casares）などの古典作品を読み直してみてほしい。紹介されているさまざまなテキストを読み比べ、それをリハビリテーション行為にどう翻訳できるかを考えてみてもらえたらと思う。

…科学の「合理化」は、人間からあらゆる創造性、自然、そして脳の認知過程との関係を、本質的かつ自由にコントロールする力を奪ってしまった

カルロ・ペルフェッティ

1　身体を語る

　今回、認知神経リハビリテーション（認知運動療法）の視点から、皆さんとともに考え、議論していこうと取り上げるのは、患者が自分の身体や行為について、中でも特に現実やそれを構成する物体との関係をどうつくりあげていくかを「語る」ということが、変質した脳機能の理解やそこからの回復にどのような意味を持つかというテーマです。人間が自分の身体について行う言語記述の可能性の持つ幅の広さ（ある関節が動いた時にどう感じるかから、草原を歩いている時の気持ちまで多種多様である）、そして「身体の物語」を収集し分析することで機能回復の過程をさらに効率的に組み立てられるという可能性についてじっくり考えてほしいと思います。

　これは実はなかなか重大なテーマです。というのも現代科学の基礎にある原理そして客観性を求めて言語を排除するという特性と衝突するからです。こうした原理をさらに頑なに標榜してきた「理学療法（physiotherapy）」とぶつかるからです。身体に関わる諸問題の持つ重要性は、リハビリテーション専門家にとっては他のどの臨床家にもまして決定的なものです。他の分野の臨床家にとっては、対象とする身体器官、その生物学的特性、その機能や病理の解釈において医学以外の文化的要素はあまり絡んではこず、したがって物理的治療や薬学的治療が最も確実と思われるし、哲学や認識論的な議論の対象となることもないでしょう。肝臓を専門とする医師は、肝臓の機能をよりよく理解するためにたとえばサルトル（Jean-Paul Sartre）の書物を紐解く必要はありませんし、腎臓専門医には排泄についての現象学を著したメルロ＝ポンティ（Maurice Merleau-Ponty）のような人物はいまだ出現していないのです。

2　医師の研究対象はモデルであり、現実ではない

　ある知を構築しようとする研究者にとっての第一歩は自分の研究の対象を特定することですが、これは臨床家の場合も同じです。そしてこれもまたすべての研究分野と同じですが、知識が十全ではないので研究対象のモデルをつくりあげることになります。このモデルとは抽象的で観念的な仮説であり、現実と一致するものではありません。研究者の知見を説明するためにつくられるのがモデルであ

り、それぞれの学問に許された道具立てを使って（医師の場合は薬物、リハビリテーション専門家の場合は訓練）、その妥当性が検証されていきます。ところで、医師の研究している「肝臓」は現実の肝臓ではないこと、あるいはリハビリテーション専門家が研究している「運動中の身体」は現実の身体ではなくモデルにしか過ぎないということ、またモデルの構築には厳密に科学的な要素のみでなく文化的な要素も絡んでいることについて、十分な考察がされていない場合が多いと思います。

研究者の中には「医療は人間の身体や病気について当然ながら特定の輪郭を与えてきた」であるとか、「生物学は文化の外にあるのではなく、深くその一部なのである」という発言をしている者もいますが（Byron Good, 1999）、なかなか耳を貸してもらえないのが現実です。

グッドは、絶対視されている医学の価値を今一度議論し直すことが必要だと述べています。彼は医学を「絶対の真実である」とする見方は正しくないとし、「医療が人間、患者、身体、病気、人間の生理を構築する」として、「臨床の実践の中で医療の注目をひく対象がどのように構築されてきたか」について病理や治療以外にも視点を広げて研究する必要を提言しています。

そうすると、「近代科学」によって打ち立てられた原理を基礎として、医師そしてリハビリテーション専門家が、自分たちの研究の関心に都合のよいように人間の身体というものを構築してきたのがよくわかるはずです。ある一定の側面（物理的側面や簡単に数量化できる側面）のみが取り上げられ、その他は消去されてきたのです。

医療の研究の基礎となるのはまずその時点で応用可能な知識ですが、これは完全なものではありえないし、その時代の「偏見」と結びついたものです。もう一つの基礎となるのはどれだけを臨床家が治療として実践できるかということですが、これもまた完全ではありえず、その時代の科学レベルや技術レベルに規定されるものです。

モデルの構築は、病人のためよりも研究の完成を目的として行われてきたのだということがわかります。「患者のため」と「研究のため」は必ずしもいつも合致するわけではありません。マルピーギ（Marcello Malpighi）の「水車を回す天使」（143頁参照）の有名なフレーズ（私、医師、水車、あなた、宗教者、天使をめぐる話）は、当時支配的であった宗教権力との暫定的な妥協を図ろうとするものであり、いずれは天使の領分とされた部分も科学者が関心の対象とすることを前提としていました。ところが、徐々に近代科学の文化マニフェストの性格を冠せられることになってしまったのです。つまり唯一の研究の対象、合理的な医療の対象は水車の車輪であるということになるのです。

3　リハビリテーションのモデル

リハビリテーション専門家はこうした見方を無批判に取り入れたばかりでなく

（自分の仕事の一番大切な部分がそれで説明できるのかどうか考えようとせず、またこうした極端な単純化が自分の仕事の進め方を笑止千万なものに変えてしまうことに気がつかず）、提言されたモデルの持つ"物理的"傾向や"反認知的"傾向を助長してしまいました。

　リハビリテーションはオフィシャルな医療から冷遇されていると感じて居心地の悪さを感じながらも、それでは独自の道を探そうと新しい神経科学の研究などを参考に努力するのではなく、支配的な医療文化に与することを選び、理論と実践の両面において物理的局面と認知局面の相互依存を拒否する方向をむしろ強めたのです。誤解の余地がないようにとでもいうことでしょうか、その専門分野に名を与えるにあたっては、物理療法あるいは理学療法という用語を選び、その関心と注意が患者の肉体や病気、生物学、治療方法などにおける物理的側面のみに向けられることを強調しているのです。

　医学を研究することが、ある特定の認識の仕方を獲得することであるのなら（Good）、そしてそれに基づき研究対象について整合性のあるモデルを構築することにあるのなら、自らを"理学的"と定義する医学を研究することが、こうした極端な視点に走ってしまったのは明らかです。測定・計測や数値的客観性を基礎とするオフィシャルな科学に準拠することで、理学療法士の構築した身体モデルは、関節角度や筋出力の強度という計測に便利な要素のみを強調するものとなり、認知的あるいは現象学的なパラメーターを排除するものとなってしまったのです。

　この事実はリハビリテーションという学問の発展に大きな負の影響を与えています。ある研究モデルを採用するということは、そのモデルが病理の解釈、あらゆる治療方略の作成にとっての準拠の中心となることであり、そのモデルに知の構築や知の拡大が依存するからです。

　身体モデル、自己、そして現実、このような見方は、身体モデルの構築のみならず精神に関する知識の構築にも働きかけました。精神に関する知は極端に単純化され、「筋収縮を遂行する意志」にまで卑小化されてしまったのです。また精神に関わるさまざまなコンセプト（自己意識など）にもそうした考え方が反映されました。

4　身体のモデル：私自身が現実である

　このモデルでは身体と精神はまったく分離されたものとして、せいぜい極端に原初的で限界のある関係として（片方が運動指令を発信し、もう一方はそれに従うという関係）捉えられています。このようなモデルは当然ながら、身体を介して世界との間で構築される諸関係に関する研究のあり方にも影響を与えることになります。そこでは、世界も物理的な絶対的特性を備えたものとしてのみ存在するのです。

　その結果、リハビリテーション研究の対象として捉えられる身体と世界との関

係は一連の物理的な関係のみとなり、ステレオタイプ化された力の関係やあらかじめ設定された運動プログラムに従って遂行される関係の分析のみが把握されることになります。

　リハビリテーション治療においても、対象物（物体）との関係は個々に独立して存在している要素間（身体と現実）の機械的な相互関係のみに還元されてしまいます。つまり、身体がその細分化能力を生かして対象物に対して適応し、それを改変するという部分のみが捉えられているのです。対象物との関係は「志向性（意図）を持った関係」から引き出されるものであるという点、対象物のみが改変されるのではなく相互作用を組織した主体もまた改変されるという点が完全に見逃されています。身体と対象物との関係は両者間の物理的な関係ではなく、いわば弁証的な関係であり、その関係の中で両者の存在が改変されるのです。マンゾッティ（Manzotti）およびタリアスコ（Tagliasco）の弁を借りれば、伝統的なリハビリテーションは現実の存在学的な側面のみを対象とし、現象学的あるいは認識論的な側面の重要性を排除してきたと言えるでしょう。

5　モデルは患者に伝播する

　こうした身体、自己、世界についてのモデルは支配文化により提言されたものですが、その文化的重要性がゆえに、患者にも何かしらの形で伝わっていきます。そして、やがて一般庶民レベルに普及し、当然の疑いのない知識として受け入れられるようになるのです。このレベルでは、モデルが理論構築に対応する仮説であり検証されねばならないものであるという観念は抜けてしまい、絶対的な真実として受容されるようになります。

　17世紀以来の科学イデオロギーにより、このモデルの受容が助長され、確信となって普及しました。たとえば、17世紀の科学は数量化できない要素に重要性を認めませんでしたが、これが影響して一般庶民レベルでは筋収縮がすなわち運動行為であるという図式を形成してしまいました。運動を物理的成分と同視する考え方からは、有意味な機能回復を図るパラメーターとして、また応用学問たるリハビリテーションが患者に提供する処置の特性を計測するパラメーターとして、筋力を信望する傾向が導かれました。一連の筋力増強訓練の手技や物理的な反射刺激は、こうした庶民の認識に対応するものであり、リハビリテーションの技術的アプローチが複雑になればなるほど、庶民の幻想の中では、強力なインパクトを持つものとなるのです。

　これはいわゆる「虚偽の意識」のケースではないでしょうか。こうした状況が生じるのは、「考える者が、彼を動かす本当の原動力を知らずに見せかけだけの偽の原動力を想像し、現実を直視する代わりに観念や表象を見つめ、それを人間の間に現実に存在する葛藤とすりかえてしまう」（M. Spinella）時です。患者そして健常者は、身体・身体と世界の関係・身体と精神の関係の持つ現実の本質がわからず、身体とは世界を改変するために使用される道具にすぎないという外から

押しつけられた偽の意識に囚われています。身体の意義は「意志」の「指令」に正確かつ迅速に対応することにあるという偽の意識に囚われているのです。

その結果、対象物との関係、あるいはそれによって引き起こされる空間の変化についても物理的特性以外は何も"感じる"必要はなくなってしまいます。痛み（これは道具が壊れている、あるいはその機能が十分に働いていないという意味となる）以外の知覚は意味（認知的あるいは現象学的な）を持たなくなってしまうのです。

人間の身体をこのように具象化してしまったその根本が、科学の客観化プロセスや近代産業の技術や組織にあることは明らかです。こうした見方に囚われた結果、健康な者であれ病んだ者であれ、自分の背の高さ（cm）や体重（kg）を正確に知ることは重要であると考えはしますが、自分の身体について数量化できない特性を"感じ取る"ことが同様に重要であるとは考えなくなります。したがってそれを知ろうとはしないし事実認識できないのです。対象物や世界との相互作用を感じようとはせず、物理的に特定化できる最終結果の確認だけに終わってしまうのです。その結果、機能回復にとって重要な役割を持つと考えられる一連の認知過程（知覚、注意、記憶、判断、言語）が意識経験から排除され、無意識の領域に閉じ込められてしまっているのです。

6 | 認知的無意識

こうした視点の中では、身体は具象化され、運動する主体にとって異質の"何か"、自分とは離れた"何か"となってしまっています。その結果、運動主体は自分の身体から"疎外され"、つまり疎遠となり、自分自身の身体に対してあたかも一つの物体に対峙しているような格好となるのです。

フロム（Erich Fromm）によると、疎外という概念の本質は「世界、自然、物々、他者がヒトにとって異質なものとなるばかりか、自分自身も異質なものとなる」ことであり、さらに「自分の行為を主体として体験すること、つまり愛し・感じ・考える人間として自分の行為を体験（経験）することはできず、自分のつくりあげたもののみに自分を反映させる」。行為の結果のみにしか自分を自分として体験することができないのです。

彼が主張するように、生きる主体はその身体から疎外されており、身体は単に手段・道具・物理的物体としてのみ捉えられています。身体と外部世界の関係は2つの物理的実体の関係となり、これもまた疎外された異質な関係となっています。疎外された身体は、物体に触り・それを感じ・意味を与え・認知する人間とはまったく関係のないところにあり、物体との関係は現象学的あるいは認識論的な性格に欠けるものとなります。「意志」と「指令」さえあれば十分で、志向性のある関係に準拠する必要など感じないのです。物体の意味はすでに与えられており、選択の可能性はないのです。

カッリエーリ（Callieri）はこれについて次のように指摘しています。「対象物は問題を提起しない、実際的な知識のむこうにある認知的な対応を引き起こすもの

ではない。そして通常その習慣的な沈黙から脱することはない。すでに決まりきったこと、無条件に与えられているものであるという沈黙から脱することはないのである」。

　対象物がそのすべての側面ですでに予測可能であるとされるため、物体との関係は、志向性（意図）を持った関係という意識を持たずに行われることになります。主体はすでに準備の整った機械化されたシステムに組み込まれていると感じ認識するのです。そのシステムは彼とはまったく関係のないところで機能し、彼はその法則に適応しなければならず、自分の志向性や知識を介入させる余地はありません。

　その結果、身体に関わる情報処理、あるいは身体と外部世界の相互作用に関わる情報処理、こうした関係や認識の結果活性化するプロセスに関する情報処理は、主体の体験や意識経験の外部で生じることになります。すべての行為の組織化において一連の認知過程が活性化されますが、そのうちのいくつかは「主題化（テーマ化）」されて意識経験に捉えられるものの、おそらくその他の大部分は無意識の情報処理に任されていると推測されるようになります。また、この2つのどちらの処理レベルに属するかは、生物学的な理由だけではなく、習慣・社会的関係・社会的信仰にも基づいていると推測できます。

　このようなプロセスは無意識下で働くので、主体は運動する自分の身体に気づかず情報構築の基礎にあるプロセスがわからないばかりか、こうすることが唯一の行為のあり方であり、世界との関係を構築するやり方だと信じ込んでいます。その結果、患者もまた身体を「道具」と捉えるリハビリテーション治療を正しいと考え、それを求める傾向となるのです。

　まったく同じ理由から、こうした文化に浸かったリハビリテーション専門家は自己と身体そして世界との関係（実はこれこそがすべてのリハビリテーションの基礎にならねばならないのであるが）、あるいは病理によりそれがどのように変質したかについて深く研究することを拒んできました。相互作用を単に力や速度の関係としてのみ捉え、志向性（意図）というものを視野に入れてこなかったのです。

　ここで一つ無意識の意味について考察してみたいと思います。「意識と完全に異なる何か」とされるフロイト流の無意識の語義に加え、現象学系の研究者たちは無意識という用語に「今あるものを除いて人間の意識の持つものすべて」というような定義を与えています。これらの研究者（I.A. Bianchi）によると、このようなタイプの無意識は「暗黙のもの」、つまり「主題化（テーマ化）」されていないもの、あるいは「習慣や背景、知覚意識の範囲外にあるもの」ということになります。

7　リハビリテーションの実践の基礎としての認知的無意識

　こうした視点に立った機能回復の試みが、作業療法のような作業による代償に

走ることは当然の帰結と言えます。つまり行動タイプの回復を求め、損傷後に残された機構や能力を活用して損傷以前に働いていた機能に近いものを遂行させようとするものです。

確かに脳損傷の結果として片麻痺になるのですが、最適な回復を阻んでいるのは自分の身体からの「疎外」というプロセスが働いているからではないでしょうか。患者もリハビリテーション専門家も"何が"回復されなければならないのかが正確に理解できなくなっているということではないでしょうか。

十分な回復を達成させるために、まず最初に取り組まねばならない問題、そしておそらく最も重要な問題は、身体や外部世界との"疎外された"関係を克服することにあります。しかしながら今までと同じような研究手段（物理的側面に限った観察や計測、合理化、弁証的関係の拒否など）に頼っていては、伝統的なビジョンを克服することは難しいのです。そのような研究手段に頼り続ければ結局同じタイプのモデルの構築にしかならないでしょう。したがって今までとは違う関心の対象、分析方法、今までとは違うモデルにつながるような研究の道を探ることが必要となります。

フロム（Fromm）は数年前に発表されたフロイト（Freud）とマルクス（Marx）について述べた文章の中で、この二人の思想家がそれぞれの立場において、心理学的な点から見た治癒（Freud）そして人間の社会解放（Marx）とは、合理性という自らの「幻想」を意識化して無意識を克服することにより達成できるとする理論を立てていると分析しています。「どちらの思想家も、人間が意識的に考えることの大部分は、その人間の背後で働いている力に規定されるものであり・・・人間は自分自身の行為を合理的であると見なし、こうした合理化に満足するのである・・・と考えていた」。フロイトもマルクスも「虚偽の意識」が採用された理由を説明するにあたり無意識タイプの情報処理に言及しており、マルクスの場合はこれが社会的なものであり、フロイトの場合はこれが生物学的なものなのであるとフロムは結論しています。どちらも、健康（精神的な健康、あるいは社会的健全性）を達成するためには、主体は無意識（生物学的な無意識、あるいは社会的な無意識）を克服することが必要であり、そのためにはそこに自分たちを陥れた本質やメカニズムを意識することが必要であるとしているのです。

生物学的な無意識や社会的な無意識と並び、認知的な無意識というものを想定することができるのではないでしょうか。この認知的無意識も他の2つと同様に、虚偽の意識という観念的プロセスに結びついているのではないでしょうか。このような認知的無意識の結果として主体は実際には「幻想」でしかない概念、つまり身体や現実に物理的側面しか認めず自己から身体や現実を切り離す概念を合理的であると考えます。その結果として生まれるリハビリテーションは「世界との具象化された関係をつくりだす道具としての身体」の回復をめざすものとなるのです。心理学や社会学の分野と同じように、リハビリテーションにおいても虚偽の意識を克服することなくしては、本来の回復に向けての道を歩み始めること、少なくとも回復プロセスの本来の目的を定めることはできないでしょう。

リハビリテーション専門家の課題は、患者を導きその「幻想」を意識してもら

うことにあります。これが克服されれば、身体や外部世界との疎外された関係に代わり、より複雑な認知的な関係を構築することができるでしょう。このような展開を踏むことで、身体や自然との弁証的な関係を回復（あるいは構築）することができるはずです。

しかしこのような展開はけっして容易なものではありません。なぜならば、病理に犯された主体に働いているのと同じメカニズムがすでに損傷の前から彼の認知的ストラテジーや経験を構築してしまっているからです。損傷前の経験という概念は、多くの研究者が回復プロセスにおいて重要な役割を果たすものと考えていますが、こう捉えれば認知という点でさらに正確な位置づけを持つこととなるでしょう。

こうしたタイプの治療方略を採用しようとするリハビリテーション専門家にとって、患者とセラピストとの間でつくりだす関係は、理学療法（physiotherapy）からの提言により伝統的に培われてきた経験とは当然異なるものとなります。

機能回復の研究者は、患者の複数の行為（たとえば歩行や手の動き）を分析して障害の原因となる病理を突き止め、将来の回復を予想して適切な運動訓練を提供するのと同様に、患者が自分の身体やその運動について語る内容の分析からも同様に適切な運動訓練を提供できなくてはなりません。患者が自分の身体について、あるいは世界との相互作用を構築する試みや世界との志向的な関係を構築するための試みについて語る言葉を考慮に入れることは不可欠なのです。

認知神経リハビリテーションで取り組んでいる「身体の物語」の分析は、そこに多くの困難があるとはいえ、患者の生きた体験についての情報を得るために、そして患者が自分の身体とどのような関係を築いているのか、その結果外部世界とどのような関係を築いているかについての情報を得るための唯一の方法なのです。

リハビリテーション治療を始めるにあたり、患者が自分の身体について語る言語を分析することが必要です。そしてその分析を観察データと突き合わせ、患者の意識的経験が病理の解釈や治療の構成にどれだけの重要性を持つかについて注目することが大切なのです。

第1段階となるのは、患者による身体の記述を収集し分析するという作業になりますが、ここでリハビリテーション専門家は病理が身体による生きた経験にどのような影響を与えているかを理解することができます。

身体の記述の分析に続く第2段階においては、リハビリテーション専門家は患者との対話を構築しながら、患者と一緒に「無意識の領域」の存在・特色・その規模を理解しようとしなければならないと思います。この無意識の領域が身体、世界そして現実の構築における「自己」の存在を規定しているからです。上記の対話は、両者が「認知の影の部分に何が残っているのか」を特定できるように構築されていなければなりません。この「認知の影」の部分は、的確に構築された介入なくしては「影」から脱することはないからです。

これと似たような視点から、バレーラ（Varela）の「神経現象学（neurophenomenology）」という提言を読み解くことができるでしょう。彼はその神経現象学への

提言の中で、「検討しているものに対しての信望を一時的に棚上げ」し、「何かに対する我々の親しんだ議論を疑問に付す」ことが重要であると述べています。またバレーラは心理学者ウィリアム・ジェームス（William James）の「こうすることで、経験の持つ即時性が実に多くの地平線を持つことがわかり、それらに対して我々の関心を向けることができる」という言葉を引用しています。

　いわゆる治療となる第3段階では、リハビリテーション専門家は引き続き「言語」を活用して、患者がさらに完全な形で自分の身体や精神や現実との関係を意識していけるように導き、そのような複雑な関係性の構築を可能にするメカニズムの回復をめざすことができるでしょう。

(Perfetti C: Raccontare il corpo. Relazioniintenzionali 2; p5-10, Centro studi Montesano, 2004)

第 **8** 章

素晴らしき水車
Il mulino meraviglioso

　これは「A.R. ルリア図書館出版（Biblioteca A.R. Lurija）」が企画した研究学会のおりに、ピエトラサンタ市のサンタゴスティーノ教会で上演された演劇のテキスト原稿である。主人公が生から死へと赴く瞬間の経験を記述したルイジ・ピランデルロ（Luigi Pirandello）の短編『夜に、ゼラニウムが』が取り上げられている。ピランデルロはそのような状況で身体の果たす役割やその表象に注目し、主人公にとって身体の意味が変わっていくさまを描いている。主人公は現実を離れ、身体=精神という相互作用ユニットを介して現実に意味を与えるという能力を失っていく。
　ピランデルロの短編に対応する形で、患者の書いた詩やセラピストと患者との対話などが配置される演出となっている。

© Giovanni Giannarelli

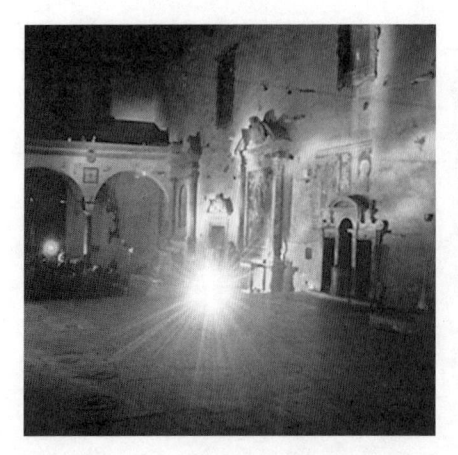

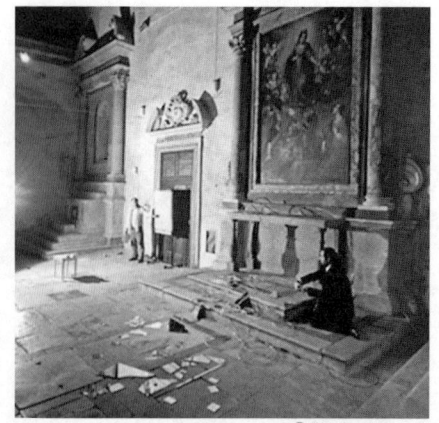

© Giovanni Giannarelli

　ピランデルロの短編に患者のフィオレンツォの詩とセラピストのアルドの語り、そして合唱を加えて、リハビリテーションの視点からの変奏を試みた作品。「身体」について、また感覚と精神を介した「身体と世界との関係」について考察する。第三人称で語られる身体から始まり、生きた身体・世界に意味を付与する能力を持った身体へと進んでゆくピランデルロの短編は、フィオレンツォとアルドの言葉にもあるように、リハビリテーションにとっても示唆にあふれた作品である。

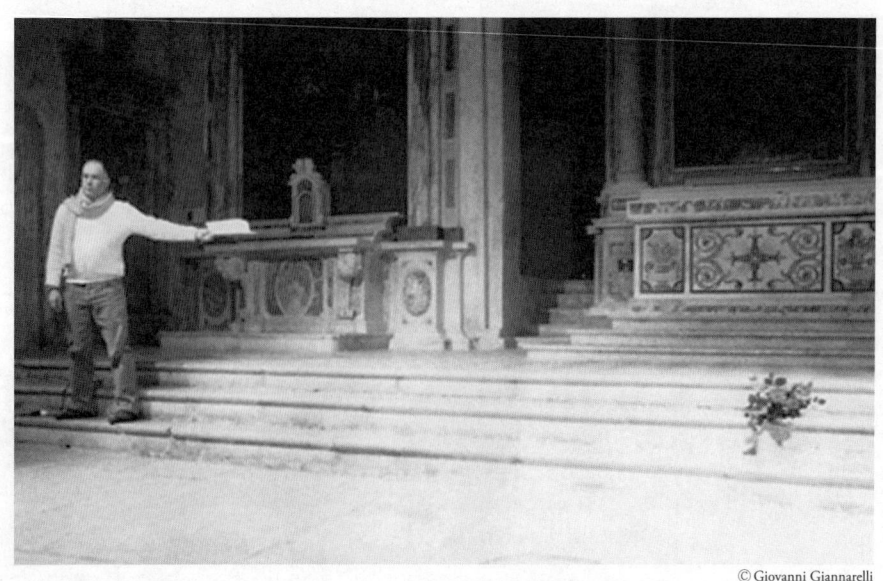

© Giovanni Giannarelli

作品紹介

「私には天使がどのように振舞うのかはわからないが、水車の構造はわかっているのだから、その運動や働きについては理解できるはずである。したがって水車の調子が悪くなれば、私は水輪やその壊れた部品を修理しようとするだろう。水車を動かしている天使の振る舞いのことは考えずに」（Marcello Malpighi）。身体は素晴らしい水車である。上記の引用文には17世紀の科学的潮流の中でマルピーギが表明した医療機械論的な立場が示されている。しかし医師がどんなに簡略化したモデルをつくろうとしても、人間の身体を「水輪」に見立て、「水車を動かす天使」と切り離してしまうことは不可能である。

水車＝身体が素晴らしいのは、まさにそれが同時に「水輪」であり「天使」であること、身体と精神の両方であるからに他ならない。

これこそが劇団「ARTEM」と「Biblioteca A.R. Lurija」が雑誌『Relazioni intenzionali（志向性を持った関係）』の協賛を得て2004年1月23日、ピエトラサンタの聖アゴスティーノ教会で上演した作品の言わんとするところである。

この作品はピランデルロの短編『夜に、ゼラニウムが（Di sera, un geranio）』を下敷きとし、身体の意味についてリハビリテーションからの考察を付け加えたものである。ピランデルロの作品は第三人称で記述される身体の物語から始まり、最後にはそれとはまったく違った叙述となって終わる。それは物語の当初にある物理主義的な視点への批判からくるものである。「水車の水輪」と「水車を動かす天使」は分離された実体として存在するのではないし、世界から切り離された実体として存在するのでもないのである。

演出のアントニオーリは、ピランデルロの物語をテキストのロジックに応じて4つの部分に分けており、それぞれが教会の4箇所の祭壇の前で演じられる。最初の「閉じられた」室内には、演出家は鏡を据え付けた。これは明らかにピランデルロによる他の身体の物語に触発されたものであろう（第一祭壇）。そして最後には主祭壇に続く階段の上に置かれたゼラニウムの光り輝く登場となる（第四祭壇）。その途中には、身体（科学のせいで物象化されてゆく危険にさらされた身体）がいくつもの破片に分断され、祭壇の足元に散らばる割れた鏡の破片の中に散見される場面（第二祭壇）、身体の欠如した暗闇の世界にすべてが消えている場面（第三祭壇）が挿入されている。

俳優のP・ジュリオ・トンジャーニが演ずる人物が身体について語ってゆくが、それと対比される第2の登場人物として患者フィオレンツォの録音音声が流れる。フィオレンツォは暗誦するテキストの作者でもある。ピランデルロ（20世紀初頭のブルジュア有産階級に属した博識な知識人）とはまったく違う世界観にたち、フィオレンツォはピランデルロが対峙したその同じ問題に対して、異なる解決案を提示している。それはある意味で彼がピランデルロとは対極の文化に属することからくるものであろう。

第3の登場人物（セラピストのアルド）には、認知神経リハビリテーションにとって身体とは何かを語ることで、他の登場人物が提起した問題点に焦点を当てる役割が与えられている。

作品を通じて挿入されている合唱のテキストは、フォイエルバッハ、ニーマイヤー、デボー、フリーマン、ブレイクなどに触発されたものであり、水輪と天使、身体と精神の対比を唱えるイデオロギーの本質を明らかにしようとしている。

作品の上演が終了すると、観客は主祭壇の後ろを通るように誘導されるが、そこにはロマーノ・マッソーニの手による挑発的なアート作品が据えられており、観客は上演作品についての感想を書くように求められる。

Biblioteca A.R. Lurija
ARTEM（演劇・マルチメディア研究協会）

素晴らしき水車

ルイジ・ピルランデルロのテキストの
リハビリテーション的解釈

演出
ナタリア・アントニオーリ

アート作品
ロマーノ・マソーニ

ピエトラサンタ、「ルイジ・ルッソ」文化センター
聖アゴスティーノ教会、2004年1月23日21時

テキスト
ルイジ・ピランデルロ、カルロ・ペルフェッティ、フィオレンツォ・B

出演
ピエル・ジュリオ・トンジャーニ、アルド・ピエローニ、フィオレンツォ・B（録音）

協力
エレーナ・バステーリ、アレッシア・ベルトッツィ、フィロメーナ・フォカッチ、
リッカルド・マルティーニ、モニカ・パナッテーリ、シルヴィア・パーピ、
ラウラ・ヴィニャーリ

舞台設定
ナタリア・アントニオーリ

音楽
ピエルルイジ・プリージ

舞台写真
ジョヴァンニ・ジャンナレッリ

© Giovanni Giannarelli

合　唱

　　　今の世は本質よりも見かけを大切にする
　　　関節が自由に動くだけでは
　　　自由ではない
　　　力だけでは
　　　生きた経験にはならない
　　　身体は
　　　計測され
　　　重さを量られ
　　　客観視され
　　　外から見つめられる
　　　見世物やショーが好まれる
　　　今の世は本質よりも見かけを大切にする

第一祭壇

第一部

　彼は眠りの中で解放された。どのようにしてなのかは彼にはわからない。おそらく水の中に沈んでいくようなものなのだろう。身体はやがてひとりでに浮き上がるだろうという感覚があるのだが、浮き上がってくるのは感覚だけ。水中に残る身体の影のように感覚だけが浮き上がってくるのだ。

　彼は眠っていた。ところが今はもう身体の中にはいない。彼の眼が覚めたわけではない。

　自分が今どのようなものの中にいるのかは彼にはわからない。閉ざされた自分の寝室の中で宙に浮いているような感じがする。

　感覚から疎外されている彼は、感覚を意識しているのではなく、それを記憶しているだけだ。感覚とはどんなものであったのかという記憶である。まだ遠くへ行ってしまってはいないが、感覚はすでに彼から切り離されている。あちらにあるのは聴覚。夜のかすかな物音。こちらには視覚。ぼんやりした光。そして壁、天井（ここからだと埃っぽく見える）、下のほうには絨毯の敷かれた床、あれは戸口、そしてぼんやりとした恐怖を感じるあのベッド。ベッドには緑色の羽根布団と黄色っぽい毛布がかけられ、その下に動かぬ一個の肉体が横たわっているのがわかる。禿げた頭が寝乱れた枕の中にうずまっている。閉じた両眼、赤茶けた髯の中に開いた口。赤茶の髯の毛は太くてまるで金属のようだ。その真ん中に口が黒く開いた穴のように見える。まゆ毛の一本が長く伸びていて、気をつけないと

眼の上に落ちてきそうだ。

　あれは彼ではないか！　もはや彼ではない一人の男。すでにその身体が重荷になっていた男。呼吸さえもが労苦だった！　生命のすべてがこの寝室の中に閉じ込められ、何もかもが次第に失われていくのを感じていた。あれやこれやと、彼は何かの物体に眼をこらすことで生命にしがみつこうとしていた。眠ってしまうのが怖かったからだ。事実、眠りに落ちると・・・

　人生の最後の言葉が、寝室の中で、彼の耳に奇妙に響く。

「しかし、こうした私の状態でも、危険な手術を試みるべきだとあなたは思うのですか？」

「こうなっては、危険などというものは・・・」

「危険のことを言っているのではありません。希望はあるのかということです」

「それはあまりありません」

「それでは・・・」

　寝室の中央にさがっているバラ色の灯りは点いたままになっている。結局、開放された今では、そこにある自分の身体に対して彼は嫌悪感よりも恨みを覚える。事実、他の人たちがこの姿を彼の本質として認識しなければならない理由を理解できたためしがなかった。それは本当の彼ではなかった。それは本当の彼ではない。

　あの彼の身体は彼ではなかった。彼はそこにはほとんど存在していなかった。彼は生命の中にこそ存在した。彼の考える諸事の中に存在した。彼の中で動き回る諸事の中に。自分自身ではなく自分の外で眼にうつるすべてのものの中に。家や道や空。全世界。

アルド・P

　西洋文化、特に近年の西洋文化では、視覚を人間関係あるいは人と世界の関係を組み立てる基本として選択してきました。他の知覚モダリティは看過されてきたと言えます（それらは私的な知覚であり権力が制御しにくいからでしょう！）。同様のことが言語についても言えます。スペクタクルに準ずる言語が大切にされてきたのです。

　スペクタクル・・・これは明らかに生命の否定です。

　身体もまたこれと同じ運命をたどりました。スペクタクルに貶められてしまったのです。

　見かけが重要視されました。リハビリテーションの対象となる身体も同じです。理学療法では第三者、つまりの他人の視点から見た身体しか対象としてきませんでした。自分で感じる身体、言語化された身体、自らを生きる身体、自分で知る身体、認知的な身体ではないのです。

　身体は、生命の諸事、空や道に対向するものとしてとらえられています。

フィオレンツォ・B

　僕は目を開ける・・・
　鏡の中の姿を見るのは好きじゃない
　くっきりと、線が引かれたような・・・
　あまりに限定された姿。
　表面的な
　そんな姿を見るのは好きじゃない
　素早く視線を走らせてみるが
　居心地が悪くなって
　すぐに目をそらしてしまう
　鏡の中の姿を見るのは好きじゃない
　全部があって何もない
　冷たくて役に立たない
　鏡の中の姿を見るのは好きじゃない
　黙ったままで
　喋らない
　声を持たない

第一祭壇

第二部

　ところが今となって肉体が失われると、自分がばらばらになっていくつもの物体の中に分散してしまうのではないかという苦痛と恐れが襲ってくる。自分自身を保とうとして、それらの物体にもう一度貼り付こうとするのだが、貼り付くと再び恐怖に襲われる。眠りに落ちてしまう恐怖ではない。それ自体として存在する物体の中に自分が消滅していくことの恐怖である。彼というものはなくなってしまう。物体になる。ナイト・テーブルの上にのっている時計や、壁にかかっている小さな額、部屋の中央にさがっているバラ色の灯り。

　彼は今それらの物体なのだ。しかし今までとは違うことがある。かつてそれらの物体は彼にとって意味を持っていた。これらの物体はそれ自体としては何の意味も持たない。だから今ではそれらの物体は彼にとって何ものでもない。これが死ぬということなのだ。

アルド・P
　損傷を負うと、ほぼすべての患者さんは、意味を付与するプロセスに不可欠なエレメントとして身体を捉えることをやめてしまいます（それに小さい時から、身体にこうした能力が備わっていることを認めないように訓練されてきましたし、私たち全員がそうなのですが、身体についての虚偽の意識、スペクタクルとしての身体に合わせた虚偽の意識を培ってきたのです）。
　しかし、身体の運動能力を回復することは、身体を介して世界に意味を与える能力を取り戻すことに他なりません。これには当然、困難・厳しさ・研究・努力が伴います。
　物体に「貼り付く」だけでは不十分です。あるいは筋力増強をするための抗重力として物体を使用するだけでは不十分です。身体を使って物体との志向性を持った関係をつくりだし、世界に意味を与えてゆくことが必要になります。
　たとえば、ある物体にその「硬さ」という意味を与えるためには、視覚は無益です。視覚を使うとかえって判断を間違えてしまうことも多々あります。身体の接触を介さなければ「硬さ」の意味を捉えることはできません。
　ここに二つのスポンジがあります。その一つを選んでみましょう。このスポンジの硬さを認識するためには、スポンジの上に加える適当な圧力をプログラムしなければなりません。認識のために必要だと考えられる力を加えなければならないのです。認識作業を遂行すると、関連した身体部位（この場合は肩）と物体の接触面積が増加していきます。そして肩の構えが変化して、肩に対して一定の圧力が感じられるようになります。これでスポンジの認識ができるのです。もう一つのスポンジを使って同じ接触作業を繰り返したとしてください。同じ時間に同じ力を加えた場合、肩とスポンジの接触表面が違うか否かで、先ほどのスポンジと硬さが同じであったかどうかがわかるはずです。

　　　俳優：さっきよりずっと少ないです。
　アルド・P：肩の運動が若干違いますね・・
　　　俳優：小さいです。
　アルド・P：圧力も違いますね・・
　　　俳優：ほんの少しですが、今度のほうが圧力が強いです。
　アルド・P：こうやって私たちはスポンジの硬さについての仮説を立てるわけです。
　　　俳優：このスポンジはさっきのスポンジより硬いです。
　アルド・P：身体を介した類似経験間にある変容性をつかむことで、スポンジという物体に意味（硬さ）を付与することが可能になります。脳はこうやってスポンジという物体を構築しているのです。

合　唱

意味を与えるというのは
「貼り付く」ことではない
意味を与えるというのは
世界の
物体を
動かすことではない
変化させることではない
・・・　・・・　・・・
意味を与えるというのは・・・
自分を変化させること
世界が
我々にもたらした変化を
知覚するために
我々の身体を
構えること

フィオレンツォ・B

僕は目を閉じる
そして自分の身体のなかに沈みこんでゆく
身体の中をたどってゆく
あらゆる場所に入り込み、観察する
そしてそれらの声に耳を傾ける
足裏・・・踵・・・ふくらはぎ
・・・膝・・・腿・・・股関節・・・
骨盤・・・下腹と背骨の付け根の部分・・・腹
そして背中・・・
胸部と肩甲骨・・・肩・・・
右の肩・・・腕・・・肘・・・前腕・・・手首と右手
左の肩・・・腕・・・肘・・・前腕・・・手首・・・左手
両肩・・・首・・・頭部
自分の身体がまっすぐなのを感じることができた

第二祭壇

　屋敷の塀だ。ということは、彼はもう屋外にいるのであろうか？　塀の上には月の光が降り注いでいる。その下には庭がひろがっている。荒削りな石の水槽が、屋敷をめぐる塀に取り付けられている。塀は野いばらの緑に覆われている。
　水が雫となって水槽の中に落ちていく。時には泡になって飛び散るかと思うと、時にはほっそりと立つ透明なガラスの糸になる。
　落下する水のなんと澄んでいることか！　水は水槽の中に落ちると、たちまち緑色になる。
　落ちる水の糸はあまりに細く、雫が落ちるのも稀なので、水槽の中を見つめていると、そこに落ちこんだたっぷりとした水が大海原のように思えてくる。
　白や緑の木の葉がわずかに黄ばんで、水の表面にたくさん浮かんでいる。水面の高さには排水用の鉄の管の口が開いている。吸い寄せられてまわりでひしめき合っている木の葉さえなければ、余分な水を静かに飲み込んでゆくのだろう。管の口に木の葉が詰まって立てる音は、急いで飲み込まれて消えてゆこうとするせっかちな木の葉たちへの小言のようだ。
　暗い緑色をしたガラスのような水面を白々とした姿で軽やかに泳ぐ素晴らしさがわからないのだろうか。落ちてしまったのだから！　こんなにも軽いのだから！　そして、そこにはお前がいるではないか、死の口よ。お前が決めているのだ！　消えてしまう。

アルド・P
　しかし、本当に時間というものは、過ぎ去ってしまった日々や希望や、そして生きた経験は、死の口に飲み込まれてしまうのでしょうか？　消し去られてしまうのでしょうか？
　伝統的なリハビリテーションにおいては、時間の役割も否定されてきました。錘を持ち上げるのに、あるいは腱をストレッチするのに経験や記憶は必要とされません。ボツリヌス毒素を注入したりマッサージを受けるのに、体験や志向性を持った関係は関与してきません。だから過去の経験など、使い終わったティッシュのように窓から投げ捨ててしまってもかまわないのでしょうか？　自己の一部を死の口に飲み込まれてよいのでしょうか？
　過去の経験の記憶は、未来を計画してゆくためには欠かせない役割を果たしているのです。アノーキンの提唱した行為のモデル（註：機能システム）を思い出してください。求心統合を行うための重要な要素の一つとして記憶があげられています。求心統合とは行為を決定し、未来についての予測（註：アノーキンの行為受納器）を立てる基礎情報を収集するプロセスです。

　　　　合　唱
　　　　　　未来を構築する‥
　　　　　　過去を再発見しながら。
　　　　　　今日（現在）
　　　　　　あなたは構築している
　　　　　　あなたの明日の過去を。
　　　　　　・・・しかし現在が
　　　　　　単にスペクタクルに過ぎないのなら・・
　　　　　　いったいあなたはどんな過去を
　　　　　　構築しているのだろうか？

フィオレンツォ・B
　　土曜の晩一人の女性がTV司会者のコスタンツォに
　　2002年は忘れてしまいたい年だったと言っていた。
　　姉貴がすぐに「私にとっても忘れてしまいたい年だったわ！」と反応した。
　　お袋もそれに続けるように「本当にね。私もよ！」
　　そして親父も「俺は違うっていうのかい？」
　　そこでニコラが口を挟んだ。
　　「それじゃあフィオレンツォはどうなんだろう？」
　　年の初めには、いやなものは全部窓から投げ捨てるべきだという。
　　使い終わったティッシュなら捨てていいけれど、
　　過ぎ去った日々はそんなわけにはいかない。

　　俳　優
　　そして、そこにはお前がいるではないか、死の口よ。お前が決めているのだ！
　　消えてしまう。

第三祭壇

　驚きが次第に大きくなっていく。無限になる。感覚の幻想。感覚はすでに飛散してしまい、そこにあると思われたものは徐々に欠落してゆく。実際はなかったのだ。音も色もなかったのだ。すべてが冷たく、すべてが沈黙。何もなかったのだ。今までの生命には何もなかった。つまり死と同じだったのだ。あの緑・・・。ああ、かつてどこかの土手を夜明けに歩いた時、彼は草になりたいと強く思ったことがあった。茂みを眺め、すがすがしく新しい緑の香りを吸い込んだ時だ！ 白い木の根が絡みあって、黒い土の水分を吸い取って生きている・・・。

　ああ、生命は土からくるのだ！ 生命は空を必要としない。土が息をするためにだけ空は必要なのだ！ ところが、彼は今や一本の草の香りのようなものであり、それは土の息吹の中に解けていく。蒸気のようにまだ感じることのできるが、やがて薄くなって霧散してしまうだろう。しかし終わってしまうことはない。傍らにはもはや何もないということだ。いや、おそらく苦痛はあるだろう。しかし苦痛に思い当たるのにこれだけ手間どるということならば、苦痛も遠くにあるのかもしれない。もはや時間は存在しない。空虚な永遠という無限の悲しみの中にあるのだ。

　何か、まだ何かの中に存在すること。無に等しいような何かでもよい。石ころでも。あるいは命短い花でもよい。ほら、このゼラニウム・・・。

アルド・P

　「知覚の扉が拭いさられた時、万物はありのままに、無限に見える」とウィリアム・ブレイク（William Blake）は言っています。

　この暗闇の中では目、視覚は役に立たないはずです。入り口で皆さんに渡された小さな物体を手にとってください。両面の表面の粗さを比較してみてください・・・感じてみてください・・・皆さんは何に注意を向けているでしょうか・・・

　皆さんはそれぞれ、小さな努力をすれば、回答を出すために必要な情報／差異を見出すことができるはずです。今度は、また触覚を使って、どの辺が長いかを感じてみてください・・・。

　試してみてください・・・皆さんの注意は先ほどとは違う情報に向けられているでしょう・・・

　さらに続けましょうか・・・。

　短い辺に対して長い辺はどちらの方向に向かっているでしょうか。また触覚を使ってみてください。同じ触覚を使っても、皆さんの脳は先ほどとは異なる空間作業を行っています。ところで・・・ちょっと想像してみてください。皆さんの身体が知覚に応じた組織化を行う能力を失ってしまったと想像してみてください。今のような作業を私たちは日常的に特に考えもせずに行

っているわけですが、それにアクセスができなくなったと想像してみてください。皆さんが手にしているカードを認識する可能性は消えてしまうでしょう。カードの辺や表面性状、あるいは角の角度などあらゆるものが認識できなくなるでしょう・・・。

　現実に存在するすべての物体、すべての世界がどれも同じになってしまうでしょう・・すべてが無限に、そして空虚に見えることでしょう。ウィリアム・ブレイクは言っています。「知覚の扉が拭いさられた時、万物はありのままに、無限に見える」と。

フィオレンツォ・B
　僕は自分の安定を見つけた
　たくさんの間違いからなる均衡の中に
　そして僕は鍵を探す
　感覚の記憶の中に

　すべてが手探りの試みだ
　少しずつ行こう・・・だめだ
　目を開けると鏡の中には
　僕の苦難が
　そのまま見える
　すぐにも直したいと強く思う

　でも自分に戻らなくちゃいけない
　目を閉じて耳を澄ませる
　そして探してみる・・・少し良くなった

　ゆっくりと
　ためらいながら
　道を探してさまよう
　暗い迷路の中を・・・
　さまざまな感覚でできた迷路
　どれも正しいように思えていたのに

第四祭壇

　ほら、庭を見てごらん。あの赤いゼラニウムの花。まるで火がともったようだ！　どうしてだろう？
　時おり夕べになると、あちこちの庭に、このように、不意に、何かの花が火のようにともることがある。その理由を説明できるものは誰もいない。

フィオレンツォ・B
　　気分よく、車輪を回す
　　山道を軽やかにたどってゆく
　　ネクタイがきちんと胸の上に収まって
　　結び目もきつくないと
　　誇らかに感じながら
　　風の中に聞こえるブルースの歌声を聴きながら
　　自分のポケットのどこかに
　　自分の人生がきちんとしまってあるという感覚
　　口の中に温かいコーヒーの味を感じながら、
　　夢中になってマルコの話を聞いていた
　　彼の愛するフィレンツェの様子を
　　素敵なアクセントで描いてくれる
　　無情にも、僕たちの落とす影は
　　車椅子は我々の人生の一部だと語っていた
　　しかし5月はすべてにも増して力強く
　　その雨に濡れながら僕たちの心は晴れやかだ

アルド・P
　　人から聞かされた物語
　　我々の物語
　　リハビリテーションに携わる我々の物語を
　　書き留めていこう

合　唱
　　　　　身体は見かけではない
　　　　　身体は見世物ではない
　　　　　身体は
　　　　　筋肉の力や
　　　　　運動の大きさや
　　　　　速さで測れるものではない
　　　　　身体は世界だ
　　　　　身体は意味だ
　　　　　身体は時間だ
　　　　　身体は生きた経験だ
　　　　　身体は
　　　　　我々を取り巻く
　　　　　虚空から我々を守る
　　　　　解毒剤だ

第9章

見失われた身体の歌
Canto per un corpo disperso

日本人向け特別コースのおりに企画された「文化交流の夕べ」で演奏した歌のテキストを収録したものである。

演奏は、疾病によりもたらされたもの（失われた身体）、リハビリテーション（試練する身体）、治癒（再発見した身体）の3部分に分かれている。

内容は多くが患者の記述によるもので（「私の歩み」、「そして僕は自由になる」、「空（くう）」）、オープニングとクロージングのテキストはペルフェッティが書いた。一方「54の身体」のテキストは、イタリアの作家イタロ・ズヴェーヴォ（Italo Svevo）の小説『ゼーノの意識』に触発されてガスパレッラ（Gian Nico Gasparella）が書いたものである。演奏はその後サレルノの劇場（V. Di Pace劇場）でも再演されている。音楽の演奏とダンスは「イ・チェンバッレーグリ」劇団によるもので、舞台はDVDに収録されている。

問い合わせ先は次の通り：R. De Falco, Edizioni Silba, Via F.Galdieri, 3, 84086. Roccapiemonte (Salerno)

サレルノ・マジカル民謡アカデミー
見失われた身体の歌

第一部
見失われた身体

今の世は本質よりも見かけを大切にする
　関節が自由に動くだけでは
　自由ではない
　力だけでは
　生きた経験にはならない
　身体は
　計測され
　重さを量られ
　客観視され
　外から見つめられる
　　見世物やショーが好まれる
　　今の世は本質よりも見かけを大切にする

54の装置

54の筋
54の筋、
54の装置、
難解で、ややこしくて、複雑で、細くて強い
54の筋、
54の芸術家、
自転車選手の筋のように敏捷で強い筋
54の、生ぬるくて、色つやが悪く、柔らかい
54の大腿骨、
54の親指
腱、尻、傾いた膝蓋骨
それらが私を苦しめる

54の不思議なプラスチックのハリネズミ

54の仕事の手早い
整形外科医、
毒蛇、爬虫類、スカンク、蛇
歩かせてくれるけれど、
いつも注意していなくちゃいけない
54人の無骨者、
54人の厄介者
味のない鼻くそ、不調法なお客
できもの、にきび、甘ったるい粒々
貧しい音楽家、頭の足りない大臣

54頭のロバ、
54の躓き
よく気をつけていないと、
こむら返りが来るよ
カキ、ムール貝、アサリ、軟体動物
好きなようにさせておくと、
ひどいめにあうよ
54人の尼さんは、
まっすぐに行動しろって言うけれど
54人の司教は、
みんな斜めに行かせる
54人の小人達は、
すぐに喧嘩をおっぱじめる
みんな揃って私を悩ます

小さくて、もろくて
私が倒れないようにと気を使っている
馬鹿なアヒルたち
けれど自分からはどうにもできない
こんなよちよち歩きの
置き土産は何?
もう54のドキドキする気配が

感じられる気がする

54の臭くて酸っぱい息
筋の中の乳酸が声をあげる
気が狂ったみたいに
54人のノロマで低俗な大女
考えれば考えるほど、
ややこしくなってくる
54のほんの小さな筋が
あきらめて、
押し合って、苦労して、ため息をつく
54匹の蜘蛛が私を刺して、
私をうんざりさせる

54人が泣き、笑い、
夢を見て
私に話しかける、微笑みかける
曲がる
逃げる

第二部
模索する身体

私の歩み

人の手を借りて生きるようになり今日で8ケ月

たくさんの歩みを重ねてきた。
まちがいや絶望の中で歩み、
大胆に、時には軽やかに歩み
泣き泣き踏み出した一歩や
おぼつかない一歩
弱々しい歩み
重い歩み
粘り強い歩み
自然な歩み
かすかな期待を抱いた歩み、
あぶなっかしい足取り
みんなが目をそむけるような歩み
でもそんなことは構わない
どんな風に歩いたとしても
一つ確かなことがある
一歩一歩、これらのすべてが私の歩み

自分の中に分け入る

僕は目を閉じる
そして自分の身体のなかに沈みこんでゆく
身体の中をたどってゆく
あらゆる場所に入り込み、観察する
そしてそれらの声に耳を傾ける
足裏・・・踵・・・ふくらはぎ
・・・膝・・・腿・・・股関節・・・

骨盤・・・下腹と背骨の付け根の部分・・・腹
そして背中・・・
胸部と肩甲骨・・・肩・・・
右の肩・・・腕・・・肘・・・前腕・・・手首
と右手
左の肩・・・腕・・・肘・・・前腕・・・手
首・・・左手
両肩・・・首・・・頭部
自分の体がまっすぐなのを感じることができた
それに右側が以前より存在感がある
右手には
調子はずれの音が聞こえていた
全部をイメージすることもできなかった
背側の欠けた、内側だけ
指のぼんやりとした手のひら

僕は目を開ける・・・
鏡の中の姿を見るのは好きじゃない
くっきりと、線が引かれたような・・・
あまりに限定された姿。
表面的な
そんな姿を見るのは好きじゃない
素早く視線を走らせてみるが
居心地が悪くなって
すぐに目をそらしてしまう
鏡の中の姿を見るのは好きじゃない
全部があって何もない、
冷たくて役に立たない
鏡の中の姿を見るのは好きじゃない
黙ったままで
喋らない
声を持たない

僕は自分の安定を見つけた
たくさんの間違いからなる均衡の中に
そして僕は鍵を探す
感覚の記憶の中に

すべてが手探りの試みだ
少しずつ行こう・・だめだ
目を開けると鏡の中には
僕の苦難が
そのまま見える
すぐにも直したいと強く思う

でも自分に戻らなくちゃいけない
目を閉じて耳を澄ませる
そして探してみる・・・少し良くなった

ゆっくりと
ためらいながら
道を探してさまよう
暗い迷路の中を・・
さまざまな感覚でできた迷路
どれも正しいように思えていたのに

疲れて、目を開ける
自分の目の前にある
姿は見ないようにする
そこに映った目を見ないようにする
その目は
私が見たものを語ってはいないから

第3部
取り戻した身体

空（くう）

肩、肘、手首

どういうことなのだろう
肩、肘、手首
怖くてたまらない

どういうことなのだろう

錆付いているのは
膝
じゃなくて
錆付いているの
は
脳の中

a, b, c,は分るのに
それが
並べられない

分らない

両脚は
とても重い
1トンぐらいの重さ
セメントの塊のよう
背中は、
硬い革のよう

全部ひとつの塊

錆付いているの
は、
脳の中

いろんなことを感じるけれど、
それをどうしてよいのか分らない

脚が二本あるのはちゃんと分っている
だけど
一本のピン
のようにしか
感じられない
ゆらゆら揺れる起き上がりこぼしみたい

一トンぐらいの重さのある、
鉛の球体

座っているのは、
精神的な
大きな
負担

私の手はどんなだろう
美しいのか
醜いのか
きちんとしているのか

私の手はどんなだろう
何も感じられない

あそこに

じっとしていることはできない
なぜなら
何も感じられないから
だから
自分の行きたいところに
行くのだ

肩、肘、手首
どういうことなのだろう
とても重要な部分
動く、
動かない
どういうことなのだろう

両脚はものすごく重い
どういうことなのだろう
説明できない

理解させて欲しい

理解できないだろう、
自分で体験してみなければ
口で言うことのできない重さ

どういうことなのだろう

認識しようと努力してみる
でも軽やかに思考することが
必要、
強く考えると、
固まってしまう

肩、肘、手首

そこだ
腕は
いくつもの部分に
わかれることができる
ばらばらになる
ばらばらになる
肩だって
ばらばらになる
肘だって
ばらばらになる
手首だって
ばらばらになる

今すごく楽しいのが分かるかな
脳の中で
扉が開こうとしているんだ
私は理解した
今ではこんなに簡単
肩、肘、手首
ストップがかかっていたみたいだった
今ではちゃんとある
そこにあるのを感じる
感覚がどんどん暖かくなる
気持ちが良い
この感覚はなくならない

第9章　見失われた身体の歌

手

手は生きている
背中
は、
卵の白身のように
柔らかい
なんて素晴らしいんだ

動く
動く
すごく興奮してしまう
魔法みたいだ
恐怖は打ち負かされた
もう感じない
動く
それだけで、
十分だ
軽やかに、
まるで
蝶のように

終曲

身体は見かけではない
身体は見世物ではない
身体は
筋肉の力や
運動の大きさや
速さで測れるものではない
身体は世界だ
身体は意味だ
身体は時間だ
身体は生きた経験だ
身体は
我々を取り巻く
虚空から我々を守る
解毒剤だ

第10章

ピノッキオ：身体と精神
Pinocchio, il corpo e la mente

『ピノッキオの冒険』の認知神経理論的な視点からの解釈

　この講義では、第2部に収められている他のテキスト同様の試みがなされている。リハビリテーション以外の目的で書かれたテキストを、認知神経的な視座（訓練室で患者の記述を理解しようとする視座）から解釈しようとする試みである。『素晴らしき水車』ではピランデルロの短編を取り上げたが、ここでは『ピノッキオ』を選んだ。『ピノッキオ』は子ども向けの物語として世界中で知られている。しかし実は"子ども向け"なのは見かけだけだ。講義では19世紀末に描かれたこの作品の歴史的背景を分析してみた。というのも、この時期は脳科学の誕生あるいは脳の研究においても重要な時代だからだ。テキストを精読すると、フランツ・ガル（Franz Gall）やフリッシュ（Gustav T. Fritsch）とヒッツィヒ（Eduard Hitzig）などの科学者たちについて言及されていることがわかる。また同じように、ピノッキオが物語の中で遭遇するさまざまな教育手法についての分析も試みた。
　さらに、ピノッキオがロバに姿を変える場面を認知神経理論の立場から解釈してみた。作者のコッローディ（Carlo Collodi）が、身体を知覚するさまざま可能性を順番に記述していく部分はとても興味深い。

1 世界を捉える視座

リハビリテーションは社会から切り離された象牙の塔ではありません。その時々の文化に深く関係しています。リハビリテーションの進め方は、リハビリテーション専門家（医師やセラピスト）が「世界」や「人間」をどう捉えているか、あるいは人間の脳が「つくりだすもの」をどう捉えているかという視点に密接に関わっているのです。リハビリテーション専門家の生きている時代や社会の仕組みに影響されるのです。ですから、さまざまな社会的・文化的・歴史的状況の分析や政治的判断をする時と同じように、リハビリテーション治療を選択する時にも「世界を捉える視座」が重要になってきます。

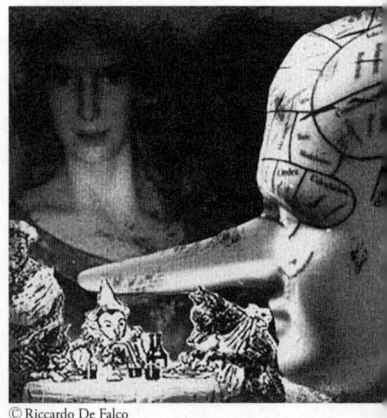

したがって、リハビリテーション以外の状況を解釈する時にも、認知神経リハビリテーションの基礎となるいくつかの概念について検討するトレーニングをしておくことが重要になるでしょう。たとえば、芸術作品や文学作品[註1]の分析がそれに相当します。今回、文学作品をめぐる講義のテーマとしてピノッキオを取り上げたのもそうした理由からです。講義のテーマは「ピノッキオ：身体と精神[註2]」そして副題として「"ピノッキオの冒険"の認知神経理論的な視座からの解釈」としました。

この講義の目的は、『ピノッキオの冒険』という文学作品を、その一部ではありますが、認知神経理論の視点から分析することです。この物語の中にリハビリテーションにも共通するいくつかの重要な問題を確認し、認知神経リハビリテーションのアプローチの特徴と照らし合わせて考察することが、この作品を十分に理解するための手がかりになると考えられるからです。また、こうした視点からピノッキオを読もうとする試みは、認知神経理論の視点を検証する試みでもあります。芸術作品も、私たちの研究も、同じ何かを知ろうとするプロセスです。その意味では科学や歴史や哲学に並ぶものなのであり、この試みもそれほど的外れなものではないだろうと思います。

「世界に意味を与えるという人間の能力」に関わる問題というのは、認知神経

註1 「物語医療」という考え方もある。これについては本書の第4章「患者と話す」を参照のこと。
註2 カルロ・コッローディ（1826-1890）の著した『ピノッキオの冒険』は、イタリア内外でもよく知られた書物の一つ。1881年7月7日から「こども新聞」に連載形式で発表され、『操り人形の物語』のタイトルで1883年にフィレンツェのパッジ社から刊行された。現在まで260の言語に翻訳されている。物語は貧乏な大工が木の操り人形をつくろうと決めるところから始まる。人形ピノッキオは、姿ができるとすぐに自分で動くようになり、家を逃げ出していくつかの冒険をする。そうした冒険を体験する中で人形の身体は変化する。しかしピノッキオの願いは本当の人間の子どもになることで、小説の最後にその願いは達成される。通常この物語は子ども向けの作品として紹介され、教育的内容が強調される。コッローディは他にも児童向けの作品をたくさん書いている。しかしピノッキオの物語を成人向けの寓話として解釈しようとする試みも少なくない。イタリア統一後のイタリア国民の問題と絡めて解釈しようとする試みもあるし、宗教的な解釈や、自伝としての解釈などもなされてきた。

リハビリテーションに携わる私たちが訓練室の仕事で常に接している問題ですが、ピノッキオの物語の中にもそうした問題が容易に見出せます。たとえば、身体と精神の関係という問題です。ピノッキオは身体を有してはいますが、その身体は人間のような身体ではありません。また、運動の組織化のための情報収集と情報処理の問題も見出せます（『ピノッキオの冒険』の第32章を参照）。あるいは、経験を組み立てるうえでの言語の役割（身体のメタファー）や、現実との相互作用には感覚的側面・認知的側面・情動的側面といったさまざまな側面が関わっているという問題、人間を変化させる目的で行われる教育における自発性と組織化された治療プログラムの問題なども見出せます。

たとえば、著者のコッローディが人間を機械として捉える視点に異議を唱えていることは、テキストの中にはっきりと読み取ることができます。実験室の中で意識を有する人間を創造しようとする試みにも異議を唱えていますが、これも認知神経理論に近い視点です。

本人が自律的に管理する自発的教育（おもちゃの国の逸話）、プログラムされていない経験による教育（ネコとキツネとの逸話）、あるイデオロギーに基づいた教育（井戸の水揚げポンプの逸話）、さまざまな社会構造によって管理された教育（働き蜂の国、間抜けおとしの町、野菜づくりのジャンジョの逸話）などへの批判も認知神経理論につながるところがあります。こうした人間の教育に関わる問題は、認知神経リハビリテーションに携わる私たちもしばしば対峙しなければならないのです。なぜなら、認知神経理論では回復とは学習過程だと考えているからです。リハビリテーション専門家は、損傷によって損なわれた機能の再獲得をめざして患者を指導していくための最適な教育方法はどれなのか、患者の自律をめざすための最適の教育方法はどれなのかを追究していかなければならないと思います。

こうした問題点を『ピノッキオの冒険』のテキストの中から拾い出し、認知神経理論に照らして解釈し考察していくことで、テキストをさらによく理解することができるのではないでしょうか？ しかし、ここで重要なのはテキストが書かれた時代背景、当時の科学的知識などを考慮しながらこの作業を行っていくということです。また一方で、著者のコッローディが取り上げている問題を分析することは、リハビリテーションの基本概念の整理や展開にとっても有益であるかもしれません。

2 基本的な考察

ピノッキオの物語を注意深く分析してみることで、認知神経理論の視点を通して芸術作品を解釈していくきっかけとし、認知神経リハビリテーションに携わる者のみならず文学愛好家にとっても興味深い考察が引き出せるかどうかを試してみたいと思います。

そこでまず最初に、一般的な観点からの考察をしていきましょう。テキストの歴史的・社会的枠組みを理解するために必要だからです。また、リハビリテーシ

ョンの歴史に関わるいくつかの重要な概念を理解するためにも有益だと思われます。その後でリハビリテーションに直結したいつかの考察をしていきます。

2-1　一般的な考察

　認知神経リハビリテーションに携わる私たちがまず興味を引かれるのは、1800年代の半ばに書かれたこの児童書が、19世紀の神経生理学の注解書としても読めるという点です。「リハビリテーションの発掘作業」を行うことで、ピノッキオの物語の中に、認知神経理論の基礎となっているいくつかの考え方の発生の跡をたどることができるのです。

　19世紀は神経科学の研究にとって、またリハビリテーションにとっても、その中心的な概念が規定されていった重要な世紀でした。神経科学という用語こそ使われていませんでしたが、神経科学が生まれたのは19世紀だと言ってもよいでしょう。脳の構造や機能を生物の行動と関連させて研究していく学問が生まれたのは19世紀です。そして、それは損傷からの回復を研究する学問であるリハビリテーションの発展にとっても重要な研究でもあります。

　ピノッキオの作者のカルロ・コッローディ[註3]はとても教養のある博識な人間でした。当時の社会問題にも積極的に関わっており、イタリアの国家統一運動にも身を投じました。さらに、当時の科学思想の潮流が文化人の間に巻き起こしていた論争にも参加していますが、それはこの本の内容からも読み取ることができます。また、コッローディが当時の主要な科学的テーマや、人間行動についての科学者たちの理論についても知識があったことも推測できます。

　この物語の背景となる哲学的・科学的状況は、実証主義の進展を特徴としています。実証主義という哲学運動は、さまざまな応用分野での"正確な"科学の成功（化学、機械工学、電気学、物理学、生物学）と密接に関係しています。科学の世界における実証主義の支配は今もかげりを見せてはいません。事実、多くのリハビリテーション専門家が今でもこれを信奉しているのです。

　この点について、アッバニャーノ（N. Abbagnano）とフォルネーロ（F. Fornero）は実証主義を次の項目に要約できると分析しています：

- 科学こそが唯一の知識への道であり、現実を数量化・数学化するという科学の手法のみが有効な手段であるとする。したがって、こうした科学の手法に

[註3] カルロ・コッローディの本名はカルロ・ロレンツィーニ。1826年にフィレンツェで生まれ、1890年に死亡。神学校に進むが、本屋で売り子として働いた機会に、自分にとって最も関心のある活動は何なのかを発見。1848年にはマッツィーニ派に共鳴して「独立戦争」に志願兵として参加する。同じ年の夏には政治風刺紙の『イル・ランピオーネ』を創刊するが、たちまち検閲にあって発行できなくなる。1859年に愛国主義の理想に燃えて第2次独立戦争に参加する。機知に富んだ多彩な人間であり（とても無精という評価も）、1875年まで多くの新聞に寄稿する。また小説や芝居も執筆。発表した最初の児童書は1876年の『妖精の物語』で、フランスのお伽噺を見事に翻訳している。それ以来コッローディは児童文学に取り組んでいく。教科書の執筆も行い、統一直後のイタリアの学校教育の功労者ともなった。しかしコッローディが名声を得たのは、なんといっても『ピノッキオの冒険』の発表による。だが成功を十分に享受するまもなく、1890年10月26日にフイレンツェで突然の死を迎えている。

おさまらない原理や方法を活用しても、知識への歩みを進めることはできず、むしろ形而上学的な理論に陥る危険があるとされる。
- 科学的な手法が唯一有効な手段であり、それが人間の研究や社会現象の研究も含むすべての学問領域に拡大されるべきであるとする。
- 科学の進歩こそが人類の進歩の根源であり、社会生活全体を変えていく道具となりうるし、多くの政治・社会的な問題にも適切な解決策をもたらすことができるとする。
- 哲学には特有の研究対象、科学から奪える特権的な研究領域はない。そこで実証主義的な知識を総括する役割を果たすようになり、複数の科学に共通する原理をまとめていくことになる。哲学の役割は、それぞれの科学分野の成果をまとめて調整し、統合的かつ包括的な知識を生み出すことにある。つまり、実証主義はロマン主義がそれまで唱えてきたものと対比的な立場をとっている。ロマン主義では哲学と科学は対象とする問題点も方法も異なるゆえに、哲学は科学と分かれているべきであると考えられていた。

　アッバニャーノとフォルネーロが分析した実証主義の原理は、今でも、従来式のリハビリテーションにおける理論の基礎的概念となっています。従来のリハビリテーションでは、数量化を基礎とする"科学的な"知識こそが知識だとされてきました。ところが認知神経リハビリテーションはまさにそうした考え方を克服しようとしているのです。コッローディも、こうした原理が普遍的な価値を持つという主張、人間の行動や発達の理解のためにはこれらの原理に従うだけで十分だという主張に疑問を呈しています。それは認知神経リハビリテーションに携わる私たちと同じです。
　リハビリテーション治療に深い関わりのある神経科学の進歩にとって19世紀は大きな飛躍の世紀でした。コッローディの書いたピノッキオにも、それは当然反映されています。神経系と電気の関係についての研究が始まったのも19世紀でした。脳に電気刺激を与えるという方法により、大脳皮質と運動の関係という問題がクローズアップされ始めました。19世紀まで脳は魂の所在する場所と考えられてきました。したがって、脳という「器官」は他の器官の研究に使われる"科学的な"方法では研究できないと考えられていたのです。ところが1870年に2人のドイツ人生理学者、フリッシュ（G.T. Fritsch）とヒッツィヒ（E. Hirzig）がファラデー（Faraday）電流でイヌの脳を刺激すると、イヌの脚に運動が生じることに気づきました。これによって、脳も他の生物器官と同じように研究できることが明らかになったのです。その帰結として、脳が魂の所在する場所であるのならば、魂も科学的に研究することが可能だということになりました。そして、これが身体と精神の関係を考察していく大きなきっかけとなったわけなのですが、ピノッキオの物語にもこのテーマをめぐって展開されている部分があります。
　19世紀には求心性情報と遠心性情報の関係についての研究も進みました。そして、これが感覚と運動の関係を解釈していこうとする最初の試みに繋がっていきます（ピノッキオの第32章ではこのテーマがとりあげられている）。またホール

(Marshall Hall) とプロチャスカ (Georg Prohaska) によって脊髄の反射弓も発見されました。

　リハビリテーション治療に深い関わりのあるもう一つの神経科学の研究も、やはり19世紀に始まりました。脳の局在論です。脳疾患患者、特に片麻痺患者の運動再教育について、認知神経リハビリテーションでは患者が左半球・右半球のどちらに損傷を負ったのか、また脳の前部と後部のどちらに損傷を負ったのかに応じて治療的に対応する必要があると主張してきました。現在では、それは正しい解釈であり、そうした治療が可能であることも認められつつあります。大脳皮質領域の各部はさまざまな機能の組織化に参加しており、どの部分が傷ついたのかによって損なわれる機能も異なることは一般にも知られています。したがって、どの部位が損なわれたかによって、再編成をめざした教育の仕方も異なるはずです。しかし、こうした問題に研究者が関心を向け始めたのは19世紀も半ばになってからのことです。そして、最初に脳の局在論を思いついたのが骨相学で有名なガル (Franz Gall)[註4] でした。ガルの名前はピノッキオの第33章にも出てきますが、著者コッローディは彼に対してかなり辛辣です。ガルの仮説を引用しているという事実は、この小説の唱える概念を展開していくうえでも重要になっています。これについては後で細かく見ていきましょう。

2-2 リハビリテーションに関わる問題についての考察

　認知神経リハビリテーションに携わる私たちがピノッキオを注意深く読む理由として、一般的な考察から理解できるさまざまな理由に加えて、リハビリテーションに特有の理由もあります。それについての考察を中心として、歴史的現実を踏まえながら、認知神経理論の視点からピノッキオの解釈を試みていきたいと思います。

2-2-1 経験によって変わってゆく身体

　ピノッキオの身体、あるいは身体と精神の関係を中心に据えてテキストを読んでみることを薦めたいと思います。物語の中で主人公ピノッキオの身体は何度か変化します。ピノッキオは木の身体を持って生まれますが、やがて動物（ロバ）の身体となり、最後に人間の身体を「獲得」することができます。ここで重要なのは、ピノッキオの身体を変化させることになるそれぞれの経験です。それぞれの経験によってピノッキオの精神と身体の関係がどうなっているかを理解していくことが重要です。

[註4] フランツ・ヨーゼフ・ガルは、1800年初頭ウィーン出身の医師。脳機能の仕組みについての独自の理論を展開した。脳はそれぞれが特定の機能をもったいくつかの領域に分かれていると主張した。たとえば言語理解の領域、数学の学習のための領域などである。また人間の性格の基となる活発さ・怠惰・善良さといった気質もそれぞれ特異的な領域に局在していると主張した。さらにガルは、「才能」は脳領域に対応した頭蓋部分の大きさや形に反映されており、したがって頭蓋骨の形を分析することで、その人間の性格や才能がわかると考えた。

2-2-2 教育によって変わってゆく身体

　ピノッキオのさまざまな経験がどのような形でピノッキオを変えていくのでしょうか。ここで特に考慮しなければならないのが、教育学的な目的によって導かれた経験の持つ役割です。身体、そして精神の変化をめざして行う教育的な経験こそが、認知神経リハビリテーションの進め方の基本だからです。

　ピノッキオの物語を、身体の変化ごとに認知神経理論の視点から分析していくことができます。一連の経験がピノッキオの自己を変化させ、したがって身体も変化させていくのです。

　それではまず、身体の変化を中心にピノッキオの経験を解釈してみましょう。たとえば、おもちゃの国でのピノッキオの教育的経験について考えてみましょう。物語のある時点で、ピノッキオはおもちゃの国で数か月を過ごすことになります。おもちゃの国では子どもたちは勉強する必要はなく、自由に遊んで暮らすことができます。この状況をリハビリテーション訓練室での患者の状況と比べてみてほしいのです。訓練室での経験がそうであるように、おもちゃの国での経験もピノッキオの身体を変化させます。正確に言うと身体／精神という相互作用ユニットが変化することで身体が変化するのです。自発的な活動のみを行い、目的に合った認知過程を使わないという経験の結果、ピノッキオは人形からロバに変化します。同様に、患者が自発的な活動のみを行い、損傷したシステムの再編成に向けて計画された活動を行わないと、大きな改善を得ることはできません。むしろ伸張反射の亢進や放散反応を引き起こしたり、原始的な運動スキーマを使ったりして状況が悪化してしまうこともあります。イタリアでは子どもが学校で勉強しなかったり、リハビリテーション医が勉強しないと、「ロバになるぞ」と言われます。ピノッキオに起こった出来事がイタリアで起きたら、私たちの国はロバだらけの国になってしまうでしょう。

　ピノッキオの身体は他の変化も経験します。ロバから再び人形に戻り、最後に人形から人間の子どもになります。その変化はさまざまな教育的経験をすることで生じるのです。そして、それらの教育的経験は、それぞれ特徴的な「先生」によって導かれた経験です。これらの人物の行動、彼らに与えられている意味を読み取っていくことが、認知神経理論の観点からすると重要です。おもちゃの国での教育的経験で「先生」をつとめるのはロバ使いの小男です。サーカスでの経験では団長が、最後の労働の経験では野菜づくりのジャンジョが経験を導く役割を担っています。

　コッローディはさまざまな問題点を提示し、仮説も提示していますが、答えは示していません。答えを見つけるという仕事は読者自身に投げかけられているのです。リハビリテーションに携わる私たちは、こうした問題点に着目しながらテキストを分析していくことが必要です。自分たち自身への問題として問いかけていかなければならないのです。「私の患者を人間にするために私が提示すべき最良の経験とはどのようなものなのだろうか？」、「どのようなメカニズムを利用すればよいのだろうか？」、「最良の教育はどういうものなのか？」、「私が欲する改善を達成するためにもっと有効な教え方はどういうものなのか？」を考えながら

読む必要があるのです。

　患者が立ち向かっている冒険の中で、自分がどのような役割を果たしたいのか、つまり「ロバ使いの男」や「サーカスの団長」や「野菜づくりのジャンジョ」のような役割でよいのかは、自分の知識や姿勢や社会観に応じてセラピスト自身が決めていくことになります。

3 省察の契機

　これまで述べてきたような考察をもとに、認知神経リハビリテーション的な読解をしていくと、ピノッキオの物語にはおよそ3つの契機があることがわかります。まず身体の獲得（木切れから生き物へ）、それ以降にピノッキオが手に入れる身体、身体の変化の状況および原因です。

3-1　最初の身体

　歴史的な要素も踏まえたうえで解釈を行うためには、ジェペットの意図の分析から始めることが重要だと思われます。このテキストの最初の部分をきちんと理解するためには、ピノッキオの父親の意図が何であったのかを正確に規定しなければならないのです。

　ピノッキオの生みの親であるジェペットは、さくらんぼ親方から木片を譲り受け、それで特別な人形をつくろうと決心します。ピノッキオの身体に起こる最初の変化は木片から人形への変化です。この変化にはピノッキオの体験はほとんど関わっていませんが、それでも身体と精神の関係というテーマについてのいくつかの考察を行うことができます。

　ジェペットは貧乏な大工でしたが、木片を譲り受けて人形をつくることを決めます。しかし、普通の人形ではありません。「びっくりするような素晴らしい」人

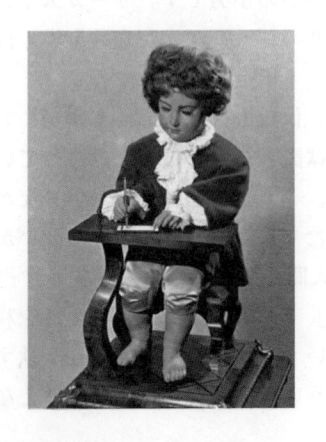

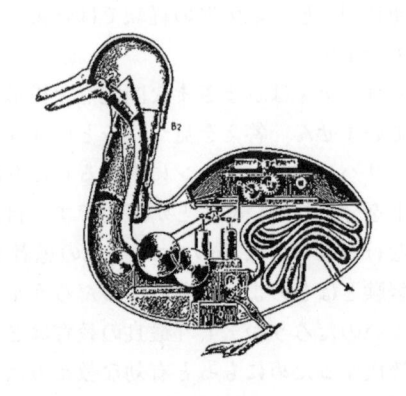

形をつくろうとするのです。「踊ったり、フェンシングをしたり、とんぼ返りができるような素晴らしい」人形をつくろうと考えるのです。ジェペットは貧乏なので、素晴らしい能力を持った人形を見世物にして少しばかりの金を稼ぎ、「ひとかけらのパンと一杯のワイン」を得ようと考えたのです。

ジェペットの目的の分析が重要なことはこれから話していきますが、ここで注意すべきは「できる」という動詞が使われていることです。「する術を知っている(sapere)」という動詞です。これについては今まで十分な考察がなされてきていませんが、実はとても重要だと思われます。「できる」という動詞の選択には理由があったはずです。本が書かれた時代背景を見てみるとそれがよくわかります。

ジェペットが自分がつくろうとしている人形にやらせようとする活動を記述するのに「できる」という言葉を使ったのはなぜでしょうか？　いわゆる普通の人形をつくることが彼の意図だったならば、「できる」という動詞は使わなかったはずです。人形はひとりではなにもできません。操り人形は、人形遣いの指が動かす糸で動かされます。しかしジェペットのつくろうとする人形は「びっくりするような素晴らしい」人形であり、自分でいろいろな活動を行うことが"できる"人形です。人々を驚かせてお金を稼ごうというのですから。

ジェペットの言葉を理解するためには、この本が出版された当時の状況を考慮することが必要です。人間の身体の運動の研究やそれを再現しようとする研究は、その何年も前から行われるようになっていました。すでに前世紀の機械工たちにより[註5]、運動するためのメカニズムを備えた機械人形が製造されていたのです。それらに足りないのは「運動の自発力」だけで、それは人間がゼンマイを巻くということで解決されていました。しかし中枢神経系の研究や、中枢神経系の活性化に電気が関与しているというその後の研究（たとえばフリッシュとヒッツィヒの研究はピノッキオの出版の数年前に発表されている）により、それもやがては研究室で製作できるようになるのではないかという楽観論も生まれていました。

コッローディは、18世紀の「アンドロイド（人造人間）」のことは知っていたはずです。ただ19世紀になると科学的な関心は薄れ、アンドロイドは人々を楽し

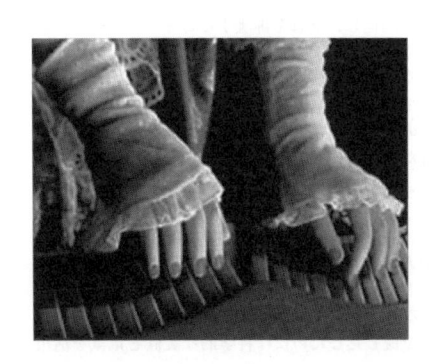

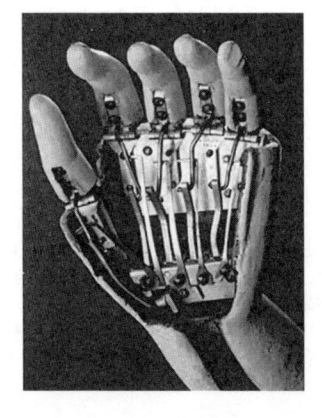

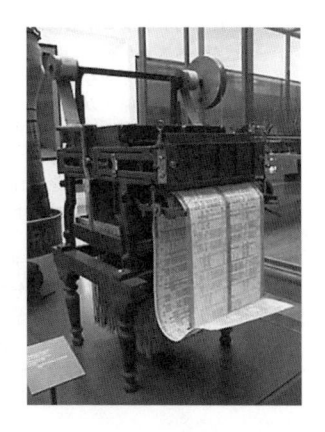

ませるためのものになっていました。イタリアでもかなり普及していました。デ・アミーチス（Edmondo De Amicis）註6の『人形の王様』にも類似の例が見られます。

　実証主義に影響され、科学者が研究室の中で生命体や生命をつくりだすというテーマを扱った文学作品も生まれていました。コッローディは当然ながらそれらの作品も知っていたはずです。ピノッキオが執筆された時代には、科学の"絶対的な"価値に対するほぼ盲目的な信頼がまだありました。科学がさまざまな問題に対処し、解決していくことができるだろうと信じられていたのです。だから、生命体の創出や科学者が研究室で人間をつくりだすという話も信じられたのです。19世紀には脳の研究や生物学の知識が拡大し、科学者はいずれは研究室内で身体のみならず神経系もつくれるようになるだろう、そうすればゼンマイ仕掛けは必要なくなるだろうと考えられていたのです。

　これはけっして過去の問題ではなく、現代の問題でもあります。研究室で意識を持った存在を創造することができると主張する神経科学者はたくさんいます。意識を持ち、したがって"主観的"なものに近い経験をすることができる存在を創造できると主張する神経科学者はたくさんいるのです。

　ピノッキオが執筆された時期、多くの文学者たちが科学によって人工的に生命をつくりだすことができるという盲目的な信頼に感化されていました。しかし、そうした可能性が何を意味するのか、どういう発展を遂げるかについて疑いの目を向けざるをえなかったのです。そこから多くの文学作品が生まれています。最も有名なのはシェリー（Mary Wollstonecraft Shelley）註7の『フランケンシュタイン』や、主人公があのエジソンであるリラダン（Villes de l'Isle-Adam）註8の『未来のイ

註5　18世紀のヨーロッパでは啓蒙主義と呼ばれる重要な哲学運動が発達した。啓蒙主義哲学者の中には、人間の体を機械として研究することができると主張する人たちがいた。そこで多数の技術者、機械工、職人が機械人間の製作に取り組んだ。そうした機械は人間の姿をしているがために「アンドロイド」と呼ばれた。現在でも博物館で見ることができるそれらのアンドロイドは非常に複雑で、数多くの部品から構成されているが、それらが繊細なメカニズムを介してさまざまな形で組み合わさり、ゼンマイの仕掛けによりあらかじめ決められた一連の運動ができるようになっている（リハビリテーションであれば、スキーマ、共同運動、運動パターンなどと呼ぶだろう）。
　ジャック・ドゥ・ヴォーカンソン（Jacques de Vaucanson: 1709-1782）が最も有名なアンドロイド製作者である。王の「第1機械工」に任命されたほか、百科全書のアンドロイドとオートマタの項目の執筆も行ったし、科学アカデミーの会員にもなった。
　これらのアンドロイドは非常に精巧にできている。フルートを吹いたり、手紙を書いたりさせるのに一体いくつの部品とメカニズムが必要かを考えてほしい。ヴォーカンソンは、食物を食べて消化し、それを排泄することのできるアヒルをつくったことでも知られている。当時これは、単なる娯楽のためにつくられていたのではなく研究が目的だった。人間の身体の機能メカニズムを理解するための試みでもあったのだ。動く身体を製作することができれば、身体運動のメカニズムの研究も容易になると考えられた。また当時はゼンマイ仕掛けで代用している能力も、次の時代の科学の進歩によれば製作可能になるのではないかと考えられていた。また産業利用の側面も見落としてはならない。できるだけ現実に近いアンドロイドを製作するために必要だった細かな解剖学的分析が人間の作業分析と結びつき、生産ラインの機能向上に貢献して生産コストを下げた。事実、ヴォーカンソンの研究は、最初の機織り機の製作に活用され工業化に大きく貢献している。

註6　デ・アミーチスはコッローディと同時代の作家で、代表作は『クオレ』。『人形の王様』というタイトルの小品を書いたが、その物語の終わりの部分で、著者は話をしたり、体の一部を動かす人形たちに囲まれて不安な気持ちを抱くのだ。

註7　人造人間を最初に扱った文学作品はメアリー・ウルストンクラフト・ゴドウィン・シェリーが書いた『フランケンシュタイン（1818）』とされる。この作品はまた世界初のSF小説とも言われる。フランケンシュタイン博士が創造した生き物は、複数の死体の部分を組み合わさってつくられており、そこに生命を流し込むためには科学的な装置と電気を活用した。電気はその数年前にアレッサンドロ・ボルタにより研究されていた。

ヴ』、スティーヴンソン（E.L. Stevenson）註9の『ジキル博士とハイド氏』などです。これらの作品では多くの場合主人公は科学者で、無機的な素材に生命を与えることに成功したり（ちょうどジェペットが木片を使って、いろいろな活動が「できる」人形をつくろうとしたのと同じである）、生命体に改造を加えることに成功するのですが、自分の創造した生物を制御することができなくなり、彼らは発明者あるいは人類に反抗していくようになります（第34章までのピノッキオと同じである）。

コッローディの性格や本が執筆された当時の文化的背景を考えてみると、彼がピノッキオの少なくとも一部を、こうした文学作品の影響のもとで書いたということが考えられます。そしてそうする中で、このような展望に対する自分の困惑を表明し、読者にも考察を促しているのではないでしょうか。しかし、コッローディはこの問題に対しても答えは書いていません。

コッローディの皮肉（アイロニー）は、無知で貧乏な大工ジェペットを、木片に生命を与えて自律的な能力を備えた生き物をつくりだそうとする一種のフランケンシュタイン博士のように描いている点にあります。注意深い読者ならば、この2つの状況（実証主義時代の英雄である科学者と貧乏なジェペット）の間の差異に着目するでしょう。物語の文脈や細部や目的を変えて、2つの状況の間の差異を読者に問いかけているところがコッローディのアイロニーなのです。哲学的な観点からの考察（シェリー）や科学的な観点からの考察（ヴィリエ・ド・リラダン）が人間の特性についての知識を深めるという方向に向けられており、科学者が神と比されているのに対し、ジェペットのそれはまったく異なった動機によるものです。ジェペットの目的は日常生活の根本的な要求を満たすことに向けられているのです（一切れのパンと一杯のワイン）。

生命誕生の驚異が生じる場所もまったく異なります。前者の場合は当時想像できる限りの最高の設備を備えた科学研究室ですが、後者はジェペットの貧しい住居兼仕事場です（第3章を参照のこと：「地階の小さな部屋で階段下の小窓からの明かりが入ってくるだけでした・・・火のともった暖炉がある・・・しかしその火も、その上で湯気をあげている鍋も絵に描いたものでした」）。

新しい生命の創造といっても哲学的な問題意識など見られません（シェリーのフランケンシュタイン博士の場合とはまったく異なる）。それは名前の選び方からもわかります。フランケンシュタイン博士がつりだした生き物は「クリエーチャー」と呼ばれます。エジソン博士がつくりだしたのは、この世に誕生した最初の女性と同じ名前のイヴです。ところがジェペットは自分のつくりだした生き物をピノ

註8　『未来のイヴ』は、現在の私たちの社会を予見した最もオリジナルな小説の一つとして読める。著者はオーギュスト・ド・ヴィリエ・ド・リラダンで、フランスの代表的な科学小説の一つとされる。青年貴族のエワルドは美しいが愚かな一人の女に恋し、それと同時に彼女を軽蔑している。単に頭が悪いのではなく、どうしようもなく卑俗なのだ。同時代の人間の多くにとっては理想的な女性なのだが、エワルドは彼女のおかげで生きる力を失ってしまう。トーマス・アルヴァ・エジソン（この本が出版されていた時有名なエジソンはまだ存命）は、エワルドのためにその女と同じ肉体を持ちながら知性を備えた人造人間をつくりだす。やがて徐々に本物と機械との境界が不確かなものになっていく。

註9　R・L・スティーヴンソンの『ジキル博士とハイド氏の奇妙な物語』は、化学薬品を使って自分の身体と精神を変化させる方法を発見した医師の物語。変化したハイド氏は善良さのかけらもない人物。最後には化学薬品を使っても、ハイド氏からもとの姿に戻れなくなる。

ッキオと名づけます。「ピノッキオという名前にしよう。縁起のいい名前だからな。知っている家族に、家族全員がピノッキオっていうところがあった。みんなが結構な暮らしをしていたもんだ。中で一番金のある奴だって物乞いだったんだから」と。

こうして分析すると、ピノッキオの物語はイデオロギー的にもたくさんの意味を持たされていることがわかります。当時隆盛だった実証主義文化に対する風刺になっているのです。コローッディはアイロニーを込めて、実証主義の科学者たちに「地に足を着けるように」と呼びかけています。人類にとって確実に重要な問題の解決、飢餓の解決に向けて研究するようにと呼びかけているのです。

コッローディは、同時代人ほど盲目的ではないにしても、科学の進歩を信頼していました。おそらく読者に警告をしたかったのでしょう。科学が意味を持つのは、それが人類の必要に根ざしたものである時であり、ほんの一部の人間のためだけだったり、目的のための目的であってはならないと。社会主義者的なコッローディのこうしたメッセージは、その後ブレヒト（Bertolt Brecht）註10によって受け継がれていきます。

科学を標榜するだけでは駄目なのであり、人間のために活用可能な科学知識であるべきなのですが、それがリハビリテーションでもいつもできているわけではないのです。また、そうした科学知識はリハビリテーション専門家が自分の知識に照らし合わせて解釈できなければならないのです。それができないと、人間にとってかえって害のあるものになってしまうリスクがあります。たとえば仮想現実の研究者たちが発明した装置を、機能回復のために活用するという試みが何年か前にあったように。

フランケンシュタイン博士やジキル博士と同じように、ジェペットも自分が期待を込めてつくりあげた生き物の性格にがっかりすることになります。ジェペットがつくりだしたのは、今の言葉を使えば「ロボット註11」でしょう。大工のジェペットが、製作を始めるやいなや、それは勝手に動き出します。つまりジェペットがつくったのは人形ではなくてロボットに似た何かなのです。この解釈はそんなに突飛なものではありません。スタンリー・キューブリックもこうしたアイデアから映画「A.I.」を構想しました（実際に製作したのは映画監督のスピルバーグである）。ピノッキオの本を読んだことのある人は記憶しているはずですが、ジェペットが目や口を描いたり彫り上げたりするやいなや、ピノッキオは自分の製作者である父親をからかい始めます。そして、自分を創った人間のコントロールから

註10 「科学は、人間存在の苦労を軽くすること以外を目的としてはいけないと思う」（ブレヒト『ガリレイの生涯』）。
註11 ピノッキオをロボットとする解釈は、イタリアではタリアスコが提言している。またこの解釈は映画でも大きな成功を収めた。もともとスタンリー・キューブリック（Stanley Kubrick）のアイデアだったが、スピルバーグ（Steven Spielberg）が製作した映画「A.I.」は、ピノッキオの物語からかなりの着想を得ている。映画の主人公の子どもロボットのデイビッドは、母親の愛情を獲得しようとして、本当の子どもになる方法を見つけようと決心する。そしてピノッキオの物語を読んで、青い髪の仙女様を探しにいく決意をする。映画の後半でデイビッドはジゴロのジョーと一緒に旅をすることになる。このジョーがピノッキオの友人のルチーニョロを思い出させる。二人は一緒に力を合わせて青い髪の仙女様を探しに旅立つ。それが本当の子どもとなり母親の愛をもう一度獲得するための唯一の方法だからだ。映画の中盤でデイビッドの物語がピノッキオを踏襲しているのは明らかだ。

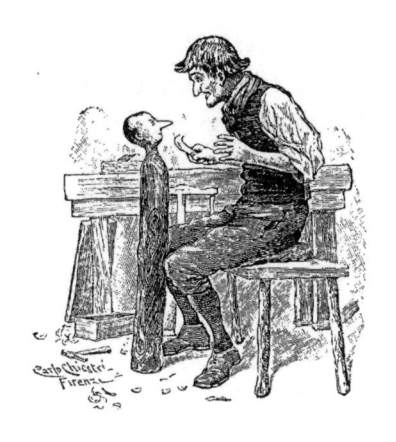

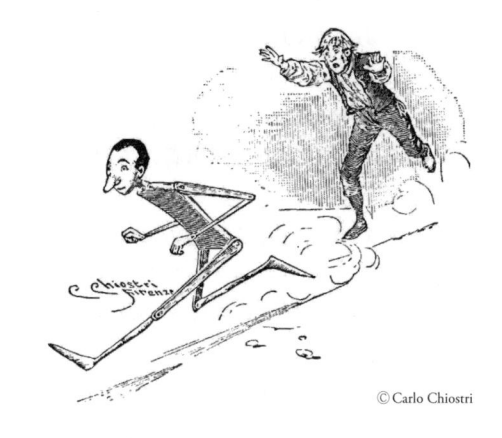

第10章　ピノキオ：身体と精神　　177

© Carlo Chiostri

どうにかして逃れようとするのです。

3-2　身体を保有しながら身体ではないということ

　認知神経理論の観点からの分析を続けましょう。ピノキオ誕生の場面に続き、人形の特徴やその身体、木でできている身体と精神の関係などについての記述があります。認知神経リハビリテーションに携わる人間ならば気にならずにはいられないはずです。もちろん著者も意図があって書いているに違いありません。まず、最初に登場するピノキオは人形以上の存在であり、今で言うところのロボット、つまり思考能力を備えた機械に見えます。このピノキオは認知能力と木でてきている身体（第32章まで）の関係に問題を抱えています。現代の研究者なら「精神が身体化されていない」とでも表現する問題です。ピノキオは身体を有してはいますが身体ではありません。この2つの状況は実はとても異なるのだという事実を、コッローディは哲学者フッサール（Edmund Husserl）[註12]よりも前に指摘しているのです。

　ピノキオは自分の身体を感じません。ピノキオは自分の身体を探索したりはしないのです。ピノキオは自分の身体に触れることがありません。ピノキオは、まだ人形の時には自分の身体を鏡に映すこともしません。ピノキオには自分の身体を介して想うということがありません。痛みすらも覚えないのです。最初のほうに、自分の足が燃えてしまったのにまったく気がつかないというエピソードが出てきます。また、ピノキオは自分の身体について語らないのです。

　こうした状況を認知神経リハビリテーションの観点から分析してみてほしいと思います。身体や運動はピノキオにとって経験の源泉とはなっていません。したがって、彼の精神に影響を及ぼすことはありません。多くのリハビリテーション専門家が、自分たちの患者をアンドロイドやロボットのように、木の身体を持っ

註12　フッサールのLeibとKörperの区別と比べてみるとよい。

た人形であるかのように治療していないでしょうか？　どれだけたくさんの患者が、アンドロイドやロボットや操り人形のように、自分の身体を知覚したり、そこから想いを得たり、自分の言葉で語ったりすることはできないと決めつけられているのでしょうか？　患者たちは人形の身体として、精神とは切り離されたものとして治療されていないでしょうか？　しかし、この身体と精神は一つのユニットとして現実の構築のために世界との相互作用を行っているのです。

　これまでも認知神経リハビリテーションでは、この種の問題について論議してきました。回復のための最初の段階は、患者が自分の身体を感じる学習をすることだと主張してきました。患者は自分の身体を探索する学習をしなければならないのです。自分の身体を介して情動を覚えることを学習しなければならないのです。自分の身体について言語で語ることを学習しなければならないのです。

　コッローディはピノッキオの最初の身体について、このようにたくさんの懸案事項を表明しています。セラピストがこうした点をきちんと考慮していかなければ、患者も「木の身体を持った人形」になってしまうリスクがあります。患者は再び身体を持つようになり、さらには何とか動かせるようになるかもしれません。しかし、情報の受容表面としての身体を再構築できないと、それが自分の身体になることはないでしょう。

3-3　経験と変化

　ジェペットのもとから逃げ出したピノッキオは、いくつかの経験をしていきます。他の人間や生き物との出会いもあります。たとえば、「物言うコウロギ」、「ネコとキツネ」、「青い髪の仙女さま」などです。また、社会的に特徴のある環境に遭遇することもあります。「働き蜂の国」とか「間抜けおとしの町」です。しかし、リハビリテーション的な解釈という観点からすると、最も興味深く思えるのは「教育的環境」での出会いです。それらはピノッキオに目に見える変化を引き起こします。そこが物語の中でも最も目を引く部分なのです。

　人間というシステムを変化させるのは経験です。リハビリテーションの治療方略も、セラピストの指導の下で行われる経験だと考えられます。こうした観点から、通常のセラピスト養成学校で教えられているリハビリーションの手法を分析してみてほしいのです。どの治療方略も、回復を目的として最も効果のある経験を患者に提供していくことを前提に考案されています。訓練が患者に提示する経験によって、患者が最良の変化（回復）を獲得できるようにと考案されているのです。

　こうした観点で、ぜひセラピストにもピノッキオの経験を再読してほしいと思います。特に、ピノッキオの経験の中でも教育的な構造を持った経験に注目してほしいと思います。人間の身体を獲得するための旅の中で、ピノッキオは教育的な意味を持つ経験を3回体験します。そして、それらの経験（おもちゃの国、サーカス、井戸汲みの労働）のストラテジーはそれぞれ異なりますが、それを認知神経理論の視点から解釈するとよく理解することができます。

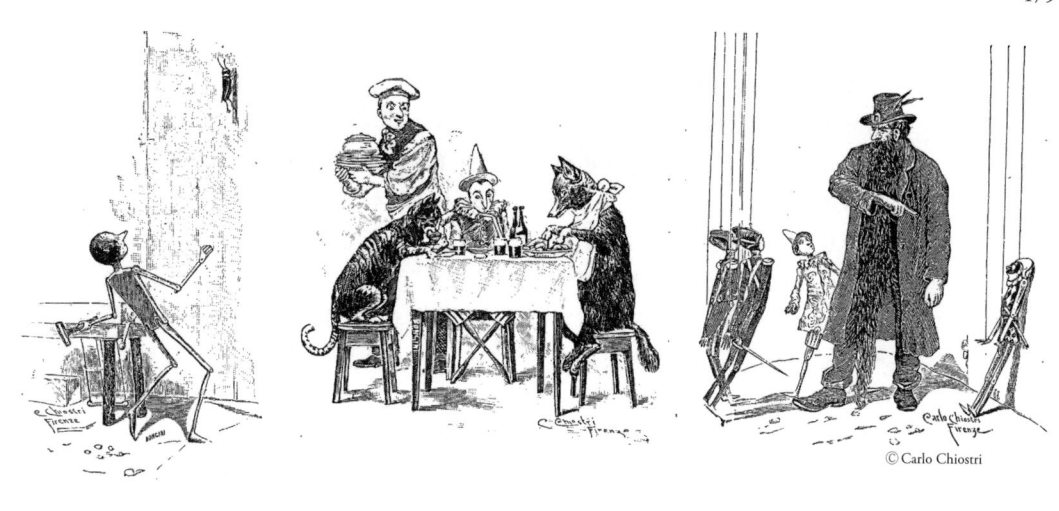

4 「おもちゃの国」での経験とロバ

　こうした経験の中で最初のものは「おもちゃの国」への旅立ちです。ピノッキオの旅は、不愉快な人物によって導かれプログラムされています。それはロバ使いの小男で、やがて彼の関心は、お金のために子どもたちをロバに変えることにあることがわかります。ピノッキオは友達のルチーニョロと一緒に、子どもが勉強しなくてよい国、何の苦労もしなくてよい国、ただ好きなように遊んで楽しんでいればよい国に行きます。このような状況の場所を「おもちゃの国」と定義していることから、ここではフレーベル（Wilhelm August Fröbel）の提言したロマン主義的教育学への言及があることが読み取れます。フレーベルは19世紀半ばに幼稚園の普及に尽くして名声を得た人物です[註13]。

　さて、ピノッキオは「おもちゃの国」に5か月間滞在します。楽しむばかりで、まったく勉強しないし、努力もしません。5か月が過ぎたところで、ピノッキオの身体に最初の変化が生じます。ピノッキオがある朝目を覚ますとロバになってしまうのです。この5か月間の経験が木の身体を動物の身体に変化させたのです。ピノッキオの最初の身体は木でできた身体で、身体は精神から分離しており、身体を知覚したり身体を生きるということがありませんでした。ところが、それが子どもの精神とロバの身体という状況に変化させるのです。「おもちゃの国」でのフレーベル式の教育によって、身体と精神の再組織化が行われたわけですが、そこで再組織化された関係は異常な関係であり、安定した相互作用ユニッ

註13　フレーベルはもともとペスタロッツィ（Johann Heinrich Pestalozzi）を信奉しており、子どもは自発性を尊ぶことで最上の発達をすることができると主張していた。人間はすでにその性格の中に、何をすれば最もよいかについての兆候を備えており、自由に自発的に行動できる状態におかれればそれが発現すると考えた。彼の立場の最大の特徴となるのが、「遊び」と子どもたちが自由に自分たちを表現できるような恩物の提供が必要だとする点にある。この2つの主張は、現代の教育学者からは厳しく批判された。

トになることはできなかったのです。

　また、変化の様子の記述を注意深く分析してみることも重要です。ここは認知神経理論の観点から見るととても興味深いと思います。第32章に、自分の身体に生じている変化に気づき始めたピノッキオの様子が描かれています。どうしてこの第32章にこだわるかというと、ピノッキオがさまざまな知覚を介して自分の新しい身体を意識していく様子を見ることができるからです。

　こうした視点から第32章を分析してみましょう。5か月間遊びほうけていたピノッキオは、ある朝目を覚ましてびっくりします。本文から引用すると、「びっくりするような、とんでもないことってなんだろう？　読者の皆さんはそう思うでしょう。実はこういうことだったのです。ピノッキオは目をさますと、頭をごしごしかきむしりたくなりました。ところが、かいている最中に、あることに気づいたのです。何に気づいたのかって？　なんと、自分の耳が十センチ以上伸びていることに気づいたのです」と書かれています。

　ピノッキオはついに、自分の中の何かが変わったことを"感じる"のです。第32章までは自分の身体を感じたり、身体を介して何かを感じるということはありませんでした。この変化を感じたピノッキオは自分のどこが変わったのかを探っていくのです。最初の発見が触覚によるのは偶然ではありません。コッローディは、自分の身体を意識するために触覚という感覚モダリティが重要なことを強調したかったのだと思われます。

　触ってみると、今まで知覚したことのない何かが知覚できました。そこでピノッキオは鏡を探して、他の感覚モダリティで確認しようとします。しかし、鏡が見つからないのです。そこで洗面器に水を満たしそこに自分の姿を映し出します。これはどういうことでしょうか？　身体を知るためには、触覚以外の他の情報も重要だということです。たとえば視覚です。しかし、ここで注意してほしいことがあります。コッローディは自分の身体を知るために求めるべき最初の情報として触覚情報をあげています。それは認知神経リハビリテーションの治療方略と同じです。ピノッキオはまず自分の身体を触覚で感じ、それから視覚を使って確認しようとします。

　さらに物語は続き、ピノッキオは泣き始めます。その泣き声を聞いて上階に住んでいるモルモットがやってきます。そのモルモットにピノッキオは「モルモットさん、いったい僕はどうなっちゃたの？」とたずねます。するとモルモットは「知らなかったの？　勉強しない子どもはロバになってしまうのよ」と答えるのです。

　この部分を認知神経リハビリテーション的に解釈してみましょう。認知神経リハビリテーションでは患者の言語記述における「比喩（メタファー）」の解釈を重要視している点を思い出してください。身体の認識は、触覚や視覚だけでなく、言語を介しても行われるのです。モルモットはメタファーを使っています。子どもに「おまえはロバだ」ということは「勉強しなかった」というのと同じです。イタリアでは勉強しない子どもはロバだと言われるのです。

　メタファーは精神の組織化に変化をもたらすことができます。メタファーの解

© Carlo Chiostri

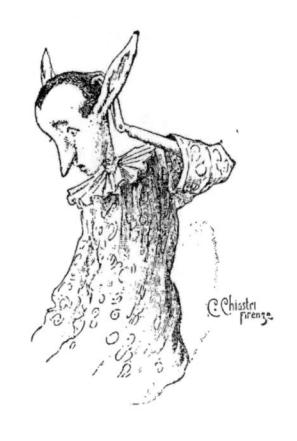

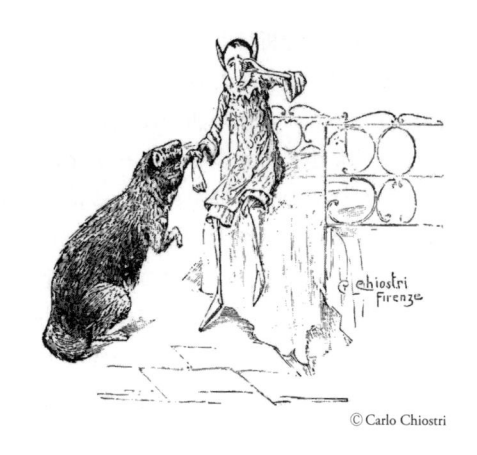

釈については、レイコフの「メタファーを変えてみる」という提案が興味深いと思います。たとえば、ある認知神経リハビリテーションの学派のセラピストがリハビリテーションの学会での討議に参加することになったとしましょう。学会を戦いの場だと考えると（これもメタファーである）、学会に参加する際にはすでに学会参加者や戦いの相手との関係などについて特定の視点をもって参加することになります。カバット派やボバース派やボイタ派などとの論争を思い浮べるかもしれません。しかし「戦い」というメタファーの代わりに、他のメタファーを使ったらどうなるでしょうか？　学会に参加する認知神経リハビリテーションの学派のセラピストの態度は変わるかもしれません。たとえば、学会への参加をダンスパーティーへの参加のようなものだと想像してみるとどうでしょう。学会はダンスだというメタファーを使うわけです。そうすると学会に参加する他の学派との関係も変わってくるのではないでしょうか。戦いのメタファーを使った時とは、行動はまったく違ったものになるはずです。この2つの状況で変化したのは何でしょうか？　「どのメタファーで現実を見るか」が変わったのです（第3章参照）。

　コッローディも、メタファーを使うことで精神の組織化が変化し、それによって身体も変化できることを示唆しています。メタファーが変わるということは、どのように世界を見るかが変わるということであり、それによって私たちの行動も変化してきます。コッローディはそれが可能であることを、メタファーを介してロバに変わってしまうピノッキオを提示することで読者に示そうとしているのです。

　これはリハビリテーションではどういうことを意味するのでしょうか？　セラピストが患者と身体について話をする時には十分に慎重でなければならないということです。セラピストがどういう用語やメタファーを使うのかで、患者の「世界に対する視点」、「自分の身体に対する見方」が変化するかもしれないからです。リハビリテーションの治療方略で得られる結果も、それによって変化するかもしれません。これから患者と話をする時には、モルモットやピノッキオのことを肝に銘じておいてほしいと思います。

　さて、身体の変化の自覚はこれだけではありません。脳に身体の情報を伝える

チャンネルの分析はさらに続きます。ピノッキオは友達のルチーニョロを探しに行きますが、彼もまたロバに変わっていました。そして二人で話をしているうちに、自分たちの身体が四つん這いになっていることに気づきます。このことに二人はとても怯えます。コッローディは、身体の情報には触覚や視覚や言語に関わる情報だけでなく、姿勢に関わる情報もあることを示しています。これもセラピストの仕事にとって大切です。しかし、認知神経理論からの解釈という点からして最も重要なのは、この章の終わり近くの記述であります。「いちばんいやで、最悪のやりきれなさを感じたのは、お尻に尻尾が生えてきたのを感じた瞬間でした」とあります。ピノッキオの変身をたどりながら、コッローディはピノッキオが身体からの情報を知覚していく様子を記述していくのですが(触覚、視覚、言語、姿勢など)、ピノッキオが最も哀しさを感じた瞬間、一番恥ずかしくて苦痛であり、ついに泣き出して自分の運命を呪うのは「尻尾が生えてくるのを感じた」瞬間だったと書いています。ピノッキオは尻尾が生えるのを感じたのです。手で触る必要はなかったのです。見る必要もないし、言語による確認も必要なかったのです。何かが生えてくるのを"感じた"のです。これは「運動覚情報」です。身体から直接にもたらされる情報であり、他の感覚との連携を必要としない情報です。作者は、そうした運動覚情報が情動面でピノッキオたちを最も動かしたと書いています。これもリハビリテーション治療にとっての示唆とならないでしょうか？ 身体は、(他の感覚モダリティの)仲介がなくても、直接に知ること、つまり認識することができるのです。

　ピノッキオはそれまでは木の人形で、自分の身体は感じていませんでした。しかし、ここで自分の身体の何かが変わっていくことに気づいたのです。それまでは自然界のほかの物体の一つに過ぎなかった身体が、ついに中枢神経系に自分や現実についての「メッセージ」を送り始めたのです。認知神経リハビリテーションならば、身体がついに「体性感覚を捉える情報の受容表面としての役割を担うようになった」と表現するでしょう。しかし問題は、ロバの身体と子どもの精神では、世界を知るための相互作用ユニットを構築するのが難しいという点です。

　「おもちゃの国」でのピノッキオの教育学的経験に似たような話は、リハビリテーションの臨床の場でも時々あります。特に脳疾患の子どもの治療の場合によく見られます。子どもには訓練をするべきではない、ある特定の経験を押しつけるべきではないと考える人がたくさんいます。子どもは自由に遊んでいるべきだと考えているのでしょう。彼らは、遊びという、まったく組織化されていない経験だけで、損傷した中枢神経系を再編成し回復に向けていくことができると考えているのでしょうか。

5 「サーカスでの経験」とフランツ・ガル

　ピノッキオはおもちゃの国での経験の結果として身体がロバに変化し、市場で売られてしまいます。市場でピノッキオを買ったのはサーカスの団長でした。ピ

第10章　ピノッキオ：身体と精神　　183

ノッキオを音楽に合わせて踊れるように教えこんで見世物にしようと考えたのです。

　おもちゃの国での教育的経験はフレーベルのストラテジーに基づくものでしたが、ここでまた新たな教育ストラテジーが取り上げられます。おもちゃの国での経験は自発的に行われたものでしたが、「サーカスの団長」のもとでの教育的経験は、素人が厳格な科学的手続きに基づくものと見せかけて行う教育ストラテジーによって導かれていきます。

　この本が18世紀の半ばに書かれたものでありながら、どちらのケースにも、驚くほどそれに対応するリハビリテーションアプローチがあることに気づかされます。コッローディはサーカスでの教育的経験の意味もアイロニーを込めて描き出しています。読者に（そしてセラピストにも）、科学的な根拠があるとして提言されているいくつかの教育アプローチの成り立ちの意味をもう一度考えさせずにはいられません。

　コッローディは、「ダンスのスター」のピノッキオを観客に紹介するサーカスの団長の口上をかりて、その思いを伝えています。サーカスの団長の口上は、間違いだらけのとんでもない口上です（おそらく日本語に翻訳するのはとても難しいだろう。さらにさまざま理由から、イタリアの批評家たちからも十分に理解されてきたとはいえない）。団長は、ロバに踊りを教えるのがいかに大変だったかを説明したうえで、次のように続けます。『ところがGalles[註14]のシステムにしたがって調べてみますと、こいつの頭に小さなカルタジネ[註15]が突出しているところを発見いたしました・・・（原文のまま翻訳）』

　一体何を言ってるのでしょうか？　神経科学の歴史を思い出しながら、理解可能な言葉に訳し直してみましょう。ここでサーカスの団長は、「無知なロバに物を教えるのに非常に苦労しました。しかし諦めかかったその時に、科学界で評判の方法を試そうと考えたのです。それがガルの骨相学です。ガルの教えにしたがってロバのピノッキオの頭蓋骨を測定してみることで問題が解決しました。ロバの脳が、ダンスの学習に適していることがわかったのです。したがって学習の問

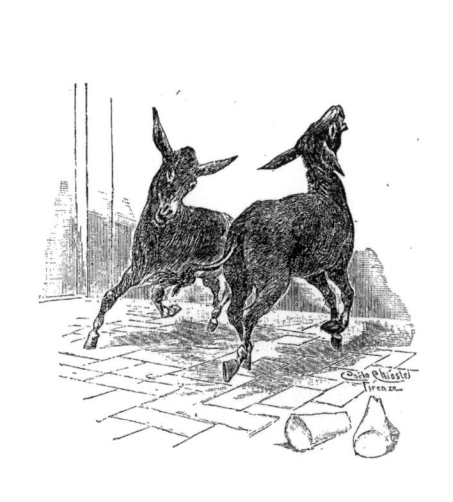

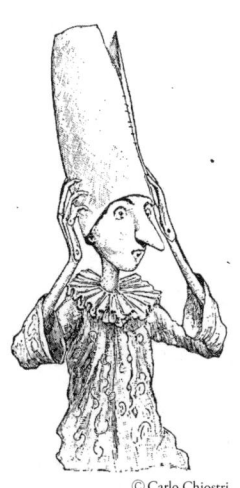

©Carlo Chiostri

題を、フランツ・ガルの提唱した科学的（？）な手続きにしたがって解決できました」ということなのです。

　ガルの理論が、ロバの頭のかたちを調べてその性向を明らかにするために使われているという事実から、コッローディが「骨相学」に対してどのような意見を持っていたかが推測できます。当時、ガルの説はまじめで科学的なものとされており、その原理に則って頭蓋骨を測定し、将来の職業を選ぶようなことがされていました。さらには、「心的異常（psychic deviation）[註16]」などの先天的な性向もわかるとされていました。当時、ガルの概念はヨーロッパ全土に広まっていたのです。イギリスの女王も自分の子どもたちの頭の寸法を測らせて（ロバの頭を引き合いに出したのはこれへのあてつけかもしれない？）、"科学的に"子どもたちに適した道を探ろうとしました。イタリア語にはその表現がまだ残っていて、数学の得意な人のことを「数学コブがある」と言います。

　サーカスの団長は無教養な男で、Gall（科学者の名前）と言わねばならないところをGalles（イギリスの地方の名前、ウェールズ地方のこと）と言っています。コッローディはサーカスの団長にこうした間違いを犯させることで、勉強していないから本当はわかっていないのに、科学者（団長の場合はフランツ・ガル）のつくりあげた理論を応用しようとする人間をからかっているのです。神経科学に特に精通しているわけでもないのに、それを実践に応用しようとする（応用したつもりになっている・・・と言った方がよいだろう）人間をからかいたかったのかもしれません。

　ここにはリハビリテーションとの類似で考えられることが2つあります。まず第1点は、実践的な問題の解決のために"科学的な"原理を応用する時の問題です。こうした状況はリハビリテーションの世界でもよく生じていることです。問題になるのは、"科学的"とされる原理がきちんと証明されたものでない場合です。骨相学がこれに当てはまります。しかし、これは反射や反応の活性化などの「確固とした科学性」に基づく多くのリハビリテーションアプローチにも当てはまるケースがないでしょうか？　そして、さらに問題となるのは、そうした理論を実践に応用しなければならない立場にある人間が無知な場合です。サーカス団長のケースがそうです。しかし、多くのリハビリテーション専門家たちにもそういうところがないでしょうか？　反射の活性化を利用することで人間行動を本当に改善することができるのかとは疑ってみない人間、確認しようともしない人間がいないでしょうか？　またもっと問題となるのは、他の科学者が研究したから、あるいは他の分野で科学性が保証されているからと聞くだけで満足してしまっている人間の場合かもしれません。コッローディはここでも、自分の立場は明

註14　当然サーカスの団長はガル（Gall）のことを言いたかったのだ。名前すらまともに覚えていないのだから、本当にどこまで理解していたのか怪しい。難しげな名前を並べ立てて教養があり、科学を知っているふりをしているのだが・・・。

註15　Cartilagine（軟骨）と言おうとしてCartagine（カルタゴ）と間違えている。物知り顔をしていながら無知をさらけ出しているたくさんの間違いの一つ。

註16　ガルの骨相学をもとに、イタリアではロンブローゾ（Cesare Lombroso）が犯罪学と言われる分野を生み出した。彼の持論は「犯罪者は生まれながらのもの、遺伝によるもの」だった。ロンブローゾは、そうした人間はその身体構造の中に変質的な特性を持っているのであり、通常の人間・社会に適応した人間とは異なると考えた。

らかにしていません。ある状況を提示して、読者がそこからどのような仮説を立てるのかは、その自由に任せているのです。

第2点は、提言されたアプローチが正しいのかどうかという問題です。コッローディの言っていることを考えてみましょう。学習という観点から、このアプローチの意味を考えてみることにしましょう。骨相学によれば、人には生まれた時から、その脳はある活動に適していることが決まっているということになります。頭蓋骨の特定の領域に特徴が見られるからです。そうすると教育、あるいは運動の再教育が最大限の成果を果たすことができるのは、教師が頭蓋骨の測定をして、その人物がどの活動に向いているかをどれだけ適格に見つけることができるかにかかっていることになってしまいます。

6 「井戸の汲み上げ作業」と精神のイデオロギー的構築

ピノッキオの物語の先に進んでいきましょう。ガルの骨相学にならって訓練を受けたピノッキオはサーカスで働きますが、脚を折ってしまいます。そこでサーカスの団長はピノッキオを売り払います。その後、いくつかの経緯を経てピノッキオは再び木の人形に戻ります。子どもの精神と、ロバの身体という結びつきは長くは続かなかったのです。

その後のピノッキオはさらなる経験を重ねていきます。しかし、そのような経験は彼の身体に変化はもたらさないのです。その中でピノッキオは人間の子どもに変化したいという想いを持ち続けます。そこで重要なポイントとなるのが父親との再会です。ピノッキオは巨大なサメに飲み込まれますが、その腹の中でついに父親に再会するのです。

それまで怠け者で悪い子のピノッキオが、突然に良い子になります。そして父親を連れてサメの腹からの脱出に成功して砂浜にたどり着きます。人の住んでいない小屋を発見して父親のジェペットを休ませます。父親は弱っており、ピノッキオの助けを必要としているのです。すっかり良い子になったピノッキオは、父親を養い、元気にさせるために仕事をしようとします。人間の身体を手に入れたいという希望を抱きながら。

しかし、人間の子どもになるためにはさらなる経験が必要でした。最終章でコッローディが描くのは、ピノッキオのもう一つの教育的経験です。この経験の分析もリハビリテーションにとって興味深いものです。

待ち望んだ変身を実現し、それを一過性でないものとするためには、ピノッキオは自分の精神も変化させなければならなかったのです。良い子の振る舞いをするだけでは十分ではなかったのです。新しい行動スキーマを獲得し、過去の知識を変化させ、過去の記憶を再編成しなければならなかったのです。たとえば、昔の"悪い"習慣のスキーマを排除することが必要になります。しかし、それ以上に重要なのは、それまでピノッキオの人格の最大の特徴だった自律性を放棄すること、世界との相互作用における独立性を放棄することです。そこでピノッキオ

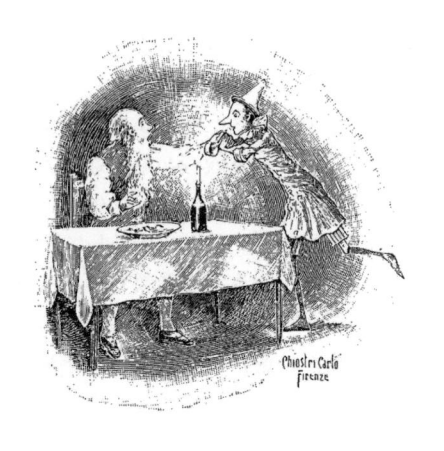

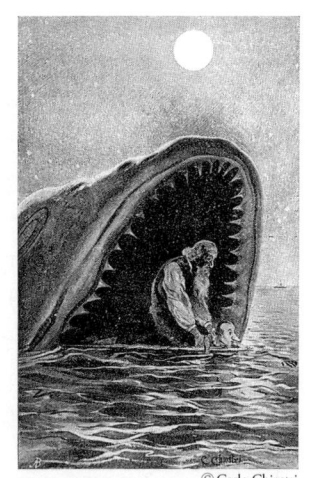

は"悪い"仲間（一緒に自由な冒険を楽しんできたルチーニョロ、ネコとキツネ）との付き合いをやめ、いくつかの諺を引き合いに出しながら彼らとの思い出を振り払おうとします[註17]。ここで彼が引用する諺はピノッキオがこれから加わろうとしている社会システムの良識を代表するものです。また、以前は自分の自律を守るために「物言うコウロギ」を拒否していたのに、「物言うコウロギ」から以前聞かされた教訓を思い出そうとするのです。こうしてピノッキオは善良な人間としての経験を行っていき、冒険を求めたり自分の性格のままに任せた自立的な経験を望まなくなっていきます。それまでの行いの残渣をきれいに拭い去り、"良い"子どもの身体と、同じように「良い子」（自分がその一部になろうとしている新しいシステムが要求する「良い子」）の精神を持ったユニットに生まれ変わるのです。

　そこに至るまでの、人形のピノッキオが経験する第3番目の教育的経験を見てみることにしましょう。第3番目の教育的経験は、一見したところピノッキオが自発的に行った経験のよう見えます。しかし、実はこれも先の2つの教育的経験と同様に、先生の役をはたす人物によって組み立てられ指導された経験なのです。この「先生」の最終的な目的は、ピノッキオの変身から最大限の経済的利益を得ることでした。

　第36章でピノッキオは、身体の弱ったジェペットを助けるために、たくさんの畑や牛を所有する金持ちの農夫のところに行きます。自分の父親が死にそうになっているからと、コップ一杯の牛乳を所望するのです。農夫は自分の社会哲学を披露しながら、その教育活動を開始します。まず最初に告げるのが「コップ一杯の牛乳の値段は1ソルド[訳註]だ。まず1ソルドよこしなさい」。ピノッキオが1チ

註17　すっかり落ちぶれて助けを求めるネコとキツネに出会った時、ピノッキオは諺を引き合いに出して彼らに答える。これから自分が加わろうとしている社会システムの偽善を代表するような言い回しだ。「奪った金は身につかない」、「隣人からマントを盗んだ者は、シャツもなくして死ぬことになる」。

訳註　ソルド（soldo）とチェンテジモ（centesimo）は、ユーロが導入される以前に使われていたイタリアの統一通貨単位の一つ。現在の日本の貨幣価値に換算すると、1ソルドが0.004円、1チェンテジモが0.0008円となる。

ェンテジモも持っていないと知ると、次のように告げます。「お前が1チェンテジモすら持っていないのなら、わしだって一滴のミルクもやれないね」。農夫のジャンジョは、こうして、ピノッキオが加わろうとしている社会システムでは牛乳が必要な理由（病気の父親を助ける）が重要なのではなく、数字や金（1ソルドは一杯の牛乳）だけが重要なのだということをピノッキオに告げているのです。金持ちの農夫は、このようにしてピノッキオの将来の精神の行動スキーマの構築に取り掛かります。これまでとは違う現実との関わり方について教えていくのです。これから人間になっていこうとするピノッキオが適応しなければならない生活の原理を、まるでそれが絶対の真実であるかのようにピノッキオに示していくのです。

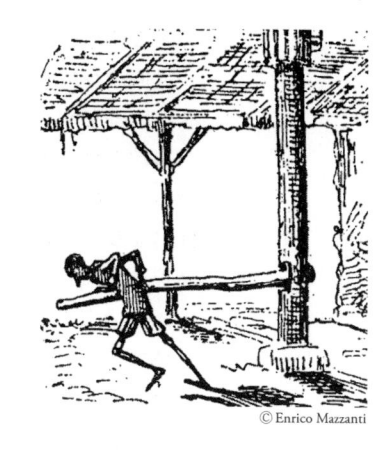

　新しい身体を手に入れるために、ピノッキオの精神が適応していかなければならない人間存在の哲学とはどのようなものだったのでしょうか？　農夫のジャンジョは、ピノッキオが井戸水を汲み上げるためのビンドロ[註18]を回して、野菜畑の水撒きに必要なバケツ100杯分の水を汲み上げたら、牛乳一杯を与えようと言います。この課題を果たすためには、身体を"知る"という目的以外のために使わなければなりません。それはピノッキオが加わろうとしている社会に特有の身体の使い方です。ピノッキオは自分の身体を道具のように使って、父親のための一杯の牛乳を稼がねばならなくなります。コッローディはその時のピノッキオの様子を「頭のてっぺんから足の先まで汗びっしょりになりました」、「こんな辛い仕事をしたのははじめてでした」と書いています。ピノッキオが人間の仲間入りをするために受け入れねばならなかったのは搾取と人間疎外なのでした。水揚げポンプの軸を回して100杯の水を汲んではじめて一杯の牛乳がもらえる[註19]、という状況をよく考えてみてほしいと思います。ピノッキオは仕事の辛さや汗だくになるにもかかわらず、それが人間になるためには不可欠なのだと納得し、自分の威厳は放棄して男の命令に従います。そして5か月間毎日ビンドロを回し続けた末に、ある朝目を覚ますと「男の子になっていた」のです。新しい原理に則って精神を再編成し、過去を否定し、自律や身体の威厳を放棄することで、ついに人間の身体を手にすることができたのです。

　ピノッキオがここで体験した教育的経験は、「イデオロギー[註20]教育」と呼べるものでしょう。これは社会システムや文化が押しつけてくる、見た目は暴力的なところのない教育です。ピノッキオがネコとキツネに対して使った諺もその良い例です。民衆の知恵だから議論の余地の無いものとして提示されていますが、実

[註18]　ビンドロとは、ジャンジョがピノッキオに説明しているように、「井戸から水を汲み上げるための木の機械だ、畑に水を撒くために使う」ものである。
[註19]　この仕事はピノッキオが来るまでは一頭のロバがやっていた!!
[註20]　ここでいうイデオロギーとは、支配階級の利害に基づいた虚偽でゆがめられた現実表象のこと。虚偽の意識という言葉が使われることもある。後述するように患者も、自分の身体に対して、人間の子どもになったピノッキオと同じように、イデオロギーに影響された見方をしている。

のところは若者に「虚偽の意識」を吹き込んでいるのです。

　人間の身体を安定的に獲得するためには、それに合った精神がなければなりません。野菜づくり農夫のジャンジョだけでなく、物言うコオロギや仙女さまなどの複数のコンセンサスのもとで、ピノッキオは自分が加わりたいと望んでいる社会の価値観（お金、家、さっぱりした洋服など）を受け入れていきます。それまでとは異なる安定した身体を完全に獲得するためには、それまでとは異なる安定した精神を組織化していくことが要求されるのです（ロバに変身した時はそうではなかった）。そして、これが農夫のジャンジョの指導の下で行われていったのです。

　ロマン主義的な教育論、科学的な教育論に続き、イデオロギー教育論に対してもコッローディは読者に批判的考察を求めています。イデオロギー教育論は、他の２つに比べるとずっと巧妙で、一見したところ本人の自律を尊重しているように見えます。事実、ピノッキオは誰かによって自分の身体を売り渡すことを強制されているわけではありません。しかし、それがゆえにとても危険です。

　第３の先生としての農夫のジャンジョの描き方から、彼の本当の教育的意図ははっきりとわかります。農夫のジャンジョは、ピノッキオの身体を酷使することになる機械（ビンドロ）の所有者です。牛乳と金の関係の理論を披露してピノッキオに社会の意味を説明しますが、実はその以前にピノッキオの友達のルチーニョロを搾取し死に至らしめているのです。友達の死（ジャンジョに"正当な"利益をもたらすために「空腹と仕事のし過ぎで力尽きた」）を悲しんで泣くピノッキオに向かってジャンジョが述べる台詞からは、コッローディがこの人物にどのような意味を与えたかったのかがはっきりとわかります。ジャンジョは泣いているピノッキオに「おまえに一銭も損させたわけじゃないロバのために何でそんなに泣くんだ。泣きたいのは、金を払って奴を買った俺の方だよ」と言うのです。

　第36章は、こうしてピノッキオがついに子どもの身体になって終わります。待ちに待った人間の身体であり、その中に宿る精神は最後の教育的経験の結果として得られたものです。

　物語はハッピーエンドに見えますが、よく観察してみると実はそれほどハッピーな終わり方ではありません。それはこの状況を認知神経理論に照らし合わせて分析してみるとわかりやすいと思われます。まず、人形から子どもの身体への変化を分析してみましょう。認知神経理論の目で見ると、まず気になるのがロバの体に変化した時の第32章の記述との大きな違いです。最終章では、新しい身体の発見が身体を知るための認知過程の活性化に繋がっていません。第32章でコッローディは、ピノッキオが何を感じ、何を知り、何を思ったかを、さまざまな感覚モダリティにからめて細かく記述しています。ところが子どもの身体を獲得した時には、コッローディはピノッキオは違いに気づいたとしか書いていません。「もう木の人形ではないことに気がつきました。みんなと同じような男の子になっていたのでした」と書いてあります。しかし、この新しい身体や変身にどうやって気づいたのかは書いていないのです。新しい身体を自覚するまでの記述がある第32章とは大きな違いがあります。そこには必ずや著者の意図が潜んでいるはずです。

2つの記述の対比の意味を理解するためには、新しい「身体化」が生じた時に重要な変化として記述されているものに注意を向けてみることが必要でしょう。ロバになったピノッキオにとっては、身体に意味を与えるさまざまな情報が価値を持っていました。ところが子どもになったピノッキオが、人間の身体を獲得してまずしたことは、変化した身体に注意を向けることではありませんでした。そうではなく、自分の部屋（「綺麗に、上品に飾り付けられた部屋」）や衣服（「絵に描いたようにきれいな革の半長靴」）や、ポケットの中に入っていたお金（金貨が40枚も入った財布）を知るために自分の認知過程を使うことでした。これらを確認した後で初めて、自分の身体に注意を向けますが、その時に使うのは視覚情報だけです（この点が認知神経理論からすると非常に重要となる）。鏡[註21]に自分の姿を映すのです。

　自分の身体の探索や認識、自分の属性や自己との一致を確認するために、視覚情報しか使わないのです（鏡像が提供できる情報がどこまで真実かも問題である）。第32章に描かれた状況とは異なり、触覚情報や運動覚情報、姿勢にはまったく価値が与えられていません。『とても硬い木でできた』身体と、新しい人間の身体との差異を理解する情報として重要なはずなのに、これらの情報は使われていないのです。身体に対してどのような言語が使われているかについても同じような考察ができます。

　つまり、ピノッキオは自分の身体を変化させ人間の身体を手に入れました。しかし、その身体は、新しいイデオロギーと整合性のあるものでなければならず、したがって視覚的な価値しか認めないのです[註22]。最後のページでピノッキオは父親のジェペットに、どうしてこんなにいろいろ変化が生じたのか質問しますが、その質問の中には身体に関わる質問は一つもありません。

　ピノッキオが得た新しい身体（そして、その中で身体化された新しい精神）は、イデオロギー的な身体だと言えるでしょう。イデオロギー的に認知され体験される身体であり、虚偽の意識に相応する身体です。現実の意味を付与するのではなく、支配的な文化に押しつけられた意味を付与していくことしかできない身体です。

　ピノッキオは、ある文化の中に受け入れられたくてこのような身体を得ました。それは、強制労働や搾取、義務感から行われる読書や執筆（どんな本でしょう？？　何にでも使える、タイトルのない本でしょうか？）、優雅な部屋、きれいな革の半長靴、空から降ってわいた金貨（「スクラッチくじ」のようなものでしょうか？）でした。しかし、そ

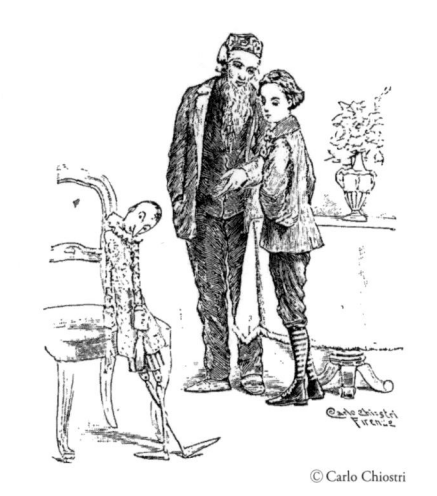

© Carlo Chiostri

註21　スティーヴンソンの『ジキル博士とハイド氏』の中の、ジキル氏の家での記述と比べてみるのもよいだろう。「ベッドから飛び起きて、急いで鏡の前に行った。そこに映し出されたものを見て私の血は凍った。ヘンリー・ジキルとして眠りについたのに、目を覚ましたらエドワード・ハイドになっていたのだ」
註22　ドゥボール（Guy Debord）の『スペクタクルな社会』を参照してみるのもよいだろう。

れ以前にコップ一杯のミルクのためにバケツ百杯分の水を汲み出すという途方もない労働をすることが重要となる文化です。そういう文化に受け入れられる身体は、感覚的・認知的・現象学的な特徴に欠けるイデオロギー的な身体であるしかないのです。身体はまるで物体のようです。見せるための、簡単に疎外され、安直に搾取されてしまう身体です。他人のための身体であり、現実との相互作用での自律性を失ってしまった身体です。

　この3番目の教育的状況は、リハビリテーションの状況とたくさんの類似点を持っています。セラピストも患者に対して教師の役割を果たしています。セラピストは常に患者の身体に働きかけるのであり、基本的には身体と精神の関係に働きかけていくのです。認知神経リハビリテーションでは身体と精神を一つの統合されたユニットと考えています。回復をめざす訓練では、患者にこのユニットを活用して訓練で提示された質問に答えていくように要求します。訓練は一つの問題の提示でもあります。治療訓練を介して、自分の身体を使って世界と相互作用を行い、世界に意味を与えていくという能力を回復しようとするのならば、自分の身体を正しく自覚することが必要になります。

　リハビリテーション訓練室で治療する患者は（現代の人間のほとんど大多数と同じように）、支配的な文化の影響で、自分たちの身体を装置のようなものと考えており、その装置を働かせることで何かしらの利益を得ることができるのだと考えています。患者は自分の身体が精神とともに相互作用ユニットを構成しているのだと考えることはできないのです。身体は情報の受容表面として世界を知っていくために不可欠な要素なのだとは考えていないのです。むしろ身体を機械のように感じています。もちろん、とても精巧な機械ではありますが、脳の命令に正確に従えなければ役に立たないと考えているのです。そしてその脳はというと、支配的な社会構造に組織化されています。最終章のピノッキオと同じように、患者もまた自分の身体を知るためには視覚情報を優先します。視覚は物体について知ろうとする時に最も使う感覚モダリティであり、運動覚情報、姿勢情報、言語情報などはあまり評価されないのです。

　みなさんは、担当している患者に自分の身体をどう知覚しているか聞いてみたことがあるでしょうか？　どうして身体をそのようなかたちで知る、感じる、生きる、話すことを学んだのか聞いてみたことがあるでしょうか？　また特別に教えられているわけでもないのに、全員が全員おなじような観点を持っているのはどうしてなのでしょうか？

　患者に自分の身体について話すように、身体をどう感じているのか、どのように考えているのか、どう経験しているのかを話すように指導していくと、多くの患者がびっくりします。自分の身体がこんなにもたくさんの意味を持っているなんて考えたこともなかったと告白し、また自分の身体で感じ、考え、思っていることを言語化するのがとても難しいと言います。自分の視野の中にある身体部位についてしか知らず、それらの部位も外部の物体のように言語記述することが多いのです。

　片麻痺患者の多くは、自分の身体について話す時、「脳は指令を出しているの

に、身体の方が言うことを聞かない」という表現をします。こうした患者は身体と精神の関係をどのように経験しているのかを考えてほしいと思います。そんな患者も、自分の身体や自分の感覚について話せるようになってくると、的を射たメタファーを使えるようになるのです。

　また、痛みに苦しむ多くの患者は、自分の身体について語る時に、それが外部からの機械的な刺激に痛めつけられた物体であるかのように話すことが多くないでしょうか？　損傷以前の身体経験が、社会システムの影響でイデオロギー的なものになっているのです。したがって、物体として身体を見るという機械的な観点だけが唯一の現実であり、唯一可能なものとして捉えられているのです。痛みを、自分の経験や身体や外部世界の間の関係がうまくいかないために生じているのだとは考えずに、絶対的な存在として見ているのです。これも"イデオロジカルな"プロセスの一つです。社会の権力システムにとって都合のよい方向に（虚偽の意識）、経験が組織化されているのです。そこでは、身体は、物体以上の何者でもありません。したがって、屈辱的で不条理な仕事（ピノッキオのようにピンドロを回す対価に見合わない過酷な仕事）で搾取されてしまうことになるのです。

　身体に対する「虚偽の意識」は、リハビリテーションにも大きな関係があります。リハビリテーションの治療がうまくいくためには、患者が、今まで出会ったたくさんの「農夫のジャンジョ」の指導があったことを自覚できなくてはならないのです。自分の身体についての誤った観点をつくってきたことを自覚できなくてはならないのです。そのためには、身体を情報の受容表面として捉える観点を持てるように指導していくことが必要です。身体という受容表面が、世界と相互作用を行い、世界を知っていくプロセスにとって必要不可欠なものであることを理解してもらわねばならないのです。

　リハビリテーション治療をプログラムしていく時には、これらのことをすべて考慮しなければなりません。もちろん、リハビリテーション専門家は病理や損傷、回復プロセスの生物学的側面を考えていく必要があります。しかし、それだけが回復プロセスを左右する変数なのではありません。認知神経リハビリテーションでは、患者の中に存在するイデオロジカルな付加要素、特に身体と世界の関係に関してのイデオロジカルな要素も考慮していきます。このような難問にどう立ち向かうかも、認知神経リハビリテーションに取り組む私たちが考えなければならない問題の一つです。『ピノッキオの冒険』の解釈は、もしかしたらその助けになるかもしれないのです。

（2010年2月6日、サントルソ）

文　献

　文献については本文中に人名か書名が挙げられ、かつ内容が具体的に引用あるいは解説されているものに限定して章別にリストアップした。ただし、学術講演の形をとっていない第5章、第8章、第9章に関わるものは割愛した。また先行する章で挙げた文献は、後の章で重複して挙げることはしていない。

　日本語に翻訳されているものについては、できるだけ訳書を掲載した。この場合、リハビリテーション医療関係のものについては、本書の著者らが参考にした原本の出版年代に配慮し、なるべく初版のものを選んだ。それらを含め、現在は絶版になっているもの、逆に版を重ねているもの、あるいは他の出版社から新訳が出ているものも少なくないので、参照される場合にはご注意いただきたい。

　文献は筆頭著者の姓のアルファベット順に挙げた。記載の間違いやリストに漏れがあったとすれば、それは本書の訳者らに責任がある。

第1章

1) Aristoteles（出隆・訳）：形而上学（上・下）．岩波文庫，1959，1962
2) Baldini M: Per uno statuto epistemologico della riabilitazione. Riabilitazione e Apprendimento 12: 109, 1992
3) Bobath B（紀伊克昌，他・訳）：片麻痺の評価と治療．医歯薬出版，1972
4) Perfetti C, 他（小池美納・訳）：認知運動療法―運動機能再教育の新しいパラダイム―．協同医書出版社，1998
5) Popper KR（大内義一，他・訳）：科学的発見の論理（上・下）．恒星社厚生閣，1971，1972
6) Popper KR（藤本隆志，他・訳）：推測と反駁―科学的知識の発展―．法政大学出版局，1980
7) Voss DE, 他（福屋靖子・訳）：神経筋促通手技．協同医書出版社，1974

第2章

1) Atkinson AP, et al: Consciousness; mapping the theoretical landscape. Trends Cogn Sci 4: 372, 2000
2) Baars BJ: The conscious access hypothesis; origins and recent evidence, Trends Cogn Sci 6: 47, 2002
3) Bechtel W: Philosophy of mind; an overview for cognitive science. Hillsdale NJ, Erlbaum, 1988
4) Binswanger L（宮本忠雄，他・訳）：思い上がり・ひねくれ・わざとらしさ―失敗した現存在の三形態―（新装版）．みすず書房，2000
5) Calabrò G: Dato; in Enciclopedia IV, 376. Einaudi, Torino, 1978
6) Chalmers DJ（林一・訳）：意識する心―脳と精神の根本理論を求めて―．白揚社，2001
7) Dennett DC（若島正，他・訳）：「志向姿勢」の哲学―人は人の行動を読めるのか？―．白揚社，1996
8) Di Francesco M: Introduzione alla filosofia della mente, Carocci, Milano, 2002
9) Di Francesco M: La coscienza. Laterza, Bari, 2000
10) Edelman GM, et al: A universe of consciousness; how matter becomes imagination (reprinted). Basic Books, 2001
11) Gagliasso E: Verso una epistemologia del mondo vivente. Guerini, Milano, 2001

12) Gould E, et al: Neurogenesis in adulthood; a possible role in learning. Trens Cogn Scien 3: 186, 1999
13) Gross E: Neurogenesis in the adult brain; death of a dogma. Nature Reviews Neurosciences 167: 2000
14) Johnson SC, et al: Neural correlates of self-reflection. Brain 125: 1808, 2002
15) Manzotti T, Tagliasco V : Coscienza e realtà. Il Mulino, Bologna, 2001
16) Nagel T: What is like to be a bat? Philos Rev 83: 415, 1974
17) Naito E, et al: Internally simulated movement sensations during motor imagery activate cortical motor areas and the cerebellum. J Neurosci 22: 3683, 2002
18) Overgaard M: The role of phenomenological reports in experiments on consciousness. Psycoloquy 12: 29, 2001
19) Recanzone G: Cerebral cortical plasticity; perception and skill acquisition. in Cazzaniga MS (ed.); The new cognitive Neurosciences. MIT Press, Cambridge, 2000
20) Ruby P, Decety J: Effect of subjective perspective taking during simulation of action: a PET investigation of agency. Nature Neurosciences 4: 546, 2001
21) Searle JR: The Mystery of Consciousness, New York Review Books, 1990
22) Spinicci P: Sensazione.percezione.concetto. Il Mulino, Bologna, 2000
23) Taylor JG: The central role of the parietal lobes in consciousness. Conscious Cogn 3: 379, 2001
24) Varela FJ，他（田中靖夫・訳）：身体化された心―仏教思想からのエナクティブ・アプローチ―．工作舎，2001
25) Varela FJ: Neurophenomenology; a methodological remedy to the hard problem. J Consci Studies 3: 330-350, 1996
26) Varela FJ, Shear J: First person methodologies; What, why, how? in Varela FJ, Shear J (ed): The view from within. Imprint Academic, New York, 1999

第3章

1) Cogo R: Mettermi seduto dritto è come appendere un quadro alla parete ... ovvero appendere un quadro è una cosa che si fa in due. Riabilitazione Cognitiva 2: 40, 2006
2) Dante（山川丙三郎・訳）：神曲（上・中・下）．岩波新書，1952，1953，1958
3) Gould HJ, et all: The relationship of corpus callosum connections to electrical stimulation maps of motor, supplementary motor, and the frontal eye fields in owl monkeys. J Comp Neurol 247: 297-325, 1986
4) Lakoff G, Johnson M（渡部昇一，他・訳）：レトリックと人生．大修館書店，1986
5) Lakoff G（池上嘉彦，他・訳）：認知意味論―言語から見た人間の心―．紀伊國屋書店，1993
6) Manzoni T, Conti F, et al: The callosal connections of the primary somatosensory cortex and the neural bases of midline fusion. Exp Brain Res 76: 251-266, 1989
7) Recanzone GH, et al: Topographic reorganization of the hand representation in cortical area 3b owl monkeys trained in a frequency discrimination task. J Neurophysiol 67: 1031-1056, 1992

第4章

1) Anochin PK: Biology and Neurophysiology of the conditional reflex and its role in adaptive behavior. Oxford Press, 1975
2) Bateson G（佐藤良明・訳）：精神の生態学（改訂第2版）．新思索社，2000
3) Charon R（斎藤清二，他・訳）：ナラティブ・メディスン―物語能力が医療を変える―．医学書院，2011

4) Galimberti U: Il corpo. Feltrinelli, 2002
5) Iacono AM: Modello-robot e modello-sistema. Riabilitazione e Apprendimento 15: 195, 1995
6) Iacono AM: L'illusione e il sostituto. B Mondadori, 2010.
7) Luria AR (transl. Cole M): The making of mind; a personal account of soviet psychology. Harvard University Press, 1979
8) Luria AR（天野清・訳）：偉大な記憶力の物語―ある記憶術者の精神生活―．岩波現代文庫，2010
9) Luria AR（杉下守弘，他・訳）：失われた世界―脳損傷者の手記―．海鳴社，1980
10) Micheli G: Iacono AMの前掲論文より再引用．
11) Sacks O（高見幸郎，他・訳）：妻を帽子とまちがえた男．晶文社，1992
12) Sacks O（金沢泰子・訳）：左足をとりもどすまで．晶文社，1994
13) Vygotsky LS（柴田義松・訳）：新訳版・思考と言語．新読書社，2001

第6章

1) Fay T: Neurophysical aspects of therapy in cerebral palsy. Arch Phys Med 29: 327-334, 1948
2) Maturana HR, Varela FJ（管啓次郎・訳）：知恵の樹―生きている世界はどのようにして生まれるのか―．ちくま学芸文庫，1997
3) Perfetti C（小池美納・訳）：認知運動療法と道具―差異を生みだす差異をつくる―．協同医書出版社，2006
4) Vojta V（富雅男・訳）：乳児の脳性運動障害．医歯薬出版，1978

第7章

1) Fromm ES（日高六郎・訳）：自由からの逃走（新版）．東京創元社，1965
2) Good BJ（江口重幸，他・訳）：医療・合理性・経験―バイロン・グッドの医療人類学講義―．誠信書房，2001
3) James W（伊藤邦武・訳）：純粋経験の哲学．岩波文庫，2004
4) Merleau-Ponty M（中島盛夫・訳）：知覚の現象学．法政大学出版，1982
5) Perfetti C: Raccontare il corpo. Relazione Intenzionale: 5-10, Centro studi Montesano, 2004
6) Sartre JCA（竹内芳郎，他・訳）：弁証法的理性批判（サルトル全集，第26巻）．人文書院，1962

第10章

1) Abbagnano N, Fornero G: Itinerari filosofici. Paravia, 2002
2) Amicis ED: Il re delle bambole. Sellerio Editore Palermo, 1980
3) Brecht B（岩淵達治・訳）：ガリレイの生涯．岩波文庫，1979
4) Collodi C（大岡玲・訳）：新訳・ピノッキオの冒険．角川文庫，2003
5) De l'Isle-Adam V（斎藤磯雄・訳）：未来のイヴ．東京創元社，1996
6) Debord G（木下誠・訳）：スペクタクルの社会．ちくま学芸文庫，2003
7) Fröbel FWA（小原国芳・訳）：フレーベル全集（全4巻）．玉川大学出版部，1976
8) Husser E（浜渦辰二・訳）：デカルト的省察．岩波文庫，2001
9) Shelley MWG（小林章夫・訳）：フランケンシュタイン．光文社古典新訳文庫，2010
10) Stevenson RL（村上博基・訳）：ジーキル博士とハイド氏．光文社古典新訳文庫，2009

訳者らのあとがき

果てしなき旅

　親愛なるカルロ・ペルフェッティ教授（Prof. Carlo Perfetti）は、1940年にトスカーナ州のマッサで生まれた。ピサ大学医学部を卒業後、ピサのカランブローネ病院で神経疾患のリハビリテーションに従事した。1970年頃に「認知運動療法」と呼ばれる革新的なリハビリテーション治療を開発した。1986年にベネト州のスキオ病院に移り臨床を続けた。2001年にスキオ近郊のサントルソに「認知神経リハビリテーションセンター」を開設した。そして21世紀の現在、彼とセラピストたちの研究に世界各国のリハビリテーション専門家が注目している。

　彼の40年以上にわたる歩みは、神経生物学、神経生理学、神経心理学、脳科学、臨床神経学、治療医学、そして哲学、認識論、心理学、認知科学、情報学、言語学、教育学、美術、文学、音楽、社会思想など、「自然科学（natural science）としての医学」と「人文科学（human science）」を融合させた「人間の知」を、リハビリテーション治療に応用しようとする「果てしなき旅」である。そして、「それが経験主義的なリハビリテーションを回復の科学へと変えてゆくための唯一の道である」と彼は言う。

　彼の歩みには、同じイタリアの作家イタロ・カルヴィーノ（Italo Calvino）が残した次の言葉がよく似合う。

　「ひとりの男が一歩一歩知恵に到達しようと歩みつづけている、まだ辿りついてはいない。」

　リハビリテーション治療は、まだ運動麻痺との闘いに勝利してはいない。リハビリテーション専門家はいつもこの地点から再出発しなければならない。そうしてまた、新しい一歩を踏み出す。到着地点など見えていないのだ。ただ、日々の歩みがあるだけである。価値ある仕事というのはそんなものだと思う。そうすれば、臨床の風景が違って見えてくるはずだ。回復の可能性が発見できるはずだ。

　新しい時代のセラピストよ、君は自らの脳を改変しながら人生を歩んでいるか。ペルフェッティの歩みを受け取る準備をしているか。日々、患者の苦悩や治療のことを考えずに遊んでばかりいないか。

　歩みつづけることでしか伝えられないものがあるように、受け取ろうと努力しない限り知ることができないものがあるのだ。

　リハビリテーションとは何か？　『身体と精神』というタイトルをもつ本書の最終

章が「ピノッキオ」で終わっているのは決して偶然ではない。木の身体に生命を吹き込むのは「教育的な経験」である。

　本書は、2004年から2011年にかけて、イタリア・サントルソの認知神経リハビリテーションで開催された日本人セラピストを対象とした「認知運動療法マスターコース（3日間／毎年60〜70名の理学療法士や作業療法士が参加／2011年のみピサ大学哲学科で開催）」におけるペルフェッティ教授の講義と日伊文化交流の夕べの一部をまとめたものである。彼は、いつも青いセーターに赤いマフラーを巻いて講義した。そして、日伊文化交流の夕べでは学術的かつ芸術的な舞台を演出してくれた。それはリハビリテーションと思想、文学、患者の詩、映像、絵画、音楽、歌、踊りなどとのコラボレーションであった。
　素晴らしい講義と夕べの記憶は、人生の忘れられない感覚的、認知的、現象学（情動）的な経験として我々の脳に残っている。だが、ルイス・キャロル（Lewis Carroll）が『鏡の国のアリス』で指摘しているように、記憶は単なる「過去に向かう時間の矢」ではない。過去を記憶するのは未来を予測したり新しいアイデアを生み出すためである。記憶は「未来に向かう時間の矢」でもあるのだ。過去を思い出すことと未来を想起することはとても似ている。運動イメージがそうだ。おそらく同じ脳の神経機構が働いているのだろう。そして、人間は記憶を「言語」によって他者に伝えることができる。だから、我々はリハビリテーションの未来のために一冊の本をつくろうと思った。本書はペルフェッティの講義録ではあるが、日本人セラピストの経験、記憶、そして未来を変革しようとする情熱が込められている。

　我々は当初、ペルフェッティ教授の講義をすべて収録することを考えたが、ペルフェッティ教授が我々の提案した『身体と精神』というタイトルに沿って自らの講義を取捨選択し、目次の流れをつくった。唯一、我々は講義ではない「アレッシアとの対話（第1回日伊学術交流会の記録，2003）」を入れることを強く希望し受け入れられた。なぜなら、我々にとってこの患者とセラピストの対話こそが、「認知を生きる」研究プロジェクトの勉強を始める出発点だったからである（親愛なるAlessiaに感謝する）。

　認知運動療法マスターコースの開催に協力して頂いたサントルソ市長Pietro Menegozzo氏、前サントルソ市長Terelisa Dall'Alba氏、日伊文化交流の夕べに来て下さったサントルソ市民の皆様に感謝する。
　また、コースではペルフェッティ教授の講義以外にも、フランカ・パンテ（Franca Pantè）先生、カルラ・リツェッロ（Carla Rizzello）先生、マリーナ・ゼルニッツ（Marina Zernitz）先生らによる多くの講義があった。その素晴らしい臨床講義に感謝する。秘書のマリア・テレーザ（Maria Teresa）氏の協力にも感謝する。
　コースに参加したすべてのセラピストたち、運営に協力してくれた池田耕治氏、高橋昭彦氏、鶴埜益巳氏、日本認知神経リハビリテーション学会の皆さん、通訳の朝岡直芽氏と中山エツコ氏、協同医書出版社の中村三夫氏に感謝する。サントルソまで来てくれたセラピストたちの存在、日本国内での学会活動、素晴らしい通訳、そして出

版への理解が得られなければ、本書は誕生しなかった。

　本書『身体と精神〜ロマンティック・サイエンスとしての認知神経リハビリテーション』は、ルリアが問題提起した「古典科学（classical science）と記述科学（romantic science）の分離」に橋を架けるための挑戦であると同時に、認知神経リハビリテーションが「身体化された精神（バレーラ）」あるいは「精神化された身体（ペルフェッティ）」の変容からの回復を目指して、患者の一人称言語記述を重視した「神経現象学的アプローチ」へと歩み始めたことを示している。つまり、「主体と客体の融合した自己」の回復という「果てしなき旅」に向かうのである。それは、身体化された自己（患者）が、世界に意味を与え、情報を再構築し、病理を克服し、新たな行為を創発することによって、「自律する私自身（疎外から解放された自己）」を取り戻すという、人間再生に向かう旅になるだろう。

　患者が自己の身体について語るには勇気がいる。
　本書を、そうした「勇気ある人々」に捧ぐ。

2012年3月31日
宮本省三
沖田一彦
小池美納

身体と精神　ロマンティック・サイエンスとしての認知神経リハビリテーション　　定価は カバーに表示

2012年5月15日　第1刷発行Ⓒ

著　者　Carlo Perfetti
訳　者　小池美納・宮本省三・沖田一彦
発行者　木下　攝
発行所　株式会社 協同医書出版社
　　　　〒113-0033　東京都文京区本郷 3-21-10
　　　　電話 03-3818-2361　ファックス 03-3818-2368
　　　　郵便振替 00160-1-148631
　　　　http://www.kyodo-isho.co.jp/　E-mail：kyodo-ed@fd5.so-net.ne.jp
D T P　Kyodoisho DTP Station
印刷所　横山印刷株式会社
製本所　永瀬製本所

ISBN 978-4-7639-1067-7

JCOPY 〈(社)出版者著作権管理機構 委託出版物〉
本書の無断複写は著作権法上での例外を除き禁じられています．複写される場合は，そのつど事前に，(社)出版者著作権管理機構(電話 03-3513-6969，FAX 03-3513-6979，e-mail：info@jcopy.or.jp)の許諾を得てください．

本書を無断で複製する行為（コピー，スキャン，デジタルデータ化など）は，「私的使用のための複製」など著作権法上の限られた例外を除き禁じられています．大学，病院，企業などにおいて，業務上使用する目的（診療，研究活動を含む）で上記の行為を行うことは，その使用範囲が内部的であっても，私的使用には該当せず，違法です．